中医护理技术操作与案例

主　编　邓少娟　杨湘薇

副主编　吴　蓓　周　坚

编　者（按姓氏笔画排序）

王旦旦　王丽丽　王晓玲　王海焦　邓少娟
占小兵　刘玉玲　刘志英　李　楠　杨湘薇
吴　蓓　吴宏伟　沈彩萍　陈小琴　周　坚
信梦雪　郭佳莹　曹　巧　嵇玲瑛

秘　书　赖锦佳

人民卫生出版社

·北　京·

图书在版编目（CIP）数据

中医护理技术操作与案例 / 邓少娟，杨湘薇主编 .
北京 ：人民卫生出版社，2025. 11（2026. 2 重印）.
ISBN 978-7-117-38357-8

Ⅰ. R248

中国国家版本馆 CIP 数据核字第 20252QG994 号

人卫智网	www.ipmph.com	医学教育、学术、考试、健康， 购书智慧智能综合服务平台
人卫官网	www.pmph.com	人卫官方资讯发布平台

中医护理技术操作与案例
Zhongyi Huli Jishu Caozuo yu Anli

主　　编：邓少娟　杨湘薇
出版发行：人民卫生出版社（中继线 010-59780011）
地　　址：北京市朝阳区潘家园南里 19 号
邮　　编：100021
E - mail：pmph @ pmph.com
购书热线：010-59787592　010-59787584　010-65264830
印　　刷：三河市宏达印刷有限公司
经　　销：新华书店
开　　本：710 × 1000　1/16　　印张：19
字　　数：302 千字
版　　次：2025 年 11 月第 1 版
印　　次：2026 年 2 月第 2 次印刷
标准书号：ISBN 978-7-117-38357-8
定　　价：60.00 元
打击盗版举报电话：010-59787491　E-mail：WQ @ pmph.com
质量问题联系电话：010-59787234　E-mail：zhiliang @ pmph.com
数字融合服务电话：4001118166　E-mail：zengzhi @ pmph.com

前　言

在五千多年的文明长河中，中医药学以其独特的理论体系和丰富的实践经验，为中华民族的繁衍生息和健康作出了不可磨灭的贡献。习近平总书记在党的二十大报告中强调，要促进中医药传承创新发展，推进健康中国建设。《“健康中国 2030”规划纲要》和《全国护理事业发展规划（2021—2025）》也明确指出，要充分发挥中医药的独特优势，推动中医护理发展。在政策层面的大力支持下，近十年来，中医护理事业得到了长足发展，培养了一大批不同层次的中医护理人才。中医护理技术在全国各级医院全面推广应用，这不仅推动了传统中医特色技术的创新发展，还挖掘出了一批新的中医护理技术，许多新的中医外治器具被研制出来。因此编撰一部囊括现有主要中医护理技术的专著，对规范中医护理技术的临床应用、促进中医护理技术的发展具有重要意义。

中医护理技术作为中医外治法的重要组成部分，源远流长，内涵丰富，但目前临床上大部分护理人员只知其然，仅掌握某一项技术的操作步骤和方法，而不知其所以然。在临床带教中也常有学员提出疑问：同一项中医护理技术，为何老师用的效果特别显著，而自己使用却效果不佳呢？要解答这个疑问，就要回到中医护理技术应用的理论基础上来。张景岳曰：“象，形象也，藏居于内，形见于外，故曰藏象。”藏象学说既反映了脏腑功能的浓缩和概况，也阐述了全身各个部位、各种机能与相关脏腑之间，可供推理的内外联系。十二经络及其穴位则是脏腑之间互相传递信息的驿站和通路，经络体系的经气活动，正是脏腑的外在表现。藏象学说和经络体系理论正是中医外治法既能治疗局部病症，还能“治外而调内”的理论基础。这是中医护理技术学习中最难的部分，也是其易学难精的关键所在。

本书共分为八章，涵盖了针刺类、灸类、罐类、耳疗类、中药外用类、推拿类以及其他中医护理技术等多方面内容。有别于常规的中医护理技术类专著，本书通过引用案例，结合中医辨证理论，对所涉及技术的适应证、应用思路、治疗方案等做详细阐述，循序渐进地带领读者运用辨证观和整体观，掌握该项技术的使用方法。本书不仅适合具有一定中医护理理论基础及实践经验的护理工作者深入学习，同时也适合初入门的中医初学者阅读，从一项技术中窥见中医的治疗法门，不仅知晓特色技术之“形”，更能习得辨证施术之“神”，提高临床中医护理技术的应用效果。

本书的编者均为临床一线中医护理专家，凭借丰富的临床经验，精选了大量具有临床代表性的案例，确保了书中内容的科学性和实用性。此外，我们还特别注重图文并茂的呈现方式，通过图片辅助说明操作步骤，使读者能够更直观、更准确地理解和掌握中医护理技术。

在本书的编写过程中，我们得到了众多同行和专家的大力支持和帮助，他们提供了宝贵的意见和建议，使本书的内容更加丰富和完善。在此，我们向所有关心和支持本书编写的人士表示衷心的感谢。同时，我们也深知，由于时间和水平的限制，书中可能存在不足之处，我们真诚地希望读者提出宝贵的意见和建议，以便我们不断改进和提高。

在中医护理技术蓬勃发展的今天，我们期待本书能够成为中医护理工作者的良师益友，为我国中医护理事业的高质量发展贡献绵薄之力。

编　者

于广州

2025 年 10 月

目　录

第一章　概　述

第一节　中医护理技术发展源流　1
一、远古时期　1
二、先秦至两汉时期　1
三、魏晋隋唐时期　2
四、宋金元时期　2
五、明清时期　3
六、近现代　3
第二节　中医护理技术的基本特点和分类　4
一、中医护理技术的基本特点　4
二、中医护理技术的分类　5
第三节　中医护理技术创新　10
一、中医护理技术在现代的发展创新　10
二、中医护理技术未来的发展路径　11

第二章　针刺类

第一节　揿针技术　13
一、概述　13
二、案例介绍　14
三、中医临床护理思维与揿针技术方案　15
四、揿针技术操作　17
第二节　腕踝针技术　22
一、概述　22
二、案例介绍　25
三、中医临床护理思维与腕踝针技术方案　26

四、腕踝针技术操作 28
第三节 岭南火针技术 33
一、概述 33
二、案例介绍 34
三、中医临床护理思维与岭南火针技术方案 34
四、岭南火针技术操作 36
第四节 针四缝技术 41
一、概述 41
二、案例介绍 42
三、中医临床护理思维与针四缝技术方案 43
四、针四缝技术操作 45

第三章 灸 类

第一节 隔物灸技术 49
一、概述 49
二、案例介绍 50
三、中医临床护理思维与隔物灸技术方案 50
四、隔物灸技术操作 51
第二节 麦粒灸技术 57
一、概述 57
二、案例介绍 57
三、中医临床护理思维与麦粒灸技术方案 59
四、麦粒灸技术操作 61
第三节 督脉灸技术 66
一、概述 66
二、案例介绍 67
三、中医临床护理思维与督脉灸技术方案 68
四、督脉灸技术操作 70
第四节 压灸技术 75
一、概述 75
二、案例介绍 76
三、中医临床护理思维与压灸技术方案 77
四、八髎压灸技术操作 79

第五节 雷火灸技术 85
一、概述 85
二、案例介绍 86
三、中医临床护理思维与雷火灸技术方案 87
四、雷火灸技术操作 89
第六节 艾盒灸技术 94
一、概述 94
二、案例介绍 94
三、中医临床护理思维与艾盒灸技术方案 95
四、艾盒灸技术操作 96
第七节 铺棉灸技术 101
一、概述 101
二、案例介绍 101
三、中医临床护理思维与铺棉灸技术方案 102
四、铺棉灸技术操作 104
第四章 罐 类
第一节 平衡火罐技术 109
一、概述 109
二、案例介绍 110
三、中医临床护理思维与平衡火罐技术方案 110
四、平衡火罐技术操作 112
第二节 火龙罐技术 118
一、概述 118
二、案例介绍 119
三、中医临床护理思维与火龙罐技术方案 119
四、火龙罐技术操作 121
第三节 药物罐技术 126
一、概述 126
二、案例介绍 127
三、中医临床护理思维与药物罐技术方案 128
四、药物罐技术操作 130
第四节 五行能量罐技术 135
一、概述 135

二、案例介绍 136
三、中医临床护理思维与五行能量罐技术方案 137
四、五行能量罐技术操作 139

第五章 耳疗类

第一节 耳穴贴压技术 146
一、概述 146
二、案例介绍 147
三、中医临床护理思维与耳穴贴压技术方案 147
四、耳穴贴压技术操作 149
第二节 耳部刮痧技术 154
一、概述 154
二、案例介绍 155
三、中医临床护理思维与耳部刮痧技术方案 156
四、耳部刮痧技术操作 158

第六章 中药外用类

第一节 中药灌肠技术 164
一、概述 164
二、案例介绍 164
三、中医临床护理思维与中药灌肠技术方案 165
四、中药灌肠技术操作 167
第二节 中药熏洗技术 171
一、概述 171
二、案例介绍 172
三、中医临床护理思维与中药熏洗技术方案 173
四、中药熏洗技术操作 175
第三节 中药外敷技术 180
一、概述 180
二、案例介绍 181
三、中医临床护理思维与中药外敷技术方案 182
四、中药外敷技术操作 183

第四节 中药热熨技术 188
一、概述 188
二、案例介绍 189
三、中医临床护理思维与中药热熨技术方案 189
四、中药热熨技术操作 192
第五节 穴位贴敷技术 196
一、概述 196
二、案例介绍 197
三、中医临床护理思维与穴位贴敷技术方案 197
四、穴位贴敷技术操作 199

第七章 推拿类

第一节 小儿推拿技术 204
一、概述 204
二、案例介绍 204
三、中医临床护理思维与小儿推拿技术方案 205
四、小儿推拿技术操作 207
第二节 头部推拿技术 212
一、概述 212
二、案例介绍 213
三、中医临床护理思维与头部推拿技术方案 213
四、头部推拿技术操作 216
第三节 腹部推拿技术 220
一、概述 220
二、案例介绍 220
三、中医临床护理思维与腹部推拿技术方案 221
四、腹部推拿技术操作 224

第八章 其 他

第一节 刮痧技术 229
一、概述 229
二、案例介绍 230

三、中医临床护理思维与刮痧技术方案 231
四、刮痧技术操作 233
第二节 杵针技术 238
一、概述 238
二、案例介绍 239
三、中医临床护理思维与杵针技术方案 240
四、杵针技术操作 243
第三节 棍针拨筋技术 247
一、概述 247
二、案例介绍 249
三、中医临床护理思维与棍针拨筋技术方案 249
四、棍针拨筋技术操作 252
第四节 火熨技术 257
一、概述 257
二、案例介绍 258
三、中医临床护理思维与火熨技术方案 259
四、火熨技术操作 261
第五节 脐疗技术 266
一、概述 266
二、案例介绍 267
三、中医临床护理思维与脐疗技术方案 268
四、脐疗技术（温灸器隔药脐灸）操作 270
第六节 放血技术 275
一、概述 275
二、案例介绍 276
三、中医临床护理思维与放血技术方案 277
四、放血技术操作 279
第七节 自血技术 283
一、概述 283
二、案例介绍 284
三、中医临床护理思维与自血技术方案 285
四、自血技术操作 287
参考文献 292

第一章 概 述

第一节 中医护理技术发展源流

中医护理技术是经过长期临床实践逐渐发展形成的中医特色治疗手段，在我国历经数千年的发展与沉淀，具有完整的理论体系、丰富的实践经验及显著的临床疗效，是中医学的重要组成部分。纵观中医护理技术的发展过程，其萌芽于远古时期，奠基于春秋秦汉，发展于魏晋隋唐，丰富于金宋元朝，成熟于明清两朝，创新于近现代。

一、远古时期

中医护理技术的起源最早可以追溯到远古时期。考古发现，砭石、木刺、石针、骨针等生产工具，同时也是用于治疗外伤的医疗器具。古人在劳作的过程中发现，通过按揉搓摩、烧灼热熨身体特定部位，能够缓解某些疾病的症状。随着人类社会生产力的发展以及认识水平的提升，这些经验逐渐从原始的条件反射发展为主动的治疗手段。经过长时间的实践和不断总结，逐渐形成各类中医护理技术的雏形。

二、先秦至两汉时期

这一时期各家思想百花齐放，也是中医护理技术的奠基时期。拔罐、艾灸、针刺、推拿等常见中医适宜技术开始有明确的文字记载，逐渐成为常用的治疗手段，推动中医护理技术的形成与发展。春秋时期扁鹊（秦越人）提出使用针灸、按摩等中医护理技术对急症患者进行急救。长沙马王堆三号墓出土的医书《五十二病方》（大约成书于春秋战国时期）对敷贴、药浴、烟熏、熨、砭、灸、按揉、角（动物的角，其加热后可以形成负压，因而作为拔罐工具，古代又称拔罐法为角法）等中医护理技术也有记载。两汉时期的《黄帝内经》也记载了砭石、导引、灸焫、九针、按摩、吹耳、灸、熨、蒸、渍、浴、涂等中医护理技术，《黄帝内经》十三方中的“马膏法”和“寒痹熨法”更是开创了膏药外敷的先河，如“故其已成脓血者，其唯砭石铍锋之所取也”“形乐志乐，病生于肉，治之以针石”“针所不为，灸之所宜……阴阳皆虚，火自当之……经陷下者，火则当之，结络坚紧，火所治之”“以竹管吹其两耳”。医圣张仲景在《金匮要略》中记载了中医护理技术涉及内科、外科、妇科、儿科等多个领域，拓展了中医护理技术的适用范围；同时对药物在中医护理技术中的应用有了更丰富的论述，如脐疗法等，“凡中暍死，不可使得冷，得冷便死。疗之方，屈草带，绕暍人脐，使三两人溺其中，令温”。此外，张仲景的《伤寒杂病论》确立了“病在三阴宜灸，病在三阳宜针”的针灸治疗原则，体现了其针、灸、药兼施的治疗理念。针宜治阳病，灸善疗阴证；热证忌温针与灸法；针长于泻，灸偏于补。

三、魏晋隋唐时期

魏晋至隋唐时期，国力鼎盛，医学经验得到了充分的传承，中外医学交流频繁，促进了中医护理技术的发展。《敦煌卷子医书》详细记载了坐药、膏摩、磁疗、药浴、盐熨、灌肠等中医护理技术在养生保健领域的应用。东晋葛洪《肘后备急方》中记载有被猛兽毒虫抓伤、咬伤、蜇伤的救治方法和治疗霍乱的脐疗方药，除此之外，还记载了诸多治疗急症的外治法，如推拿、角法、蜡疗等，如“闭气忍之数十度，并以手大指按心下宛宛中”“拈取其脊骨皮深取痛引之”“火炙蜡，以灌疮中”。唐代孙思邈《备急千金要方》涉及内、外、妇、儿各科，所用中医护理技术种类众多，如新生儿药浴法、外伤敷药法、针灸法、蜡疗法等。

四、宋金元时期

宋金元时期是中国医学史上一个发展迅速、流派纷呈的时期。宋朝政府多次大规模搜集、编校医籍，为中医护理技术的传承作出了重大贡献，为后世继承发展中医护理技术奠定了坚实的基础。宋代王惟一设计铸制的针灸铜人，将教学、考试与临床实践相结合，极大地促进了针灸技术的标准化和规范化。南宋王执中撰写的《针灸资生经》详细记载了各科疾病的针灸治疗方法，并注重经穴考证和针刺手法的规范。《太平圣惠方》记载了淋浴、贴熨、膏摩等多种中医外治技术，如“治时气瘴疫浴汤方。桃枝叶（十两），白芷（三两），柏叶（五两）上件药。捣筛为散。每服三两。煎汤浴之”。针灸、推拿按摩、药浴、熏蒸、膏摩、磁疗等疗法在这一时期得到了广泛应用和推广，为中医治疗提供了丰富的手段和方法。同时，对医学教育的重视和医学著作的普及也为中医护理技术的传承和发展提供了有力的支持。

五、明清时期

明清时期，中医护理技术趋于成熟，形成了完善的治疗体系，并且在民间广泛使用。清代中医护理技术的代表论著有《串雅外编》《验方新编》《急救广生集》。《串雅外编》由清代赵学敏所编，记载了膏摩、贴敷、熏洗等多种简便易行、效果显著的外治疗法。《验方新编》由清代鲍相璈所辑录，内容涵盖多种疾病，治疗方法多样，且注重实用性和简便性，如“凡人不能无病，病必延医服药。然医有时而难逢，药有时而昂贵，富者固无虑此，贫者时有束手之忧。为方便计，自莫良于单方一门矣。单方最夥，选择宜精，果能方与症对，则药到病除，无医亦可”。《急救广生集》又名《得生堂外治秘方》，是我国清代著名的外治法专书。该书注重外治法的实用性和急救效果，收录了大量的外治技术，如膏摩、贴敷、熏洗等。清代医家广泛收集整理前代传承下来的药物外治疗法，升华了外治疗法理论体系。清代吴师机认为“外治之理，即内治之理”，他的《理瀹骈文》理、法、方、药俱全，创立了“三焦分治”的药物外治辨证体系，完善了中医外治法的理论体系，促进了中医护理技术的进一步发展与完善。

六、近现代

清末民初时期，中医护理技术的发展基本处于停滞状态。中华人民共和国成立以后，国家开始重视中医护理技术的发掘、整理和研究。近几十年来，中医护理技术随着现代医学的不断发展以及现代科技的不断进步，有了更为全面的发展。在这一时期，涌现出多位代表人物，国医大师邓铁涛教授也致力于中医护理技术的传承与发展，他的许多学术思想和临床经验都成为中医护理技术的重要组成部分。为了支持中医护理技术的发展，国家出台了一系列政策文件。例如，《中医药事业发展“十二五”规划》指出要在疾病预防与控制、妇幼保健中积极运用中医药方法和技术；《“十四五”国民健康规划》指出要充分发挥中医药在健康服务中的作用，促进中医适宜技术推广应用；《全国护理事业发展规划（2021—2025年）》指出要积极开展辨证施护和中医特色专科护理，持续提升中医护理服务质量；《中华人民共和国中医药法》更是为中医药事业的发展提供了法律保障，其中也明确提到了要促进中医药理论和技术方法的继承与创新。

近几十年来，在国家政策支持和代表人物的推动下，中医护理技术随着现代医学和科技的不断进步有了更全面的发展。国内外科研工作者通过现代科学深入探究中医护理技术的作用效果及机制，临床工作者基于长期实践对传统中医特色护理技术进行创新改良，使其更符合当下医疗需求。一方面，经过对传统中医护理技术（如拔罐、刮痧、艾灸、中药熏洗等）深入挖掘和整理，形成了更加科学、规范的操作流程；另一方面，通过现代科技（如激光、微波、超声波等）与传统技术的结合，衍生了新型中医护理技术，提高了治疗效果和患者满意度。此外，中医护理与现代医学护理理念的深度融合，形成了具有中国特色的整体护理模式，强调以患者为中心，提供全方位、多层次的护理服务，进一步推动了中医护理技术在现代医疗保健领域的应用与发展。

第二节　中医护理技术的基本特点和分类

中医护理技术是以中医理论为指导，融合传统护理经验和现代护理理念，应用于疾病预防、治疗和康复的综合护理体系。常用的中医护理技术主要包括针刺类技术、灸类技术、罐类技术、耳疗类技术、中药外用类技术和其他中医护理技术等。中医护理技术以“整体观念”和“辨证施术”为核心，强调个体化和“治未病”理念，通过多种技术联合应用，实现调节气血、促进康复、提高生活质量的目标。

一、中医护理技术的基本特点

（一）整体观念

中医护理技术在临床实践中体现了整体观念，把“人”视为一个有机整体，重视人体五脏六腑的统一，同时注重人与自然及社会环境的和谐。它强调将局部病变与整体病理变化结合起来，关注自然环境对人的影响，并依据四季气候、地理环境、居住条件以及昼夜变化等因素，制订出合适的治疗方案。

（二）辨证施术

辨证施术是中医学辨证论治在中医护理技术中的具体体现。辨证施术是指通过收集患者的病史、症状和体征，进行分析与综合，辨明疾病的原因、性质、部位及邪正关系，然后概括并判断为某种性质的证，依据辨证结果确定施术的原则与方法。在辨证施术时，应正确理解病、证、症三者的关系："病"是疾病的总称；"证"是机体在疾病发展过程中某一阶段的病理概括，反映病理变化的本质；"症"是指具体的症状。在临床实践中可见同一种病包含几种不同的证，或不同的病出现相同的证，在辨证施术的指导下采取"同病异术"或"异病同术"的方法。

（三）以人为本

中医护理技术强调天人合一，关注个体差异。如《灵枢·逆顺肥瘦》中记载："年质壮大，血气充盈，肤革坚固，因加以邪，刺此者，深而留之。"同篇又载："瘦人者，皮薄色少，肉廉廉然，薄唇轻言，其血清气滑，易脱于气，易损于血，刺此者，浅而疾之。""婴儿者，其肉脆血少气弱，刺此者，以毫针，浅刺而疾发针，日再可也。"这说明在针刺治疗时，体质强壮者可深刺，体质虚弱者或婴幼儿则应浅刺，充分体现了以人为本的个性化治疗理念。

（四）简便、安全、优质、高效

中医护理技术具有操作简便、适用范围广、疗效确切、易于推广等优点。其在减轻患者痛苦、提升生活质量以及治疗疑难病症等方面效果显著，深受群众欢迎。中医护理技术强调人与自然及社会的和谐，能够全面增强人体适应能力和抗病能力，提高健康水平，符合"生物-心理-社会"医学模式的要求。千百年来，中医护理技术为人民健康和卫生保健事业作出了重要贡献。

二、中医护理技术的分类

中医护理技术是中医学的重要组成部分，包括了一系列基于中医理论的护理方法和技术。以下是其主要分类：

（一）针刺类技术

针刺类技术是指使用不同的针具，通过特定手法刺激机体相应部位，以激发经络气血、调节脏腑功能从而防治疾病的方法。该技术内容丰富、操作性强，不同针具和手段的治疗作用与操作要求各异。临床上常用的针刺技术有耳针、皮内针、皮肤针、腕踝针、三棱针和穴位注射。

1. 作用原理 通过刺激人体特定穴位，调节气血运行和阴阳平衡，促进经络气血畅通、消除瘀滞，从而达到缓解疼痛、调节脏腑功能、增强机体抵抗力、促进疾病康复的目的。

2. 基本方法 不同针刺技术有不同的手法，如提插法和捻转法。提插法是在针刺到达一定深度后，进行上下移动的操作；捻转法则是在固定深度下，用拇指和示指旋转针柄。除此之外，还有一系列辅助手法，包括弹法、刮法、摇法、飞法和震颤法，通过不同的技巧可以加强针刺的效果，促进气血流通，从而提升整体的治疗效果。

（二）灸类技术

灸类技术是利用燃烧材料熏灼或温熨体表特定部位，通过灸火的热力和药物作用，刺激经络腧穴，以达到温通经络、活血行气、散寒祛湿、消肿散结、回阳救逆及保健的效果。《医学入门》强调："药之不及，针之不到，必须灸之。"施灸材料多种多样，以艾叶制成的艾绒最为常用，因其味苦辛温且无毒，能治疗多种疾病。根据不同的灸法技术和施灸材料，又分为悬灸、艾炷灸（包括直接灸、隔物灸）、雷火灸、麦粒灸、火龙灸（又称督灸）、节气固元灸、天灸、脐灸等。

1. 作用原理 艾绒直接燃烧或结合药物隔物灸时，药物的药效和艾绒的热力作用于皮肤，刺激局部穴位。灸类技术通过药物和热力的双重作用，达到温通经络、调和气血的效果。

2. 基本方法

（1）艾炷灸：直接将艾炷放置在穴位上进行施灸，分为直接灸和间接灸（隔物灸），其中直接灸又分为瘢痕灸（化脓灸）和无瘢痕灸（非化脓灸）。

（2）艾条灸：将艾绒制成条状，悬起在穴位上方一定距离进行熏烤，分为温和灸、雀啄灸和回旋灸。

（3）温针灸：结合针刺与艾灸，在留针过程中，将艾炷或艾绒裹于针柄上点燃，通过针体传热入穴位。

（三）罐类技术

罐类技术，古称“角法”或“吸筒法”，是以中医理论发展为指导，通过在人体特定穴位或部位施加负压，以达到调整机体功能、恢复生理状态、祛除疾病目的的疗法。

1. 作用原理　利用罐具（如玻璃罐、竹罐、陶罐等），通过燃烧、抽吸、蒸汽等方法在罐内形成负压，使罐吸附于人体表面穴位或治疗部位，造成局部皮肤充血或瘀血，以治疗疾病的方法。具有温通经络、除湿驱寒、消肿止痛、拔毒排脓的作用。

2. 基本方法　根据使用罐具（如玻璃罐、竹罐、陶罐等）、作用手法、作用时间、治疗目的的不同，分为火罐法、水罐法、抽气罐法、留罐法、走罐法、闪罐法、药罐法等。

（四）中药外用类技术

中药外用类技术包括灌肠、熏蒸、外敷、熨烫、贴敷、沐浴等多种手法，主要通过药物的药效和物理作用（如温度、湿度）来达到治疗目的。

1. 作用原理　将中药适当加工后熏洗或贴敷于人体的皮肤、孔窍、穴位以及病变部位，或将中药药液直接灌入直肠或结肠，通过皮肤、黏膜等吸收，达到扶正祛邪、调整阴阳、治愈疾病的目的。

2. 基本方法

（1）敷贴法：又称“外敷疗法”“穴位贴敷疗法”，简称“贴敷”“敷灸”“敷药”“贴药”等。将药物直接敷于患处或经穴部位，利用药物的药效和透皮吸收作用治疗疾病。

（2）熨烫法：将药物或其他物体加热后熨烫患处，借助药性和温度的物理作用促进气血流通。

（3）熏蒸法：又称为“中药蒸煮疗法”“中药气浴疗法”“药透疗法”等，利用中药煮沸后产生的蒸汽熏蒸机体患处，通过药性和蒸汽的热力作用治疗疾病。

（4）沐浴法：将药物加入水中煮沸后用于全身或局部沐浴，通过药浴作用于皮肤和穴位。

（5）灌肠法：将具有特定治疗作用的中药药液直接灌入直肠或结肠，能够使药物有效成分直接作用于肠道病变部位，发挥清热解毒、软坚散结、活血化瘀等效果，同时通过肠道吸收进入血液循环，增强治疗效果。

（五）推拿类技术

推拿类技术，又称按摩疗法，是通过特定手法作用于人体体表部位或穴位进行治疗的方法。其具有扶正祛邪、散寒止痛、健脾和胃、导滞消积、疏通经络、滑利关节、强筋壮骨等作用，同时兼具保健强身、预防疾病、延年益寿的效果。

1. 作用原理

（1）舒筋通络，调和气血：通过推、按、揉、压等手法，作用于肌肉、肌腱、筋膜等软组织，促进局部血液循环，加速代谢废物的排出，缓解肌肉紧张和痉挛，恢复软组织正常生理功能，改善局部疼痛和功能障碍。同时通过经络刺激调节气血运行，增强脾胃运化功能，改善肝脏疏泄功能，维持机体气血平衡。

（2）理筋整复，滑利关节：通过整复手法松解粘连、解除痉挛，纠正"筋出槽""骨错缝"，恢复软组织正常解剖位置和功能；通过被动和主动运动相结合的手法（如摇法、抖法或旋转），促进关节液流动，减少关节磨损，增强关节灵活性，改善关节功能。

（3）调整脏腑功能，提高机体免疫：推拿通过刺激特定的穴位和经络，能够直接影响脏腑的功能，如按揉足三里穴可以调节胃肠功能，点按脾俞、胃俞穴能缓解胃肠痉挛、减轻腹痛。其次，推拿具有双向调节作用，能够根据脏腑的不同状态进行良性调整。此外，推拿过程中，通过机械刺激转化为热能，能够提高局部组织温度，改善血液和淋巴循环，降低血液黏滞性，从而提高机体免疫力。

2. 基本方法　中医护理技术中的推拿类技术包括多种手法，根据不同的操作方式和治疗目标，将推拿分为推法、摩法、擦法、揉法、捏法、拿法、点法、拍法、抖法、振法、按法、拨弹法、捻法、抹法、滚法等。这些手法可以单独使用，也可以组合使用，形成复合手法，以达到最佳的治疗效果。

（六）其他类技术

1. 放血疗法　又称为“针刺放血疗法”或“刺血疗法”，使用特定的针具（如三棱针、粗毫针或小尖刀等）刺破人体一定部位的浅表血管或直接刺破病变部位，放出适量血液，以达到决血调气、通经活络的治疗目的。临床主要适用于高热、中暑、昏厥、丹毒等。

2. 蜡疗法　又称热蜡疗法，将医用石蜡加热熔解后制成不同形状（如蜡块、蜡垫、蜡束等），敷贴于患者患处，或将患者患处浸入蜡液中，利用蜡的热传导作用，使患处局部组织受热，以达到活血化瘀、温通经络、祛湿除寒的治疗效果。

3. 脐疗法　又称脐疗，主要通过在肚脐（神阙穴）上施加药物、艾灸、热敷等手段，利用脐部皮肤薄、敏感度高、吸收快的特点，使药效透入肌肤，刺激组织，调和气血，疏通经络，以达到防病健体的目的。

4. 刮痧疗法　源于《黄帝内经》记载的砭石疗法与刺络疗法，是通过特制工具在体表进行刮拭的中医外治技术。通过特定的刮痧工具（如牛角、玉石等）在皮肤表面进行刮拭，以促进气血流通、疏通经络、活血化瘀、调节脏腑。刮痧可以使局部皮肤出现瘀血点、斑片状或点状出血，达到防治疾病的目的。

5. 气功类技术　又称“导引”，是一种传统的中医疗法，它涉及通过特定的呼吸技巧（调息）、身体姿势（调身）和意念集中（调心）来达到心身平衡，促进健康和治疗疾病的目的。气功类技术是一种结合了中医理论和实践的身心锻炼方法，其核心在于通过“三调”（调息、调身和调心三个基本要素）来实现对人体气血、经络和脏腑功能的调节。这三个要素相互作用，共同促进机体的阴阳平衡、气血调和，增强免疫力，从而达到预防和治疗疾病、强身健体的效果。包括五禽戏、六字诀、易筋经、八段锦、五行掌、保健功、站桩功、回春功、放松功、内养功、强壮功等。

6. 骨伤类技术　骨伤类技术注重通过调理气血、活血化瘀、舒筋活络等手段来促进骨折的愈合、减轻疼痛、恢复功能。常用的治疗方法包括正骨、理筋等。

第三节 中医护理技术创新

一、中医护理技术在现代的发展创新

中医护理技术作为中医治疗疾病的重要技术之一，其形成与发展历经了数千年的深厚积淀与不断演进。随着现代医疗的不断发展以及新兴科技在中医药领域的创新应用，中医护理技术得到全方位的发展与飞跃。

（一）机制深究探秘，方法创新求进

中医护理技术的发展既立足于深厚的理论基础，又积极融入现代医学的研究框架。其核心理念如“阴阳五行”“脏腑经络”和“辨证施护”等，与现代医学模式相结合，逐步形成了更加系统、全面和科学的体系。在这一过程中，理论的不断创新和机制的深度挖掘成为推动中医护理进步的重要驱动力。尤其是在慢性疾病管理、康复护理和老年护理领域，通过辨证施护精确调整护理方案，显著提高了患者的治疗效果和生活质量。中医护理技术的创新发展，不仅适应了当代医疗需求，更推动了中医文化走向世界，为人类健康事业做出了更大的贡献。

未来，中医护理技术的发展应当继续围绕其理论深度和临床机制展开，不断探索新的护理模式与方法，推动护理理念与操作技术的双向创新，实现理论与实践的有机统一。通过深入研究中医护理在疾病预防、治疗、康复等方面的具体机制，进一步提升其在现代医疗体系中的独特地位。

（二）器具改良增效，流程优化提升

在传统中医护理技术中，器具和操作流程的创新已成为提升治疗效果的关键。以艾灸技术为例，改进后的艾灸器具能够过滤灸烟、精准控温，有效避免烫伤，显著提升了治疗安全性。中药热熨敷技术通过智能化设备的引入，实现了自加热、控温、保温等多功能的集成，进一步提升了治疗的精准性和安全性。这些创新不仅能提高中医护理技术的操作安全性和治疗效果，而且更符合现代医疗的需求，增强了其在临床中的应用价值。

与此同时，优化护理操作流程也是提升中医护理技术效果的关键环节。通

过辨证施护，护理人员可以根据不同病症和个体需求选择合适的操作手法与方法，如在艾灸过程中优化穴位选择、灸距和温度控制等环节，提升治疗的精准度与安全性。进一步完善中医护理技术流程，推动技术标准化和流程化，有助于提升护理质量，确保中医护理技术在临床实践中的广泛应用和有效性。

（三）优势病种聚焦，专科护理精专

中医护理技术在临床应用中逐步形成以优势病种为核心的专科护理体系，在慢性疾病、危重病、老年护理等领域的应用日益广泛。对于慢性疾病患者，雷火灸、推拿、艾灸和刮痧等技术显示出了良好的效果。例如，在慢性阻塞性肺疾病的管理中，通过中西医结合的群组管理模式，建立多学科护理团队，结合个性化的健康教育和康复方案，显著提高了患者的疾病管理能力和生活质量。

中医护理在高血压、糖尿病、脑卒中等慢性疾病的管理中，通过“未病先防”和“既病防变”的方式对患者进行早期干预与个性化治疗。中西医结合模式的应用不仅能够有效延缓病情进展，还能通过中医的特色技术缓解患者的症状和痛苦，从而达到更好的治疗效果。针对不同病种的专科护理精专化，要求护理人员不断加强专业技能和理论学习，结合病种特点和患者需求，制订更加精细化和个性化的护理方案。通过专科护理的深入发展，中医护理将在疾病预防、治疗和康复等方面发挥更加重要的作用。

二、中医护理技术未来的发展路径

随着我国经济社会的高质量发展和人民生活水平的显著提高，人民群众的健康意识显著增强，健康素养不断提升。在这一背景下，中医特色护理技术以其“简、便、廉、验”的独特优势，在应对人口老龄化加剧、慢性疾病患病率攀升等挑战方面展现出特殊价值。为患者提供个性化的护理方案，不仅能在慢性疾病管理和康复保健方面发挥重要作用，更能有效缓解医疗资源紧张的问题，还能提高医疗服务的效率和质量，让更多的人享受到优质的医疗保健服务。因此，加强中医护理技术的推广、应用和研究，对于提升我国医疗保健水平、保障人民群众健康具有重要意义。

（一）全方位培育中医护理人才

中医护理技术的发展离不开扎实的人才培养，通过院校教育、新入职护

士培训、全国骨干人才培训以及专科护士培养，形成系统的人才培养体系是关键。院校教育为基础，培养具备中医理论和护理技能的专业人才。2018年，国家中医药管理局发布《中医医院新入职护士培训大纲（试行）》，推动中医医院护士培训标准化，强化中医基础理论与实践技能的结合，提升新入职护士的中医临床思维和综合素质。此外，国家也持续加大力度培养中医护理骨干人才，提升护士的专业素养与实践能力，进一步促进中医护理的专科化、专业化发展。

（二）推进中医护理技术标准化研究

中医护理技术的规范化发展需要建立完善的标准化体系。一是制订统一的操作规范，明确各类中医护理技术的适应证、禁忌证、操作流程和注意事项；二是促进循证医学研究的应用，确保技术推广更加规范化、科学化；三是建立行业标准和团体标准。通过构建中医护理技术评估指标体系，不仅能推动行业规范化，还能进一步提升技术质量，为中医护理的高质量发展提供有力保障。

（三）深入探索中医护理技术作用机理

中医护理技术的创新发展离不开对其作用机制的深入探索。近年来，灸法、穴位埋线、针灸等技术的基础研究不断取得进展，这些研究不仅为临床治疗提供了理论依据，也促进了技术的优化与改进。深入挖掘中医护理技术对疾病机制的作用，明确其疗效，能够更好地推动中医护理技术的发展，服务于广大患者。

（四）深化中医护理技术与现代信息技术融合

随着信息技术的飞速发展，中医护理技术逐步走向信息化、智能化。现代中医护理技术与电子信息技术实现有效结合，如现代针灸技术通过精准定位和量化控制提高疗效，智能化的中医诊疗设备也助力护士提高诊断和治疗效率。同时，通过人工智能和大数据分析，能够实现中医护理的个性化定制，提高治疗效果。此外，信息技术还将在慢性疾病管理、预防保健、康复护理等领域发挥重要作用，推动中医护理技术向更高层次发展。

第二章　针刺类

第一节　揿针技术

一、概述

揿针（图 2-1-1~ 图 2-1-4），又称为揿钉型皮内针，属于微型针灸针。其特征为针尾呈环形并垂直于针身，针体长度 0.3~2.0mm，直径 0.2~0.9mm。揿针是临床皮内针的常见类型，临床操作时可将针体垂直揿入皮下。针刺入皮肤后，一方面通过特定途径激活神经 - 内分泌 - 免疫网络，发挥其调整和治疗作用；另一方面针体留置于相应穴位后，产生持续的刺激，经神经 - 内分泌 - 免疫网络传导整合，对靶器官发挥长效调节效应。最终达到调和气血、平衡阴阳、调节卫气、激发机体卫外功能的目的。

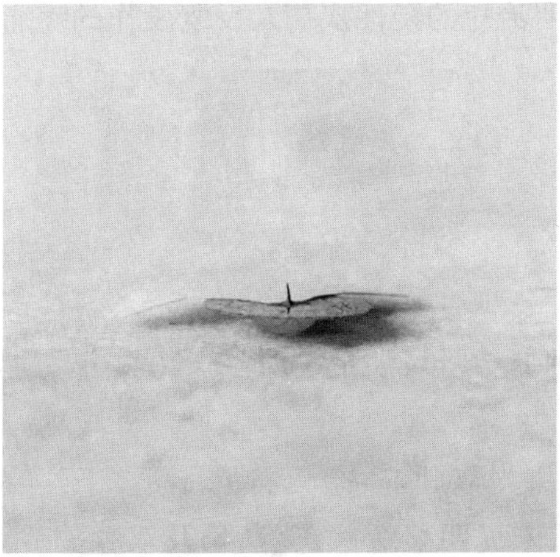

图 2-1-1　0.2mm × 0.3mm 揿针

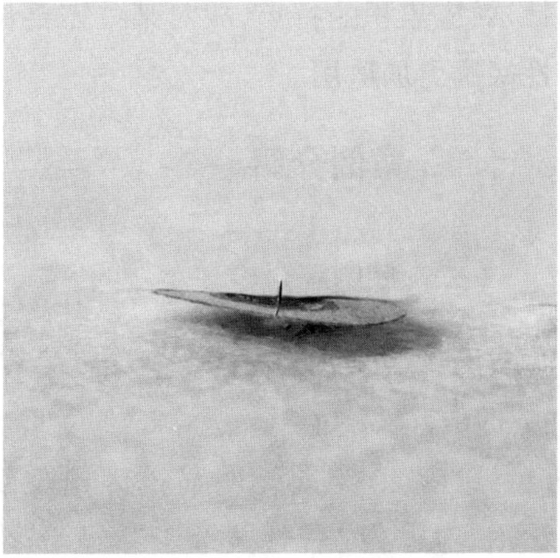

图 2-1-2　0.2mm × 0.5mm 揿针

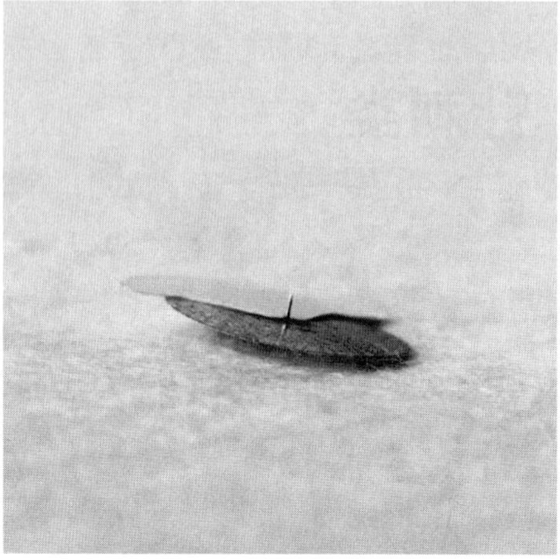

图 2-1-3　0.2mm × 1.5mm 揿针

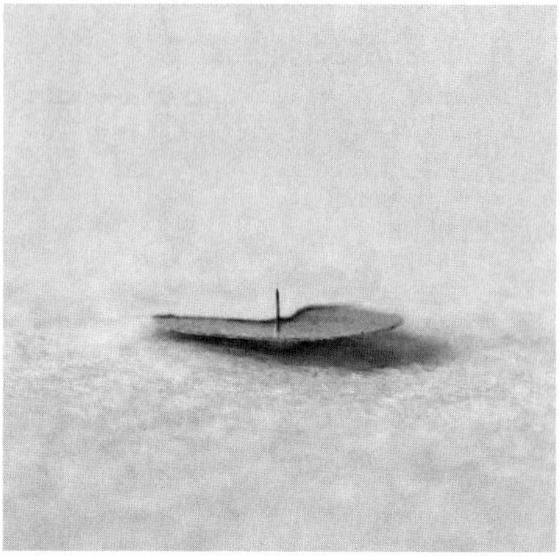

图 2-1-4　0.2mm × 2.0mm 揿针

揿针疗法在临床各科具有广泛适应证，适用于骨科疾病（如颈椎病、落枕、肩周炎、腰椎间盘突出症、腰椎管狭窄症、急 / 慢性腰扭伤、腰肌劳损、强直性脊柱炎、风湿性关节炎等）；内科疾病（如偏瘫、脑卒中、面神经麻痹、头痛、神经痛、面肌痉挛等）；外科疾病（如疼痛、失眠、焦虑、尿潴留、便秘、呕吐等围手术期并发症）；妇产科疾病（如不孕、痛经、缺乳、盆腔炎、产后尿潴留、经行头痛、月经不调等）；儿科疾病（如过敏性鼻炎、感冒、鼻塞、咳嗽、近视、消化不良等）；五官科疾病（如耳鸣、神经性耳聋等）；心理精神疾病（如抑郁症、抽动症、戒断综合征、注意缺陷多动障碍等）。因其治疗具有动态留针、效应累积的特点，故对某些需要长期治疗的慢性疾病及反复发作的疼痛性疾病更加适用。

二、案例介绍

（一）病史简介

患者，女，51 岁，因“全身多关节肿痛 20 年，加重 1 周”于 2024 年 5 月 17 日步行入院。

患者 20 年前无明显诱因出现双踝关节肿痛，余无特殊不适，于外院诊治，考虑为“骨性关节炎”，经治疗后未见明显缓解，逐渐累及双膝关节。2005 年到外院求诊，确诊为“类风湿性关节炎”，予抗炎止痛、抑制免疫等治疗后症状缓解。其后上述症状反复发作，多次到我院及外院门诊求治。本次入院查体：患者神清，精神可，右侧肘、肩、膝关节肿胀、疼痛，肤温升高，乏力，以右膝关节为甚；偶有咳嗽，痰液白稠；纳一般，眠差，夜尿 3~4 次，大便 2d 1 次；舌淡红，苔薄白，脉弦细。

中医诊断：尪痹。

西医诊断：类风湿性关节炎。

（二）护理评估

望：患者神清，精神良好，形体中等，营养良好，舌淡红，苔薄白。

闻：偶有咳嗽、无异味。

问：右侧肘、肩、膝关节肿胀、疼痛，肤温升高，乏力，以右膝关节为甚；2d 前淋雨后偶有咳嗽，痰液白稠，无发热恶寒，无头晕头痛，无胸闷胸痛，无腹痛腹泻，纳一般，眠差，夜尿 3~4 次，大便 2d 1 次。

切：脉弦细。

专科评估：肿胀关节为右侧肘、肩、膝关节；压痛关节为右侧肘、肩、膝关节；右手第 3、4、5 手指纽扣花样畸形，左手第 3 近端指间关节脱位，第 5 手指纽扣花样畸形，双侧膝关节屈曲活动度 0°~45°，双侧髋关节屈曲活动度 0°~30°，右侧肘关节屈曲 20°~100°，双下肢内翻畸形。

三、中医临床护理思维与揿针技术方案

类风湿性关节炎（rheumatoid arthritis，RA）是一种以侵蚀性、对称性多关节炎为主要临床表现的慢性全身性自身免疫性疾病，中医称“尪痹”，属于“痹证”“历节病”范畴。我国 RA 发病率为 0.42%，发病高峰年龄为 45~60 岁，男女患病比约为 1∶4。RA 确切发病机制尚未完全明确，基本病理改变为关节滑膜的慢性炎症、血管翳形成，并逐渐出现关节软骨和骨破坏，最终导致关节畸形和功能丧失，严重影响患者的工作、生活能力，增加家庭及社会的负担。西医治疗以控制炎症、改善临床症状和恢复关节功能为主。

《金匮要略》曰“寸口脉沉而弱，沉即主骨，弱即主筋，沉即为肾，弱即为肝。汗出入水中，如水伤心，历节黄汗出，故曰历节”。肝肾不足，寒湿内侵是历节病的病机。寸口脉沉而弱，沉脉主病在里，在此主肾气虚弱，因肾

主骨，故曰“沉即主骨”“沉即为肾”；弱脉是肝血不足之征，因肝主筋，故曰“弱即主筋”“弱即为肝”；肝肾气血不足筋骨虚弱是发病的内因。汗出则腠理开，肌表疏松，若此时入水中，则寒湿乘虚内侵，湿郁化热，伤及血脉，浸淫筋骨，阻碍气血运行，导致周身关节疼痛，痛处肿大，溢出黄汗，这是历节病的外因。本病虚实相兼，病位在筋骨关节，积极治疗，预后一般。

肺朝百脉，心主血脉，肝藏血，脾胃为水谷精微生化之源，肾为先天之本，全身脏腑功能均和血脉相关，其中肺、脾、肾三脏尤与水液代谢密切相关。针对历节病“肝肾不足、寒湿内侵”的病机，在治湿上宜宣肺降气，补益肝肾；因病程日久，伤及根本，肾气亏损，不能温煦脾土，长期予抗炎止痛、抑制免疫等治疗伤及脾胃，致脾胃运化失常，故应辅以健脾祛湿。

（一）案例辨证分析

表里：患者为老年女性，痹病日久不愈，久病必耗伤正气，以致肝肾不足，属里证。

寒热：舌淡红，苔薄白，脉弦细，寒、湿之邪入侵导致痹病复发，属寒证。

虚实：患者病情迁延不愈，痹证日久，耗气伤血，损及肝肾致正虚邪恋，湿浊炼液成痰、瘀等实性病理产物，故本病例为虚实相兼证。

阴阳：病程迁延日久，耗气伤阴，又有痰、瘀等病理产物，病机均属阴，阴损及阳，故本病例辨证属阴阳两虚。

病位：肝主筋，肾主骨，本病病位在筋骨关节，与肝肾密切相关。

证型：肝肾不足证。

护治原则：补益肝肾，蠲痹通络。

（二）揿针技术方案

1. 治疗思路　患者发病节气在夏至，痹病日久不愈，耗伤正气，以致肝肾不足，筋骨关节受累，故见关节肌肉疼痛，肿大或僵硬变形，屈伸不利。揿针治疗应以补益肝肾、蠲痹通络为主，选取足厥阴肝经、足少阴肾经为主要经络。患者久病体虚，又因 2d 前淋雨，寒、湿之邪入侵导致痹病复发，兼之长期药物治疗，脾胃受损，而脾为后天之本，主运化水湿，受损则运化失司，水湿之邪阻滞经络，下注于四肢，进而加重患者关节肿胀、疼痛的症状，因此治疗应同时健脾祛湿、顾护脾胃，宜选取足阳明胃经、足太阴脾经除湿健脾、和胃益气、增强免疫力；配以足太阳膀胱经调理气血、温补肾阳、匡扶正气。

中医理论认为“经络所至，主治所及”，将揿针埋于疾病对应经络的腧穴上，通过揿针的长久留针产生的微弱而持续针刺效应，不断地促进经络气血的有序运行，激发人体正气，从而达到疏通经络、促进代谢、祛除病邪作用。本案例选取穴位为足三里、阴陵泉、肾俞、血海、解溪、太溪、肝俞、太冲、阿是穴。其中足三里、解溪属足阳明胃经，针刺可燥化脾湿，生发胃气，祛除湿气、舒筋活络；阴陵泉、血海属足太阴脾经，针刺可健脾渗湿、通经活络、活血化瘀；肝俞、肾俞属足太阳膀胱经，针刺可舒筋通络、祛风除湿；太溪是足少阴肾经穴位之一，具有滋阴补肾、利湿通络的功效；太冲是足厥阴肝经的原穴，具有利湿、通络止痛的功效。诸穴配伍，共奏行气活血、通络止痛、健脾养血之效。

2. 治疗方案　选用 0.2mm × 1.5mm 型号的揿针。操作时先以 75% 乙醇溶液常规消毒皮肤 2 遍后，将一次性无菌揿针垂直刺入足三里、阴陵泉、肾俞、血海、解溪、太溪、肝俞、太冲、阿是穴，留针 24h，隔日 1 次，每周 3~4 次，8 周为 1 个疗程。留针期间，每隔 4h 用手按压埋针处 1~2min，以加强刺激，提高疗效。

（三）疾病转归

12d 后患者右侧膝关节肿胀、疼痛较前改善，焦虑情绪明显减轻，学会了 RA 关节功能锻炼的方法。

四、揿针技术操作

（一）评估

1. 评估病室环境，保证温湿度适宜，病室整洁、光线明亮。

2. 评估患者情况，包括体型、主要症状、过敏史、既往史、是否妊娠、埋针部位皮肤情况、凝血功能、对疼痛的耐受程度及配合程度、舌苔脉象等。

（二）告知

1. 告知患者操作的目的、操作方法。

2. 告知患者埋针部位出现轻微酸胀感是正常的，但如果出现明显疼痛、红肿、发痒等异常情况时，立即通知医护人员处理。

（三）用物准备

治疗盘、止血钳、合适型号揿针、75% 乙醇溶液、棉签、弯盘、速干型手消毒液、胶布、锐器盒、污物桶等。

（四）操作步骤

1. 核对医嘱，评估患者，做好解释。
2. 备齐用物，携至床旁，协助患者取合适体位，暴露埋针部位。
3. 遵医嘱确定埋针穴位，询问患者感受（图 2-1-5）。
4. 应用 75% 乙醇溶液消毒埋针穴位 2 次并待干（图 2-1-6）。

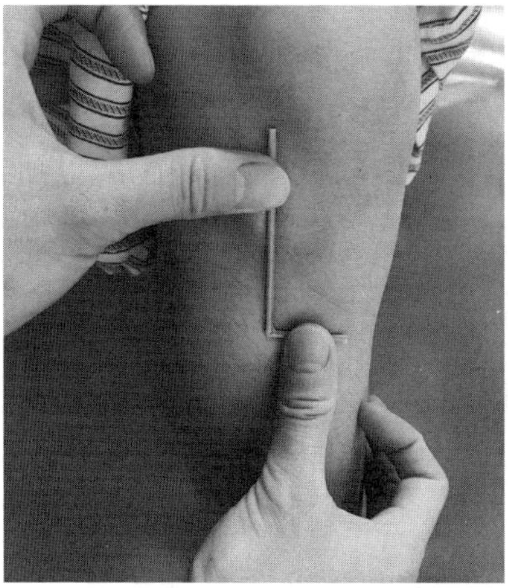

图 2-1-5　定穴

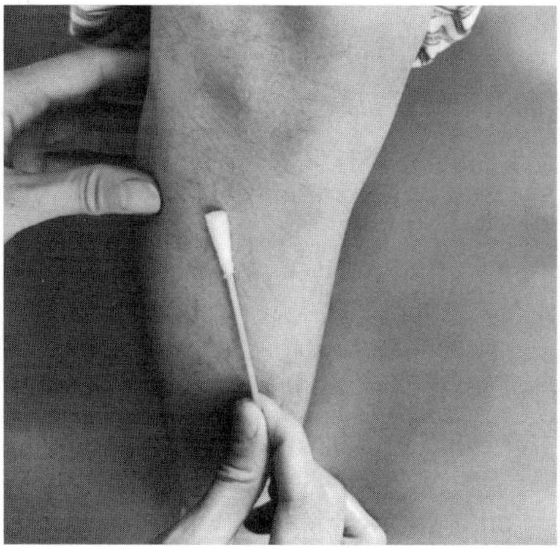

图 2-1-6　消毒

5. 根据埋针穴位的深浅和患者的胖瘦，选用适配型号的揿针，检查针具是否在有效期内、针身是否完好、针尖是否带钩、有无锈蚀等（图 2-1-7）。
6. 一手固定埋针部位皮肤，另一手持止血钳夹持揿针，直刺入皮内，直接按压粘贴固定（图 2-1-8）。
7. 观察及询问　观察局部皮肤，询问有无不适感，检查埋针处粘贴是否牢固。

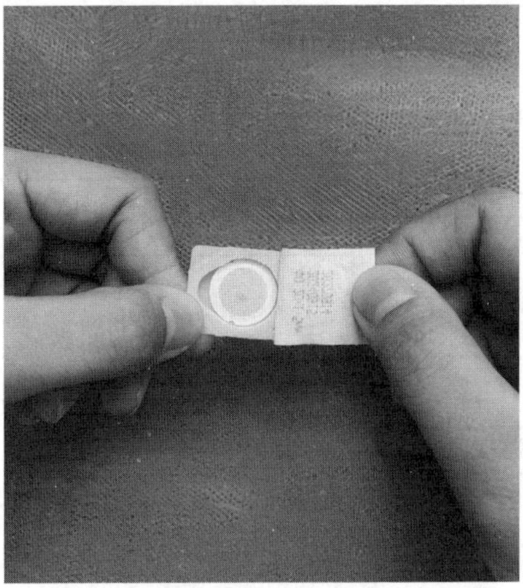

图 2-1-7　检查针具

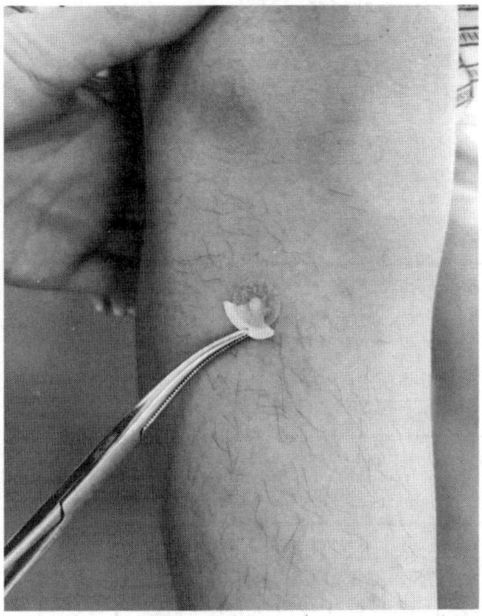

图 2-1-8　埋针

8. 健康宣教　告知患者留针时长 24h，可每隔 4h 用手按压埋针处 1~2min，按压力度和频率以不引起不适为度，采用点按法，不可揉搓，避免针移位损伤皮肤；告知患者埋针部位避免沾水，预防感染；告知患者避免剧烈运动，若胶布松脱，应立即告知医护人员处理，谨防针刺伤。

9. 整理　协助患者整理衣物及床单位，采取舒适体位，规范处理用物，洗手。

10. 记录　记录埋针的时间、部位及患者的反应，并签名。

（五）注意事项

1. 严格执行查对制度，遵守无菌操作原则。

2. 注意孕妇，需要急救或手术、恶性肿瘤、出血性疾病、高度水肿患者及局部皮肤的感染、瘢痕或破损处，疲乏、饥饿、精神高度紧张时禁用。

3. 检查针具是否有弯曲、针尖带钩等异常情况，如存在以上情况应更换针具。

4. 不宜在埋针部位实施灸术、电疗、刮痧、拔罐以及热疗等技术。

5. 密切观察在针刺中及留针期间，患者有无晕针等不适。

6. 对埋针部位及数量做好交接班，揿针去除后，按锐器处理，放入锐器盒。

7. 埋针过程中患者如果需要进行手术、核磁共振等检查，务必取下揿针。

（六）操作流程

揿针技术操作流程见图 2-1-9。

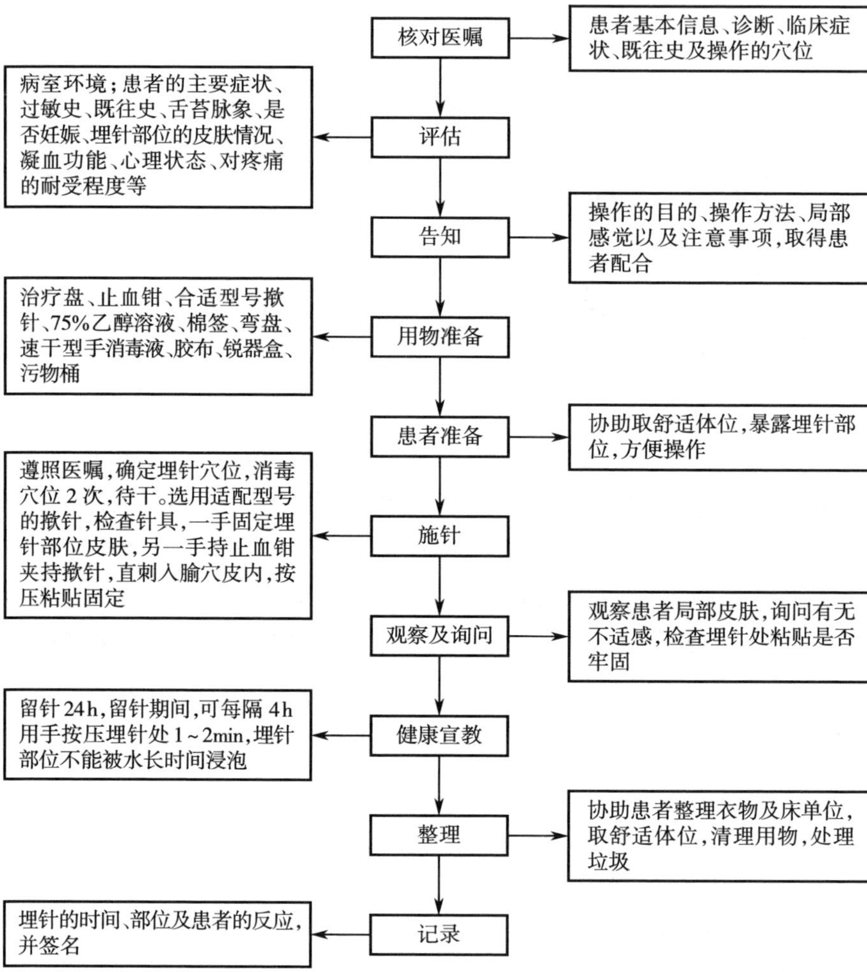

图 **2-1-9**　揿针技术操作流程

（七）评分标准

揿针技术评分标准见表 2-1-1。

表 2-1-1　揿针技术评分标准

项目		要求	分值	扣分	说明
核对医嘱（5 分）		患者基本信息、诊断、临床症状、既往史及操作的穴位	5		
评估（5 分）		病室环境：温湿度适宜、光线充足	2		
		患者的主要症状、过敏史、既往史、舌苔脉象、是否妊娠、埋针部位的皮肤情况、凝血功能、心理状态、对疼痛的耐受程度等	3		
告知（5 分）		操作的目的、操作方法、局部感觉以及注意事项，取得患者配合	5		
操作前准备（15 分）	护士	洗手、修剪指甲，戴口罩	4		
	物品	治疗盘、止血钳、合适型号揿针、75% 乙醇溶液、棉签、弯盘、速干型手消毒液、胶布、锐器盒、污物桶等	5		
	患者	协助取舒适体位，暴露埋针部位，方便操作	4		
	环境	保持环境清洁整齐，温湿度适宜，光线充足	2		
操作流程（50 分）	再次核对	患者身份、治疗方法及部位	5		
	定穴	明确腧穴部位，探查治疗所需穴位敏感点，确定贴压部位	10		
	消毒皮肤	遵照医嘱，确定埋针穴位，消毒穴位 2 次，待干	5		
	方法	操作方法符合要求：选用适配型号的揿针，检查针具。一手固定埋针部位皮肤，另一手持止血钳夹持揿针，直刺入腧穴皮内，直接按压粘贴固定	10		
	按压	予适当按压，询问患者有无“得气”感觉	5		
	时间	时间合理，操作在 30min 内完成	5		
	观察及询问	观察患者局部皮肤，询问有无不适感，检查埋针处粘贴是否牢固	5		
	健康宣教	告知患者留针 24h。留针期间，可每隔 4h 用手按压埋针处 1~2min	5		

续表

项目		要求	分值	扣分	说明
操作后（10分）	整理	协助患者整理衣物及床单位，采取舒适体位	3		
	处置	清理用物，处理垃圾，洗手	3		
	记录	记录埋针的时间、部位及患者的反应，并签名	4		
评价（10分）	技能	整体操作流畅、熟练	5		
	理论	对于提问回答全面、正确	5		
合计			100		

第二节　腕踝针技术

一、概述

腕踝针是指在腕踝部选定特定进针点，选用毫针（图2-2-1）循着肢体纵轴沿真皮下刺入一定长度来治疗疾病的方法。腕踝针可通过皮下平刺来刺激腕踝部进针点，以振奋皮部经气，推动体内阴阳协调，疏通经络，进而达到调和机体、治疗疾病的效果。

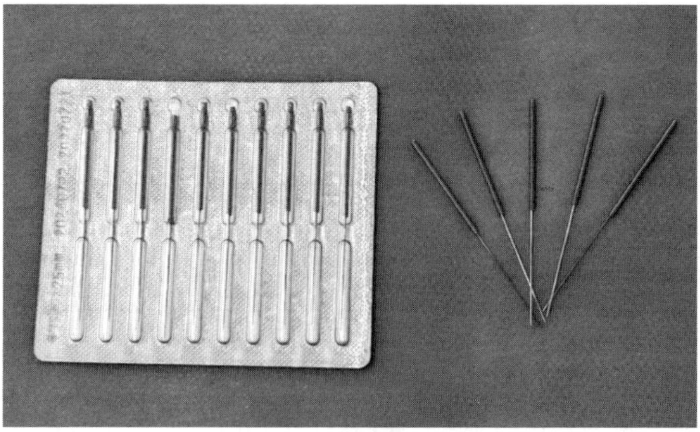

图2-2-1　毫针

腕踝针适用于各类疼痛病症，如急性扭伤、肌肉软组织疼痛、手术后伤口疼痛、癌症疼痛、带状疱疹引发的神经痛、偏头痛、牙痛、痛经等；部分精神方面的疾病，如失眠、焦虑、抑郁、应激反应等；部分神经系统病症，如糖尿病周围神经病变、卒中后手功能障碍、特发性面神经麻痹以及神经源性膀胱尿潴留等。

腕踝针的基本理论包括身体分区和针刺点。

（一）身体分区

身体分区分为两部分：躯体和肢体。躯体部分包括头部、颈部和躯干部位；肢体部分则包括上肢和下肢。划定臂干线和股干线为四肢与躯干的分界线。臂干线环绕肩部三角肌附着缘至腋窝；股干线自前面腹股沟至后面髂嵴。

1. 躯体部分的分区　以身体的前后中线为界，将身体分为左右两侧，每侧由前向后分为 6 个纵区，用数字 1~6 编号，其中 1、2、3 区在前面，4、5、6 区在后面。

（1）1 区：从前正中线开始，向左、向右各旁开 1.5 同身寸所形成的体表区域，分别定为左 1 区、右 1 区，常合成为 1 区。

（2）2 区：从 1 区边线到腋前线之间所形成的体表区域。

（3）3 区：从腋前线至腋中线之间所形成的体表区域。

（4）4 区：从腋中线至腋后线之间形成的体表区域。

（5）5 区：从腋后线至 6 区边线之间所形成的体表区域，与 2 区前后呼应。

（6）6 区：从后正中线向左、向右各旁开 1.5 同身寸所形成的体表区域，分别定为左 6 区、右 6 区，常合成为 6 区，与 1 区前后呼应。

（7）每个纵区沿横膈可进一步划分为上下两个分区，横膈以上称为上 1~6 区，横膈以下称为下 1~6 区。

2. 肢体部分的分区　在标准体位下，使两侧的上下肢处于内侧面（阴面）向前的外旋位置，与躯干的腹侧（阴面）一致，即手掌向前，足外展，两侧上下肢相对靠拢，使四肢的阴阳面和躯干的阴阳面处在同一方向，则以靠拢处出现的缘为分界，在前面的相当于前正中线，在后面的相当于后中线，这样四肢的分区就可按躯干的分区类推。

（二）针刺点

1. 腕部针刺点　腕部6个针刺点大致排列在腕横纹上约二横指（相当于内关、外关穴水平）环腕一圈处，从前臂内侧尺骨缘开始，沿前臂内侧中央、前臂内侧桡骨缘、前臂外侧桡骨缘、前臂外侧中央、前臂外侧尺骨缘，依次记作上1~上6，分别主治上1~6区的病症（图2-2-2）。

（1）上1穴：在小指侧的尺骨缘与尺侧腕屈肌腱之间。

（2）上2穴：在腕掌侧面中央，掌长肌腱与桡侧腕屈肌腱之间，相当于内关穴处。

（3）上3穴：在桡动脉与桡骨缘之间。

（4）上4穴：在拇指侧的桡骨内外缘之间。

（5）上5穴：在腕背中央，桡骨与尺骨两边缘之间，相当于外关穴处。

（6）上6穴：在腕背侧，距小指侧尺骨缘1cm处。

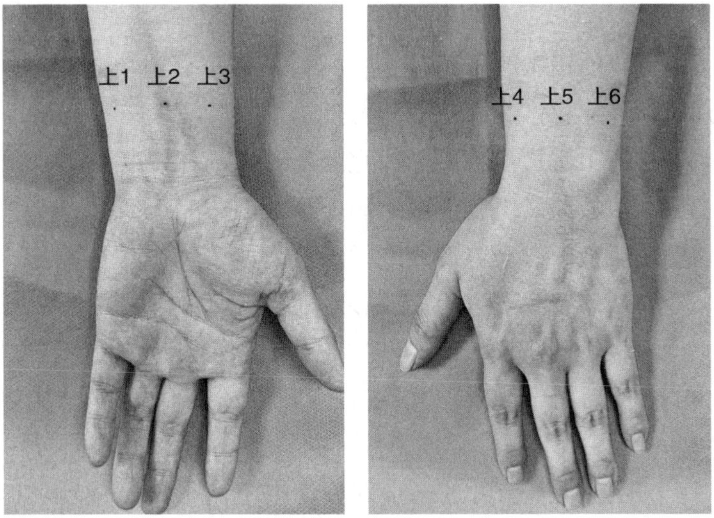

图2-2-2　腕部针刺点

2. 踝部针刺点　踝部6个针刺点在内、外踝最高点上三寸（三阴交与悬钟穴水平）位置上。环小腿做一水平线，从小腿内侧跟腱缘开始，沿小腿内侧中央、小腿内侧胫骨缘、小腿外侧腓骨缘、小腿外侧中央、小腿外侧跟腱的顺序，依次记作下1~下6，分别主治下1~6区的病症（图2-2-3）。

（1）下 1 穴：靠跟腱内缘。

（2）下 2 穴：在踝部内侧面中央，靠内侧胫骨后缘。

（3）下 3 穴：在胫骨前嵴向内 1cm 处。

（4）下 4 穴：在胫骨前嵴与腓骨前缘之间的胫骨前肌中点。

（5）下 5 穴：在踝部外侧面中央，靠腓骨后缘。

（6）下 6 穴：靠跟腱外缘。

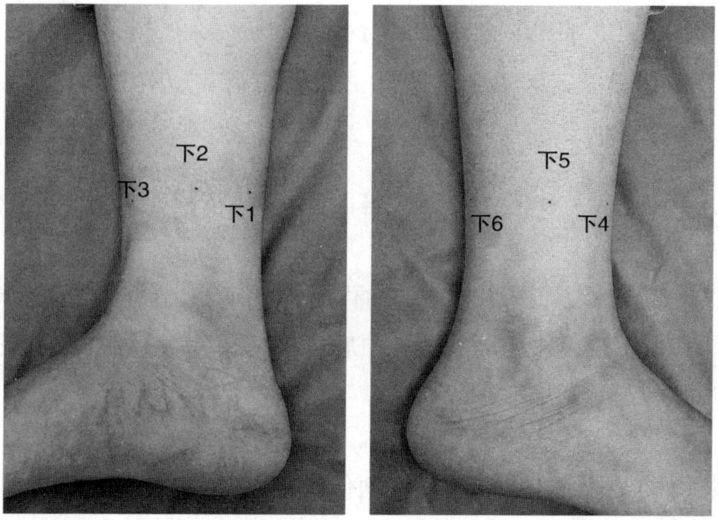

图 2-2-3　踝部针刺点

（三）选穴原则

1. 基本原则　上病取上，下病取下；左病取左，右病取右；区域不明，选双上 1 穴。

2. 变通原则　上下同取，左右共针，前后呼应，三针排列，多症并存，以痛为主。

二、案例介绍

（一）病史简介

患者，女，61 岁，因“反复右侧肩部疼痛不适 3 年余，加重 1 周”于 2023

年 12 月 6 日就诊。

患者 3 年前因右肩部疼痛诊断为肩周炎,经门诊治疗后好转。2023 年初右侧肩部疼痛症状复发,右上肢做内旋、外旋动作时疼痛明显。现症见:患者神清,稍疲倦,诉右侧肩部疼痛明显,做内外旋动作时尤甚,肩峰及周围压痛明显,上举、后侧屈臂受限,颈肩部畏寒。纳可,眠浅梦多,早醒,醒后疲倦感,二便正常。舌淡胖,苔薄白,舌边齿痕明显,舌中见裂纹,脉滑。

中医诊断:痹病。

西医诊断:肩周炎。

(二)护理评估

望:患者神清,稍疲倦,舌淡胖,苔薄白,舌边齿痕明显,舌中见裂纹。

闻:语言清楚,无咳嗽、无异味。

问:右侧肩部疼痛,内旋、外旋动作时疼痛明显,3 年前诊断为肩周炎,经治疗后好转,今年年初症状复发,颈肩部畏寒,平素怕风怕冷。眠浅梦多,早醒,醒后疲倦感,纳可,二便如常。

切:肩峰及周围压痛明显,脉滑。

专科评估:右上肢做内旋、外旋动作时疼痛明显,右肩沿臂干线前、中点压痛,上举、后侧屈臂受限,数字评定量表(numerical rating scale,NRS)疼痛评分为 7 分。

三、中医临床护理思维与腕踝针技术方案

肩周是指肩关节周围的肌肉、肌腱、韧带及关节囊等软组织劳损或退行性变导致的慢性无菌性炎症,临床以肩臂疼痛和关节活动受限为主要症状。本病好发于中老年人群,流行病学调查显示其患病率为 2%~5%,在肩部疾病中占比达 42%,且发病率呈逐年上升趋势。女性发病率显著高于男性(男女比例约为 1∶3)。由于患病年龄多为 50 岁左右,故又称为“五十肩”;又因关节活动度受限呈“冻结”状态,亦称为“冻结肩”或“肩凝证”。现代医院治疗肩周炎主要采用非甾体抗炎药口服、局部封闭治疗、神经阻滞及关节松动术,并配合功能锻炼等方法。多数患者经过数周到数月治疗后可得到缓解,但存在复发倾向。

肩周炎属于中医“痹证”范畴，其发病与正气不足、外邪侵袭、劳损过度等因素有关。《素问》曰：“风寒湿三气杂至，合而为痹也。”指出痹证的病机主要为风寒湿邪侵袭关节，导致气血运行不畅，经络阻塞，进而引发关节疼痛和活动受限。中医治疗痹证的原则是祛风散寒、活血化瘀、舒筋活络。

（一）案例辨证分析

表里：患者发病时间 3 年余，以肩部疼痛为主证，反复发作，迁延不愈，为里证。

寒热：颈肩部畏寒，平素恶风畏冷，舌淡胖，苔薄白，属寒证。

虚实：患者平素易疲倦，眠浅梦多，早醒，舌淡胖，边有齿痕，提示为正气不足，肩部压痛明显，提示局部有气血瘀滞，脉滑，属本虚标实证。

阴阳：患者久病、畏寒怕冷，舌脉象均显示属阴证。

证型：脾虚湿困。

护治原则：健脾祛湿，通络止痛。

（二）腕踝针技术方案

1. 治疗思路　患者病证属于中医的“肩痹”范畴。患者平素易疲倦，眠浅梦多，早醒，舌淡胖，边有齿痕，发病节气为小雪，提示患者素体脾虚湿盛，又兼感受外部寒邪，发而为痹证。中医治疗应以健脾祛湿、通络止痛为法。中医学认为，人体的经络是气血运行的通道，痛症往往是由于经络不通、气血瘀滞所致，腕踝针通过刺激特定的穴位，可以疏通经络，调和气血，从而达到缓解疼痛的效果，故为本案首选治疗技术。

专科查体示：患者右侧肩部做内旋、外旋动作时疼痛明显，右肩沿臂干线前、中点压痛，上举、后侧屈臂受限，症状定位在臂干线前点和中点。臂干线前点处于臂之阴阳面交界处，属上 4 区，其深部相当于肱二头肌腱附着于肱骨头之小结节处，此点压痛影响上臂背屈；臂干线中点属于上 5 区，相当于三角肌中点喙肱韧带附着于肱骨头之大结节处，其压痛点影响上臂上举，故针刺点选右上 4 区和 5 区。

2. 治疗方案　选用 0.25mm × 25mm 毫针，常规消毒后进针。

（1）针刺点：右腕部上 4 区、5 区。

（2）治疗时间：每周 3 次，共 9 次。

（三）疾病转归

首次治疗后，肩痛明显缓解，右臂上举、背屈受限明显减轻。至第 3 次，肩痛减轻，右臂背屈好转。至第 9 次，肩关节仅轻度疼痛，右臂背屈和上举已与左侧相同。

四、腕踝针技术操作

（一）评估

1. 评估病室环境，保证温湿度适宜，病室整洁、光线明亮。

2. 评估患者情况，包括主要症状、既往史，是否妊娠、月经期，局部皮肤有无出血、破损、肿胀及瘢痕等，对疼痛的耐受程度及合作程度。

（二）告知

1. 告知患者操作的目的、针刺局部感觉。

2. 告知患者针刺部位如出现疼痛、酸麻胀重感及触电感，及时告知医护人员。

（三）用物准备

治疗盘、0.25mm × 25mm 毫针、安尔碘皮肤消毒剂、一次性无菌敷贴、污物桶、速干型手消毒液、锐器盒，必要时备毛毯、屏风、垫枕。

（四）操作步骤

1. 核对医嘱，评估患者，做好解释。

2. 备好用物，携至床旁，核对患者，协助患者排空二便。

3. 定位　根据患者症状，按腕踝针分区选穴原则选择正确的针刺部位。

4. 消毒　局部皮肤消毒以进针点为中心，直径大于 5cm。

5. 检查毫针　检查针的有效期，针体有无弯折，针尖有无带钩等异常情况。

6. 进针　再次核对患者身份，确认针刺部位。左手拇指固定在进针点下部，适度牵拉局部皮肤；右手持针柄，针尖朝向病变部位，针身与皮肤呈30° 快速刺入皮下浅层，随后松手让针自然垂倒贴近皮肤，循身体纵线沿皮下轻轻推入针体（图 2-2-4）。

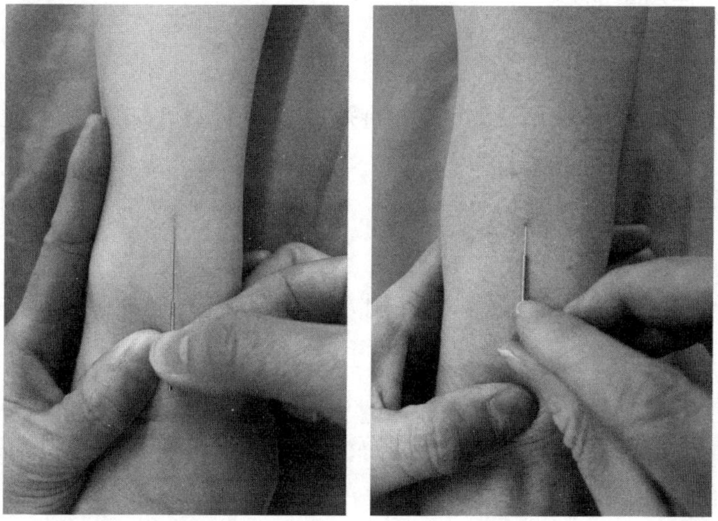

图 2-2-4　进针

7. 行针、调针　询问患者感受，若有酸、麻、胀、重等感觉，及时调整针的深度和方向。

8. 留针　用一次性无菌敷贴固定针柄，让患者活动针刺侧肢体，询问有无不适。留针 30min，病情严重者适当延长留针时间，最多不超过 24h（图 2-2-5）。

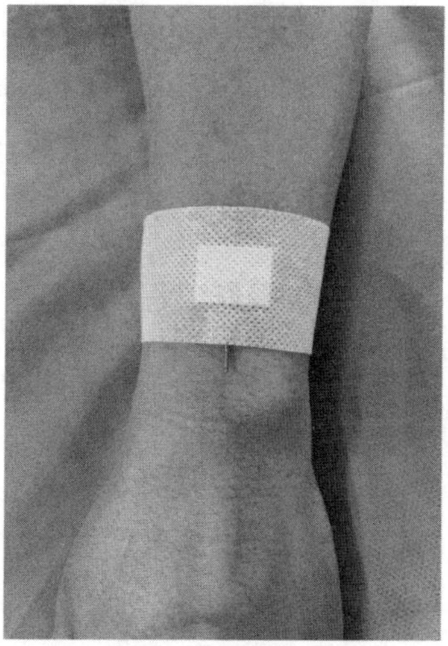

图 2-2-5　留针

9. 观察及询问　询问留针后有无不适，观察有无弯针、晕针、折针及皮下出血等情况。

10. 健康宣教　告知患者可适当活动留针侧肢体，出现任何不适及时告知医护人员；一般留针的时间为 30min，最长不超过 24h。

11. 拔针　一手捻动针柄，将针退至皮下，迅速拔出，另一手用消毒棉球按压针孔，轻压片刻。检查针数，防遗漏。再次评估患者症状。

12. 整理　协助患者取舒适卧位，整理床单位，规范处理用物，洗手。

13. 记录　记录治疗部位、留针时间、患者反应、疗效评价，并签名。

（五）注意事项

1. 根据患者症状所在部位正确进行分区定位。

2. 几种症状同时存在时，要分析病症主次轻重，多以主、重、急症所在区选点。

3. 针刺方法正确，30° 皮下浅刺，针身仅横卧真皮下，针刺方向朝向症状端。

4. 若病症在头胸或腰膝时，针刺方向朝上，若病症在手足部位时，针刺方向朝下。

5. 针下以有松软感为宜，留针时不捻转不提插，一般无酸麻胀重感，若进针时有触电感，疼痛明显或针尖触及坚硬组织时，则表示针刺较深。应将针退出，使针尖到皮下，重新刺入更表浅的部位。

6. 针体通过的皮下有较粗的血管或针尖刺入的皮肤处有显著疼痛时，调针应注意遵循“移点不离线”的原则，即沿纵线方向上下移位，不能向两旁移点。

7. 针刺长度不够时，宜将针尽量刺入或换针另刺，但要注意保留部分针体在体外，以露出针身 2mm 为宜。

8. 操作过程中注意观察患者的不良反应，如出现晕针、皮下出血等，按毫针刺法的异常情况处理。

（六）操作流程

腕踝针技术操作流程见图 2-2-6。

（七）评分标准

腕踝针技术评分标准见表 2-2-1。

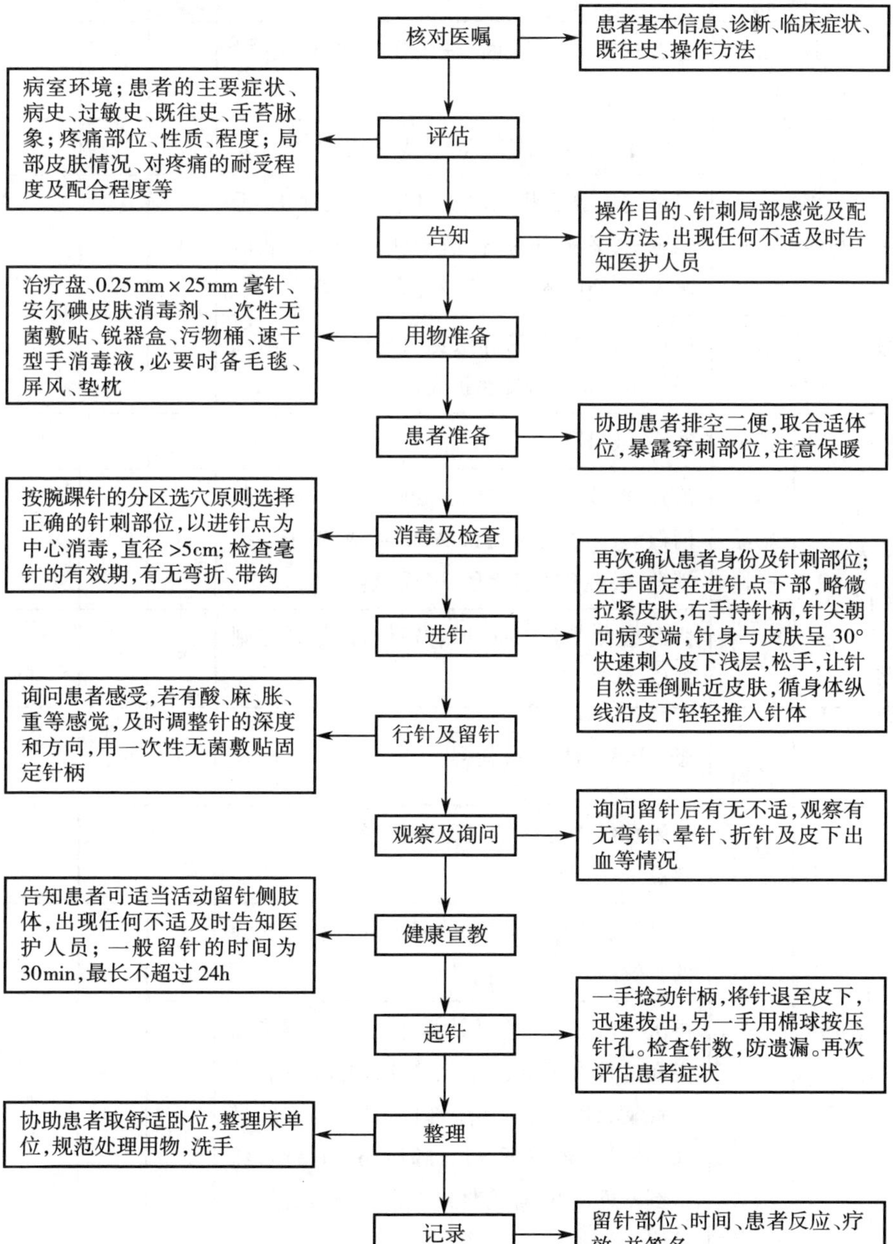

图 2-2-6 腕踝针技术操作流程

表 2-2-1　腕踝针技术评分标准

项目		要求	分值	扣分	说明
核对医嘱（5分）		患者基本信息、诊断、临床症状、既往史、操作方法	5		
评估（5分）		病室环境：温湿度适宜、光线充足	2		
		患者的主要症状、病史、过敏史、既往史、舌苔脉象；疼痛部位、性质、程度；局部皮肤情况、对疼痛的耐受程度及配合程度等	3		
告知（5分）		操作目的、针刺局部感觉及配合方法，出现任何不适及时告知医护人员	5		
操作前准备（15分）	护士	洗手，戴口罩	2		
	物品	治疗盘、0.25mm × 25mm 毫针、安尔碘皮肤消毒剂、一次性无菌敷贴、污物桶、速干型手消毒液，必要时备毛毯、屏风、垫枕	8		
	患者	协助患者排空二便；取合适体位，暴露穿刺部位，注意保暖	5		
操作流程（50分）	再次核对	患者床号、姓名、住院号	5		
	定位	按腕踝针的分区选穴原则选择正确的针刺部位	5		
	消毒检查	以进针点为中心消毒，直径 >5cm；检查毫针的有效期，有无弯折、带钩	5		
	进针	再次确认患者身份及针刺部位；左手拇指固定在进针点下部，适度牵拉局部皮肤；右手持针柄，针尖朝向病变部位，针身与皮肤呈30° 快速刺入皮下浅层，随后松手让针自然垂倒贴近皮肤，循身体纵线沿皮下轻轻推入针体	10		
	行针、调针	询问患者感受，若有酸、麻、胀、重等感觉，及时调整针的深度和方向	5		

续表

项目		要求	分值	扣分	说明
	留针	用一次性无菌敷贴固定针柄	5		
	观察及询问	询问留针后有无不适，观察有无弯针、晕针、折针及皮下出血等情况	5		
	健康宣教	告知患者可适当活动留针侧肢体，出现任何不适及时告知医护人员；一般留针的时间为30min，最长不超过24h	5		
	起针	一手捻动针柄，将针退至皮下，迅速拔出，另一手用棉球按压针孔。检查针数，防遗漏，再次评估患者症状	5		
操作后（10分）	整理	协助患者取舒适卧位，整理床单位	2		
	处置	规范处理用物，洗手	3		
	记录	记录留针部位、时间、患者反应、疗效，并签名	5		
评价（10分）	技能	整体操作流畅、熟练	5		
	理论	对于提问回答全面、正确	5		
合计			100		

第三节　岭南火针技术

一、概述

火针是“灵枢九针”之一，其源流可追溯至伏羲氏“九针”中的“大针”，该疗法采用特制针具，针体加热，采用特定的手法，刺入人体相应的腧穴或部位，并迅速退出，可快速地将“热”送达治疗部位，达到防治疾病目的。岭南火针疗法是广东省非物质文化遗产之一，根据岭南地区高温多湿，人体易阳浮而阴闭、湿热的体质特点而形成。岭南火针的操作关键点是“红、准、快、护”，具有针具创新、操作方法独特、疗效确切、适应证广泛等特点。

岭南火针善治各种岭南地区顽疾，如带状疱疹及其后遗神经痛、慢性湿疹等症，在类风湿性关节炎、更年期综合征、肿瘤等辅助治疗上均有良好效果。

二、案例介绍

（一）病史简介

患者，女，56岁，因“右侧胁肋部群集性红斑、丘疱疹、疼痛瘙痒难忍”于2023年8月7日步行入院。

患者5d前出现右侧胁肋部疼痛，后局部出现水疱及疱疹，簇集如串珠，局部疼痛剧烈，严重影响睡眠、饮食，在专科医院诊断为“带状疱疹”，予抗病毒、营养神经等对症治疗后，疼痛缓解不明显，遂至本院就诊。本次就诊症见：神志清楚，倦怠，痛苦面容，诉右侧胁肋部持续性疼痛，夜间影响睡眠，胁肋部见簇集样疱疹及水疱，呈带状分布，疱疹表面紧绷，疱疹充盈透亮，周围皮肤颜色潮红，胃纳差，眠差，大便干，小便调。舌红，舌尖见芒点，苔黄厚。

中医诊断：蛇串疮。

西医诊断：带状疱疹。

（二）护理评估

望：倦怠，面无光泽，痛苦面容，右侧胁肋部簇集样疱疹及水疱，周围皮肤颜色潮红，舌红，舌尖见芒点，苔黄厚。

闻：无咳嗽，无异味。

问：右侧胁肋部持续性疼痛，夜间影响睡眠，胃纳差，眠差，大便干，小便调。

切：腹平，脉弦滑。

专科评估：右侧胁肋部见簇集样疱疹及水疱，呈带状分布，疱疹表面紧绷，疱疹充盈透亮，未过中线，周围皮肤颜色潮红，皮肤疼痛。

三、中医临床护理思维与岭南火针技术方案

带状疱疹是一种累及神经和皮肤的急性疱疹性皮肤病，由水痘-带状

疱疹病毒（varicella-zoster virus，VZV）通过呼吸道感染人体所致，好发于成年人，春秋季多发。带状疱疹又称“蜘蛛疮”“缠腰火丹”，民间也常称为“生蛇”或“缠腰龙”，以沿神经走向的皮疹和簇状水疱、显著沿神经分布的剧烈疼痛为典型表现，伴有皮疹处瘙痒及发热、头痛、寒战等症状。治疗以抗病毒、止痛、对症治疗为主，患者常遗留不同程度的带状疱疹后神经痛或神经麻痹。

本病主要由情志内伤、饮食失调、感受湿热火毒郁于肌肤所致，火热溢于肌表，流窜经络，再感风、火邪毒，使气血郁闭，则见红斑、丘疱疹、痒痛等症，或因脾虚湿蕴、脾失健运而生湿，脾湿蕴结而化热，湿热外发肌肤，再感湿热邪毒，致肺的宣发、肃降、治节功能紊乱，导致水液循经络闭聚于肌表，可见水疱如珠串；由于瘀滞，余毒未尽，致气血阻滞不畅，遗留疼痛或刺痛等症。本病好发于胸胁、腰腹，与循行于胁肋的肝胆经及腰腹的带脉密切相关。

（一）案例辨证分析

表里：右胁肋疼痛，皮损疱疹位置在皮肤，为郁火发于外，属表证。

寒热：疱疹周围皮肤色红，大便干，舌红苔黄，属热证。

虚实：起病急，病程短，疼痛剧烈，疱疹水液充盈，属实证。

阴阳：表证、热证、实证属阳。

病位：肝经，与脾肾密切相关。

证型：肝经郁热证。

护治原则：清泻肝火，解毒通络止痛。

（二）岭南火针技术方案

1. 治疗思路　中医理论认为，带状疱疹发病者机体正气不足，湿热毒邪循肝胆经络熏蒸肌肤，正邪相搏，不能驱邪外出，导致肝经郁热，气血瘀滞，需清热止痛，活血化瘀方可扶正祛邪。《红炉点雪》有言“热病得火而解者，犹暑极反凉，犹火郁发之之义也”。在热病早期，因热毒邪盛，常拒寒凉药而不受，给治疗带来一定困难。岭南火针能充分体现“以热引热”的优势，火性炎上，如果此时顺应热毒之邪，开天窗以散郁火，通过“火郁发之”，使得邪有出路，热毒之邪无处藏身，也可以起到宣通局部气血、扶助正气之功效。从现代医学的角度，岭南火针可以通过机械刺激和传热效应改善血液循环，提高机体耐痛阈，减弱神经兴奋，以达到止痛效果；也可以增强机体免疫功能，抑制病毒扩散。

2. 治疗方案 选用中粗岭南火针于酒精灯上燃烧至发红后，以“品”字形布针，快速浅中刺，用跌打万花油外涂点刺部位，刺穿水疱放出疱液为度，取阿是穴（病变皮损处）、$T_{5\sim6}$夹脊穴，1次/d，1周为1个疗程。

（三）疾病转归

首诊用岭南火针点刺皮损局部后，疼痛已经明显减轻。二诊见部分疱疹已干瘪，渗液减少，疼痛较初诊减轻明显，夜间能安睡，患者焦虑情绪明显减轻。治疗6次后，疱疹基本干瘪，皮损愈合，无疱液渗出，疱疹干枯，周围皮肤色泽淡红，局部无明显疼痛。

四、岭南火针技术操作

（一）评估

1. 评估病室环境，保证温湿度适宜，病室整洁、光线明亮。

2. 评估患者情况，包括患者的主要症状、临床表现、既往史、过敏史、舌苔脉象、有无感觉迟钝/障碍，是否有出血性疾病、妊娠或月经期，对疼痛、热力的耐受程度，治疗部位皮肤情况。

（二）告知

1. 告知患者操作目的、方法、注意事项等，取得配合。

2. 告知患者治疗过程中出现头晕、眼花、恶心等不适现象时及时告知医护人员。

3. 告知患者治疗过程中皮肤有轻微灼痛、出血为正常现象。

（三）用物准备

治疗盘、针具（根据患者的性别、年龄、体质、病情虚实及取穴部位选择合适针具）、打火机、酒精灯、跌打万花油、75%乙醇溶液、棉签、弯盘、锐器盒、速干型手消毒液、污物桶等。

（四）操作步骤

1. 核对医嘱，评估患者，做好解释。

2. 备齐用物，携至床旁，协助患者取合适体位，暴露操作部位。

3. 关闭门窗，注意环境安全，确认无使用氧疗。

4. 遵医嘱确定施针的部位。施针处按无菌操作进行常规消毒，在治疗部位涂抹跌打万花油。

5. 烧针　左手持酒精灯；右手拇指、示指、中指微曲夹持针柄，如持笔状；针尖置于火源外焰上灼烧，先加热针体，再加热针尖，将针烧至红炽或白亮后，迅速对患处施针。

6. 施针　根据病情选择合适的刺法。操作者手法要做到手到、眼到、心到，确保能够保留针体最大热度准确刺入病灶。

（1）点刺法：将火针烧到所需热度后，迅速刺入穴位。

（2）密刺法：用火针密集地刺激病灶局部；针刺间隔一般 1cm 左右。

（3）围刺法：以火针围绕病灶周围行针刺；先用中粗火针，针刺间隔以 1~1.5cm 为宜。

（4）散刺法：以火针疏散地刺在病灶的部位上，多选用细火针，每隔 1.5cm 一针，以浅刺为主。

（5）烙熨法：在施术局部表面轻而缓慢地烙熨，多用平头火针或鍉针。此法针头与皮肤接触面积较大，停留时间长，所以疼痛较甚，必要时在局麻下进行。

7. 观察及询问　施针结束后，观察患者施针部位及病情变化，询问患者有无不适，并在针孔处涂抹跌打万花油。

8. 健康宣教　嘱患者施针部位出现发红、瘙痒等现象，不要搔抓，施针后 4~6h 避免伤口接触水，勿食辛辣、腥发、生冷等食物。

9. 整理　整理用物，火针消毒，一人一针、一用一消毒。

10. 记录　记录治疗时间，部位，患者施针皮肤情况，并签名。

（五）注意事项

1. 严格执行查对制度，遵守无菌操作原则。

2. 高热患者、孕妇、糖尿病患者、高血压患者、血友病等出血性疾病患者或其他重病患者慎用。有慢性基础疾病的患者，一定要在充分评估病情后，才可进行火针针刺。

3. 体质虚弱者采取卧位，不适合刺激大的刺法。

4. 操作要点为红、准、快、护。针刺忌刺太深，在选择穴位进针时，一定要注意避开血管、筋腱、重要器官等。

5. 操作注意安全，防止烧伤、火灾发生。

6. 发生晕针现象，首先立即停止针刺，帮助患者取去枕平卧位，头低脚高。松解衣带，同时注意保暖。给患者喝温开水后，大多即可恢复。若不能缓解者，可加指按或针刺急救穴，如人中、内关、素髎、涌泉等，也可灸百会、关元、气海。

7. 发生滞针时，其原因一般是火针未完全加热，或进针速度太慢，以致针体冷却，或是患者紧张致局部肌肉痉挛，或是针刺过深。做好以下预防措施即可防止滞针：①火针加热务必到针体通红发白，操作时酒精灯尽量靠近所刺部位或穴位，当针体离开火焰后要急速刺入穴位；②患者心情紧张时，需做耐心解释，消除患者紧张情绪；③操作时要掌握好深浅度，切忌盲目操作，以致针刺过深，造成患者紧张和疼痛加重而出现滞针。

8. 出现折针时，交代患者不要恐慌，保持原体位。如皮肤尚漏针体残端，可用镊子钳出；若针体残端与皮肤相平，折面仍可见，可用左手拇指、示指在针旁按压，使皮肤下陷，残端露出皮肤，右手持镊子轻巧拔出；如残端没入皮内，需视所在部位，采用外科手术切开寻取。

9. 采用火针放血疗法时，针刺后发生出血为正常现象，无须止血处理，待其出尽为宜。若局部出现肿胀，应及时用棉球按压针孔周围 10~15min，不要揉动，其后可用消毒棉球轻压外敷。12h 后肿胀部位可用热毛巾热敷。出现血肿情况，一般 1~2 周可自行消散吸收。操作前需对患者详细解释，以免患者产生恐惧心理。

10. 施术 4~6h 后，可正常洗温水澡，洗澡前、后均需在针孔处涂抹跌打万花油，避免感染，也促进修复。嘱患者出现瘙痒、发红现象不要抓挠，勿食辛辣、腥发、生冷等食物。

（六）操作流程

岭南火针技术操作流程见图 2-3-1。

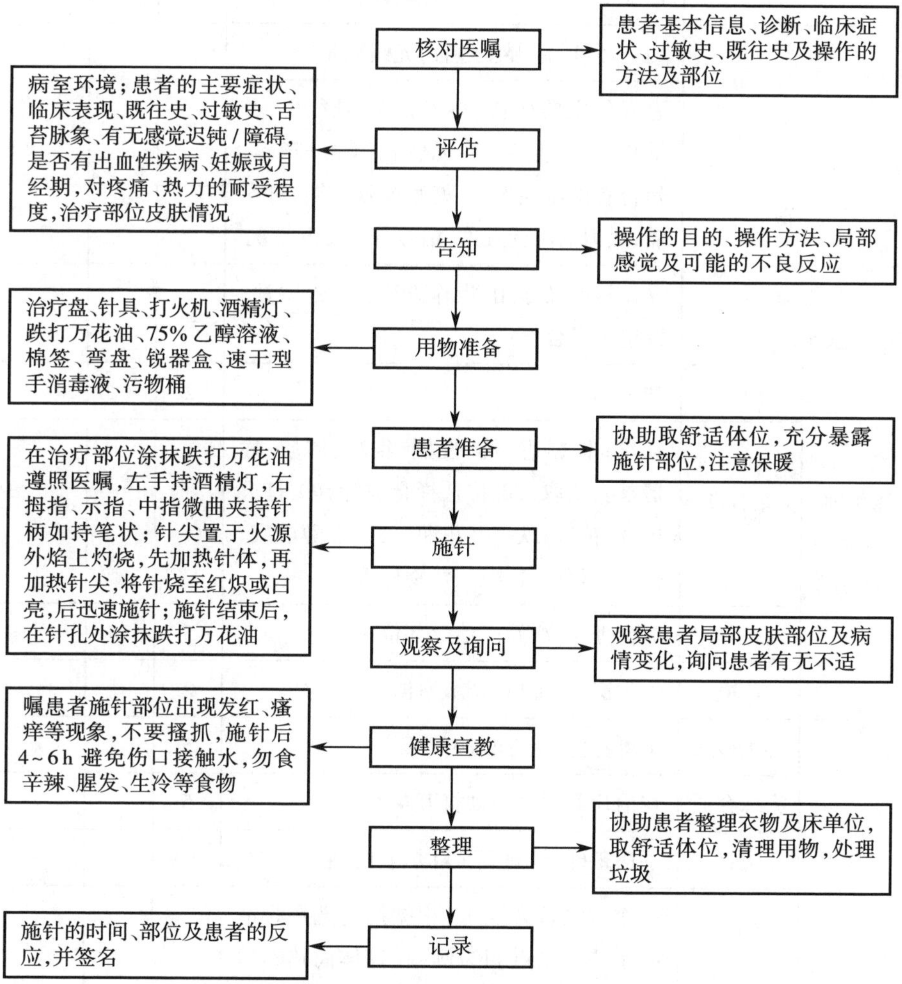

图 2-3-1　岭南火针技术操作流程

（七）评分标准

岭南火针技术评分标准见表 2-3-1。

表 2-3-1 岭南火针技术评分标准

项目		要求	分值	扣分	说明
核对医嘱（5 分）		患者基本信息、诊断、临床症状、既往史、过敏史、治疗方法及操作部位	5		
评估（5 分）		病室环境：温湿度适宜、光线充足	2		
		患者的主要症状、临床表现、既往史、过敏史、舌苔脉象、有无感觉迟钝/障碍，是否有出血性疾病、妊娠或月经期，对疼痛、热力的耐受程度，治疗部位皮肤情况	3		
告知（5 分）		操作目的及作用、操作方法及局部感觉，取得患者合作	5		
操作前准备（15 分）	护士	洗手，戴口罩	2		
	物品	针具（根据患者的性别、年龄、体质、病情虚实及取穴部位选择合适针具）、打火机、酒精灯、跌打万花油、75% 乙醇溶液、棉签、弯盘、锐器盒、污物桶等	6		
	患者	取合理体位，暴露治疗部位	5		
	环境	关门窗，拉屏风，调节室温	2		
操作流程（50 分）	再次核对	患者身份、治疗方法及部位	5		
	涂抹介质	在治疗部位涂抹跌打万花油	5		
	烧针	手法正确，针具烧至红炽或白亮	10		
	施针	操作方法符合要求：根据病情选择合适的刺法。以点刺为例：在针体尚热的情况下，以一次烧红点刺 5~9 下为宜，手法要迅速。深刺时，在烧红的瞬间利用腕力和指力迅速刺入，一般不留针	15		
	涂抹跌打万花油	在针孔处涂抹跌打万花油	3		
	时间	时间合理	5		

续表

项目		要求	分值	扣分	说明
	观察及询问	施针部位针口出血、皮肤情况，询问有无不适	2		
	健康宣教	嘱患者施针部位出现发红、瘙痒等现象，不要搔抓，施针后4~6h避免伤口接触水，勿食辛辣、腥发、生冷等食物	5		
操作后（10分）	整理	协助穿衣，取舒适体位，整理床单位	2		
	处置	处理用物，洗手	3		
	记录	记录治疗时间、施针部位、治疗效果及患者反应，并签名	5		
评价（10分）	技能	整体操作流畅、熟练	4		
	理论	对于提问回答全面、正确	6		
合计			100		

第四节　针四缝技术

一、概述

针四缝是儿科针法中常用的一种特殊方法，是用三棱针（或粗毫针）点刺四缝穴，挑破皮肤挤出黄白色黏液，从而起到健脾开胃、清热除烦、止咳化痰、通畅百脉及调和脏腑等作用，常用于治疗疳证、厌食、积滞、咳喘等疾病。四缝穴是经外奇穴，其位置在示指、中指、无名指及小指四指中节横纹中点，一手四穴，故称“四缝”（图2-4-1）。

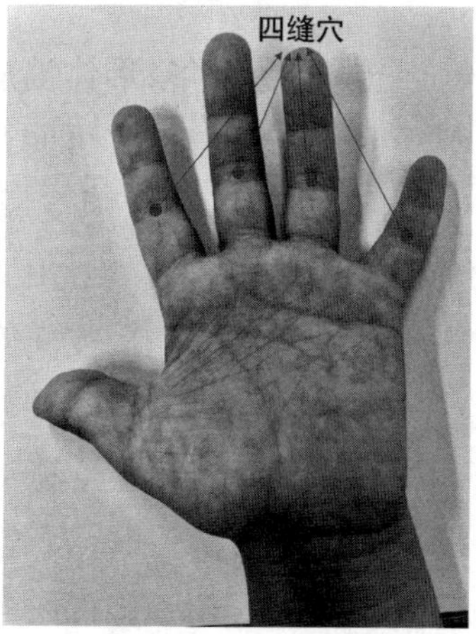

图2-4-1　四缝穴

四缝穴主治病症和定位演变，经历了一

个漫长而复杂的过程,最早源于明代,《奇效良方》最早记载了四缝穴的定位及主治病症。古代文献记载主治病症多为小儿猢狲劳,后多运用于治疗小儿疳疾。《针灸秘验与绝招》中记载:"患儿面黄肌瘦,头发打缕,食欲不振,视其腹部微胀而扪之有青筋或硬块,是为疳积。一般针一次即食欲旺盛,数次痊愈。用该法治小儿疳积,效果极好,对成年人形态消瘦,食欲不振,体质量达不到正常标准,依法针之,效果显著。"

二、案例介绍

(一)病史简介

患儿,女,4 岁 6 个月,因"消瘦,食欲不佳"于 2024 年 7 月 6 日门诊就诊。

其母代诉:近 1 年来患儿食欲不振,对任何食物都不感兴趣,消瘦、头大、鸡胸,少气懒言,易感冒。曾多处寻求中西医诊治,均未见效,现患儿父母为求进一步中医治疗,至门诊就诊。症见:形体消瘦,面色少华,胃纳差,夜眠不安,夜间磨牙、多汗,大便溏薄,小便正常。舌淡红,苔白腻(脾胃区稍明显),脉细滑。

中医诊断:疳病。

西医诊断:Ⅱ度营养不良。

(二)护理评估

望:面色少华,形体消瘦,头大,鸡胸,舌淡红,苔白腻,脾胃区稍明显。

闻:无咳嗽、口腔可闻及酸腐味。

问:患儿 1 年前因支原体肺炎住院治疗,出院后一直食欲不振,对任何食物都不感兴趣。每次用尽各种方法,每餐仅能勉强喂入 6~7 口饭(带少量青菜)。夜寐不安,夜间磨牙、多汗,大便溏薄,小便正常。

切:脘腹胀满,脉细滑。

专科评估:患儿身高 92cm,体重 12kg,均不达标,形体消瘦,伴有轻度肋骨外翻。腹部胀气,口腔有明显异味,皮肤略显苍白,无光泽,头发稀疏且发黄。心脏彩超及胸部 X 线检查均显示无异常。

三、中医临床护理思维与针四缝技术方案

疳证是古代儿科四大要证之一，是因喂养不当，或多种疾病的影响，使脾胃受损，气液耗伤而引起的一种慢性疾病。临床以形体消瘦，面黄发枯，精神不振或烦躁不宁，饮食异常，大便不调为特征。其包括小儿营养不良和维生素缺乏症，以及由此引起的并发症，发病不受季节、地区的限制。各年龄组皆可发病，但以1~6岁发病率最高。本病起病缓，病程长，影响小儿的生长发育、心理及智力健康。全世界有数亿儿童患此病，尤其是在发展中国家，该病的患病率居高不下。

《诸病源候论·小儿杂病诸候》中记载了疳证的病因病机："小儿疔奚病者，由哺食过度，而脾胃尚弱，不能磨消故也。哺食不消，则水谷之精减损，无以荣其气血，致肌肉消瘠。"中医治疗小儿疳积有着数千年的历史，宋及宋代以前对疳证选方用药的记载颇为丛杂，虽无统一法门，但归源皆不外乎"脾胃"二字。小儿脏腑娇弱，生长发育迅速，各生理机能旺盛，对于营养物质的需求相对较高，但由于小儿脾常不足、脾气未充，对于精微物质的吸收相对较弱，消化功能较弱（此为正常生理现象），故小儿一旦进食过多或难消化食物，则容易导致食物停滞于胃肠。故治疗以"益气健脾，消食导积"为基本法则。

（一）案例辨证分析

表里：患儿消瘦、食欲不振、夜寐不安，为脾胃失和，纳化失健所致，属里证。

寒热：患儿夜卧不安，夜间磨牙，多汗，舌淡红，苔白腻（脾胃区稍明显），脉细滑，为肺炎服用苦寒药物后伤及脾胃，脾虚湿滞，日久化热，寒湿中阻，上焦虚火，属上热下寒。

虚实：病后失调，胃失受纳腐熟，脾失健运，时日渐久，形体日渐消瘦成疳，脘腹胀满，舌淡红，苔白腻（脾胃区稍明显），脉细滑，属虚实夹杂。

病位：脾胃。

证型：胃纳失常，脾失健运。

护治原则：调和脾胃，益气助运。

（二）针四缝技术方案

1. 治疗思路　此案患儿胃纳差、形体消瘦、夜间磨牙均为脾胃亏虚、食积内停的表现；脾虚无以运化水谷精微，卫气生化匮乏，卫外失司，则多汗、易感冒；小儿有“肝常有余，脾常不足”，若脾虚食积，土壅木郁，则致肝郁化火，出现夜眠不安，易醒；脾失健运，胃失受纳则有食欲不振；运化失健，气血不充，肌肤失养则形体消瘦，全身失于滋养则面色少华，精神不振；舌淡红，苔白腻，脉细滑皆为脾虚失运之象。

四缝穴位于示指、中指、无名指、小指掌面，近端指关节（第一指节）横纹的中央。中医取象比类，把手指看作人体，四缝的位置对应人体中焦，故能治疗中焦积滞所致消化不良、顽固咳嗽、腹泻等症。从经络角度而言，四缝穴所在手指分属手阳明大肠经、手厥阴心包经、手少阳三焦经、手少阴心经和手太阳小肠经，通过手指部位与手三阴、手三阳经的气血运行产生关联。刺激该穴可通过经络传导激发对应脏腑的气血运行，起到调和脾胃、促进运化吸收的作用，临床常用于治疗疳积、消化不良等病症，并可通过充养后天脾胃之气，间接提升机体抗病能力。该案例采用针刺四缝穴，一是清泄胃肠之热，起清热除烦，通调血脉之功；二是胃为阳明阳土，得阴自安，以胃喜柔润故也，针刺四缝穴能润补肺胃之阴液，以安肺胃；三是能疏通三焦，通降胃肠，六腑以通为用，胃宜降则和，这样就能以降调升，以通为补。现代研究亦表明，针刺四缝穴不仅能促进胃蛋白酶分泌，还能使小肠中胰蛋白酶、胰淀粉酶的含量增加，同时还可升高血钙、血磷水平，促进骨骼发育。

2. 治疗方案　在无菌操作下，取患儿双手四缝穴进行针刺，2d 1 次，直到不再有液体流出或症状改善。

（三）疾病转归

初诊用针刺四缝穴，其中示指、无名指、小指 3 个指头挤出白色水样液。治疗 1 次后，食欲好转，共治 3 次已无白色液挤出。指导其家长每日在家按摩四缝穴，同时进行药膳调理。1 个月后患儿判若两人，面色红润光泽，身高体重增加明显，家长诉近来未再感冒。

四、针四缝技术操作

（一）评估

1. 评估病室环境，保证温湿度适宜，病室整洁、光线明亮。

2. 评估患儿情况，包括患儿的临床症状、既往史、过敏史、舌苔脉象、合作程度、凝血功能及患儿针刺部位皮肤情况。

3. 评估家属及患儿对针四缝技术操作的接受程度。

（二）告知

1. 告知患儿家属针四缝的作用、操作方法，操作时间一般为5~10min。

2. 告知患儿家属针刺挤压后局部皮肤会出现紫红色瘀斑，此为正常表现，数日方可消退。治疗当中如果出现不适，及时告知医护人员。

（三）用物准备

治疗盘、三棱针（或一次性使用6号注射针头）数个、安尔碘皮肤消毒剂、无菌棉签、消毒盅内置镊子、消毒弯盘、速干型手消毒液、污物桶、锐器盒等。

（四）操作步骤

1. 核对医嘱，评估患儿，检查双手皮肤情况，确认有无进食，排空二便，做好解释。

2. 备齐用物，检查针具情况，携至床旁。

3. 协助患儿取合理、舒适体位。

4. 充分暴露针刺部位，注意固定。

5. 按常规消毒皮肤及操作者的手指（消毒从远到近，针刺从近到远）。

6. 垂直迅速进针约1mm深后，用拇指挤压，以有黏性黄色透明液体随针口流出时为度，用无菌棉签吸干，如出血用无菌棉签按压止血（图2-4-2）。

7. 止血后，用安尔碘皮肤消毒剂消毒针眼。

8. 观察及询问　观察针刺过程中患儿的反应及针刺后挤出液体的性状，询问患儿感受。

9. 健康宣教　叮嘱患儿/家属2h内避免洗手，24h内避免感染。

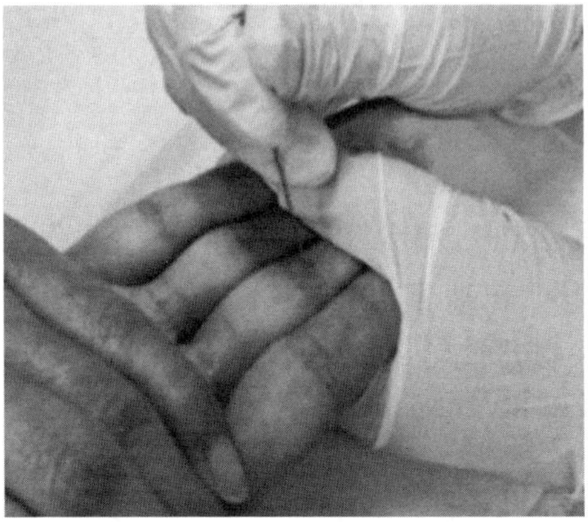

图 2-4-2 针刺四缝

10. 整理 操作完毕，整理用物，安置舒适体位。

11. 记录 记录治疗时间、部位，患儿皮肤情况，并签名。

（五）注意事项

1. 患儿疲乏、饥饿或过饱时不宜针刺。
2. 针刺部位皮肤有感染、瘢痕，有出血倾向及高度水肿患儿不宜针刺。
3. 手法、部位准确，掌握进针深度、方向，观察针刺后挤出液体的性状。
4. 针刺中、针刺后观察患儿反应，发现异常情况，及时报告医生并配合处理。
5. 针刺四缝穴需注意避开小静脉，以防出血。治疗期间，患儿饮食不宜太甜或太咸，以免影响疗效。
6. 针四缝过程中，患儿出现头晕目眩、汗出肢冷、面色苍白、胸闷欲呕、晕厥，称为晕针。应立即停止针刺，报告医生，帮助患儿平卧，注意保暖。预防：对初诊、精神过度紧张及体弱者，应先做好解释，消除其对针刺的顾虑，选择舒适卧位，手法宜轻。随时注意患儿的神色，以便早期发现晕针的先兆。

（六）操作流程

针四缝技术操作流程见图 2-4-3。

（七）评分标准

针四缝技术评分标准见表 2-4-1。

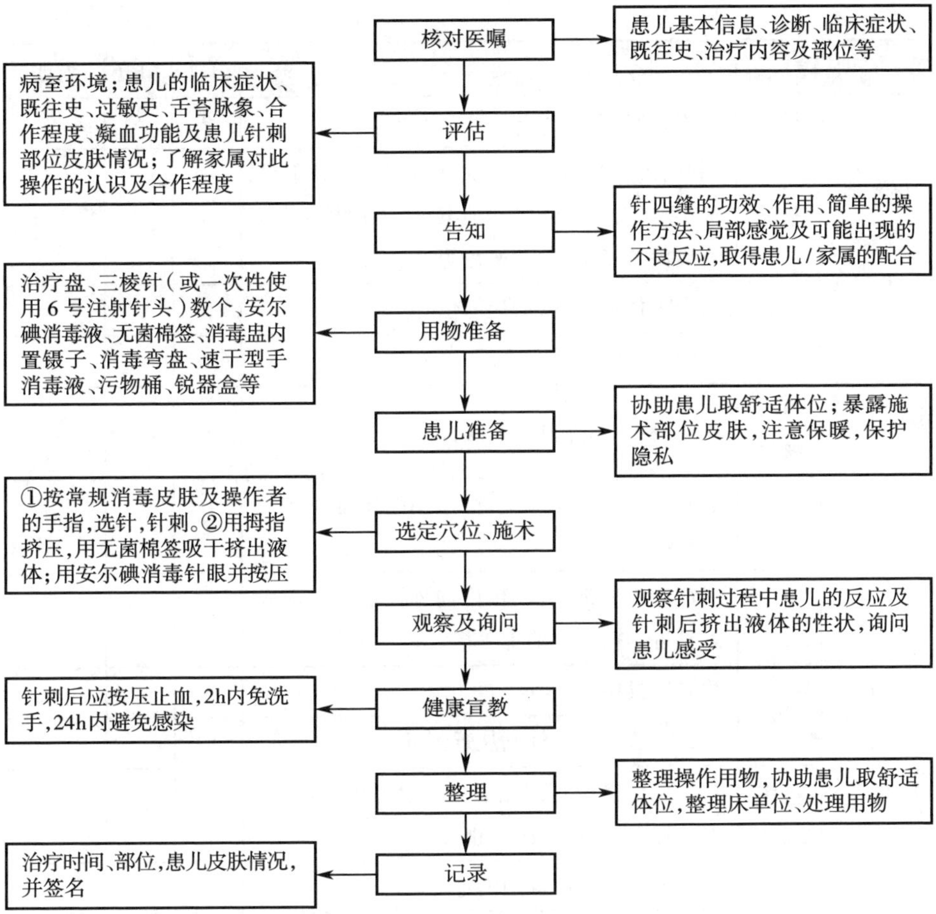

图 2-4-3　针四缝技术操作流程

表 2-4-1　针四缝技术评分标准

项目	要求	分值	扣分	说明
核对医嘱（5分）	患儿基本信息、诊断、临床症状、既往史、治疗内容及部位等	5		
评估（5分）	病室环境：温湿度适宜，病室整洁、光线明亮	2		
	患儿的临床症状、既往史、过敏史、舌苔脉象、合作程度、凝血功能及患儿针刺部位皮肤情况；了解家属对此操作的认识及合作程度	3		
告知（5分）	针四缝的功效、作用、简单的操作方法及局部感觉，取得患儿/家属的配合	5		

续表

项目		要求	分值	扣分	说明
操作前准备（10分）	护士	洗手，戴口罩	2		
	物品	治疗盘、三棱针（或一次性使用6号注射针头）数个、安尔碘皮肤消毒剂、无菌棉签、消毒盅内置镊子、消毒弯盘等	3		
	患者	取合理体位，暴露治疗部位	3		
	环境	温暖、清洁、舒适	2		
操作流程（57分）	再次核对	患儿身份、治疗方法及穴位	5		
	定穴	选择示指、中指、无名指及小指掌面第1、2节横纹中央点	2		
	消毒	局部用皮肤消毒液，由内向外擦拭。消毒从远到近。操作者消毒手指	10		
	进针	检查针具质量	5		
		进针方法正确。针刺从近到远	10		
	挤压和消毒	拇指配合挤压直到无液体流出为止，如有出血，可用无菌棉签按压止血	10		
		用安尔碘皮肤消毒剂消毒针眼	5		
	观察	观察针刺过程中患儿的反应及针刺后挤出液体的性状	5		
	健康宣教	针刺后应按压止血，2h内避免洗手，24h内避免针刺部位感染	5		
操作后（8分）	整理	协助患儿取舒适体位，整理床单位	2		
	处置	处理用物，洗手	3		
	记录	记录治疗时间、穴位、治疗效果及患儿反应，并签名	3		
评价（10分）	技能	整体操作流畅、熟练	5		
	理论	对于提问回答全面、正确	5		
合计			100		

第三章　灸　类

第一节　隔物灸技术

一、概述

隔物灸是在艾炷与穴位之间隔垫某种药物或其他材料再进行施灸的一种方法，又称间接灸。临床常见的有隔姜灸、隔蒜灸、隔盐灸、隔药饼灸等，具有艾灸、药物和穴位三重疗效。

1. 隔姜灸　生姜辛、微温，归肺、脾、胃经，具有解表散寒、温中止呕、化痰止咳的功效。隔姜灸将姜的药效与艾灸温阳散寒、疏经通络作用相结合，加强温中止呕、散寒止痛的功效。常用于因寒而致的呕吐、腹痛、泄泻、痛经以及风寒痹痛等病症。

2. 隔蒜灸　大蒜辛、温，归脾、胃、肺经，具有解毒消肿、健脾温胃、杀虫、止痢的功效。隔蒜灸将蒜的药效和艾灸的温通作用结合起来，可以共同发挥其治疗作用。多用于治疗肺结核、带状疱疹及痈、疽、疮、疖等病症。

3. 隔盐灸　盐入胃、肾经，隔盐灸具有温补下元、回阳、救逆、固脱的作用。多用于治疗伤寒阴证、吐泻并作、中风脱证及急性虚寒性腹痛、腰酸、吐泻、小便不利等症状。

4. 隔附子饼灸　附子辛、甘、大热，毒，归心、肾、脾经，具有回阳救逆、补火助阳、散寒止痛的作用。隔附子饼灸具有补火助阳、散寒止痛之效。多用于治疗命门火衰而致的阳痿、早泄、宫寒不孕以及溃疡、腰膝冷痛、指端麻木等。

二、案例介绍

（一）病史简介

患者，女，69 岁，因“反复上腹部胀闷 1 年余，加重伴阵发性隐痛 1 周”于 2023 年 11 月 19 日步行入院。

患者 1 年前无明显诱因出现上腹部胀闷，伴头晕乏力，入睡困难，无恶心呕吐、反酸烧心感，无腹痛腹泻等不适。2022 年 10 月 21 日胃镜检查提示：慢性胃炎，既往于我院门诊中药治疗，症状时有反复。一周前进食寒凉后出现腹部隐痛。本次就诊时症见：神清，上腹部胀闷，阵发性隐痛，伴头晕乏力，入睡困难，无恶心呕吐、反酸烧心感等不适，二便可。舌淡暗有齿痕，苔白腻，脉细弱。

中医诊断：胃脘痛。

西医诊断：慢性胃炎。

（二）护理评估

望：正常面容，形态自如，舌淡暗有齿痕，苔白腻。

闻：无咳嗽、无异味。

问：平素怕冷，无汗，头晕乏力，大便 1~2d 一行，纳可，眠差，入睡困难，每日睡眠时间约 5h，多梦，上腹部胀闷，一周前进食寒凉后出现腹部隐痛，喜按。

切：腹柔软，无压痛、反跳痛，腹部无包块，脉细弱。

专科评估：肠鸣音 4 次 /min。

三、中医临床护理思维与隔物灸技术方案

胃脘痛，又称胃痛，是指以胃脘近心窝处疼痛为主症的病证，常伴有上腹胀满、食少纳呆、恶心呕吐、嘈杂、反酸、嗳气等症状，是临床上的一种常见病。现代医学治疗胃脘痛多以抑制胃酸分泌药、胃黏膜保护剂、胃肠促动药等药物治疗为主，存在治愈率不高、易复发的特点。

中医认为胃脘痛的中医病因主要包括外邪侵袭、饮食不节、情志失调、久病体虚及药物伤害，致使脾胃虚弱，运化失职，气机不畅，不荣则痛；或外感寒、热、湿诸邪，内客于胃，致胃脘气机阻滞、不通则痛。病位在胃，与肝、脾关系最为密切。在治疗上，根据不同的证型选择疏肝解郁、温中散寒、健脾化湿等方法。

（一）案例辨证分析

表里：患者上腹部胀闷 1 年余，属里证。

寒热：舌淡暗有齿痕，苔白腻，平素怕冷，属寒证。

虚实：患者进食寒凉后发病，舌淡暗有齿痕，苔白腻，年老，久病，疼痛喜按，乏力，脉细弱，属虚实夹杂。

病位：在胃，与肝、脾密切相关。

证型：脾虚寒湿证。

护治原则：健脾祛湿，温中散寒。

（二）隔物灸技术方案

1. 治疗思路　患者发病节气在立冬，一周前进食寒凉后出现腹部隐痛，有感受外邪病史；舌淡暗有齿痕，苔白腻，属寒湿之象；寒性收引、凝滞，阳气的温煦作用失司，气血不通，不通则痛。患者饮食劳倦，寒湿内盛，脾阳受困，运化失职，气滞中焦，故腹部胀闷，疼痛；湿性重着，湿邪困脾，遏郁清阳，则头晕乏力。故治疗上应健脾祛湿，温中散寒，宜选择具有此疗效的中医护理技术。

隔姜灸结合了生姜与艾灸的作用，加强了温中止呕、散寒止痛的功效，故为本案例选用技术。选择中脘、神阙穴。中脘穴属于任脉穴位，为胃之募穴，八会穴之腑会，其位于腹部正中线，脐上四寸处，有健脾和胃、消食和中的作用，灸之可健运脾胃，主治胃痛、腹胀等胃腑病症；神阙穴属任脉，在脐中部，主治腹痛、腹胀等肠腑疾病，灸之可温阳固脱、健运脾胃、培元固本。

2. 治疗方案　选择中脘及神阙穴隔姜灸，每穴灸 5~10 壮，1 次 /d，2 周为 1 个疗程。

（三）疾病转归

1 周后患者腹部隐痛消失，2 周后患者上腹部胀闷减轻，偶有头晕，睡眠有所改善，每日睡眠时间约 6.5h。

四、隔物灸技术操作

（一）评估

1. 评估病室环境，保证温湿度适宜，病室整洁、光线明亮。

2. 评估患者情况，包括当前主要症状、临床表现、既往史、是否妊娠以及有无感觉障碍、出血病史或出血倾向、哮喘病史或艾绒过敏史，对热、气味的耐受程度，施灸部位皮肤情况。

（二）告知

1. 告知患者施灸的目的及过程。

2. 告知患者施灸过程中出现头昏、眼花、恶心、心慌出汗等不适现象，及时告知医护人员。

3. 告知患者施灸时请保持姿势不变，如需变换动作，请告知医护人员，以免烫伤。

4. 告知患者施灸时如有灼热感，请及时告知医护人员，以免烫伤。

5. 告知患者施灸后如出现轻微咽喉干燥、大便秘结、失眠等现象，无需特殊处理。

6. 告知患者施灸后请注意观察局部皮肤情况，个别患者艾灸后局部皮肤可能出现小水疱，无需处理，可自行吸收。如水疱较大，遵医嘱处理。

（三）用物准备

艾炷、治疗盘、间隔物（姜片、蒜片、盐、附子饼等）、打火机、镊子、弯盘、广口瓶（灭火用）、纱布、无菌棉签、速干型手消毒液、烫伤膏、污物桶，必要时准备毛巾、屏风。

（四）操作步骤

1. 核对医嘱，评估患者，嘱患者排空二便，做好解释。

2. 备齐用物，携至床旁，协助患者取合理、舒适体位。

3. 遵照医嘱确定施灸部位，充分暴露施灸部位，正确选穴，注意保护隐私及保暖。

4. 在施灸部位放置间隔物，点燃艾炷，进行施灸。

5. 常用施灸方法

（1）隔姜灸：将直径 2~3cm，厚 0.2~0.3cm 的姜片，用针点刺小孔若干，置于施灸部位。将艾炷放置于姜片上，从顶端点燃艾炷，待燃尽时接续一个艾炷，一般灸 5~10 壮（图 3-1-1，图 3-1-2）。

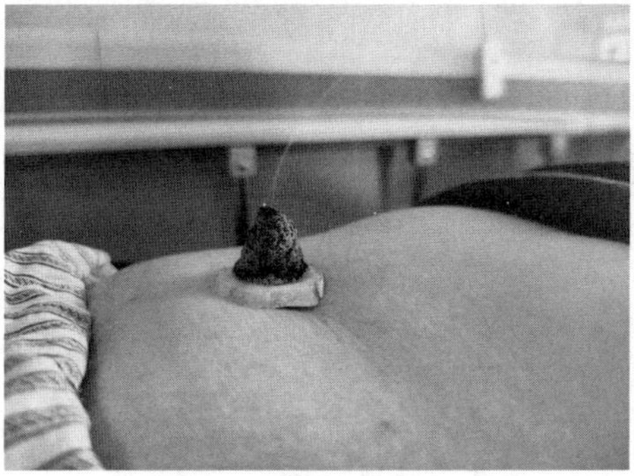

图 3-1-1 中脘穴隔姜灸

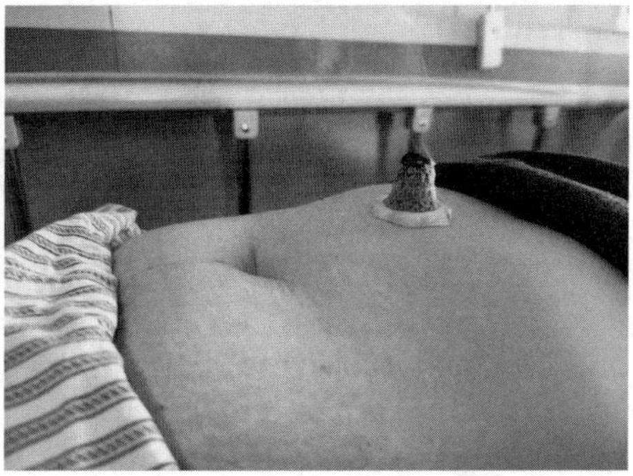

图 3-1-2 神阙穴隔姜灸

（2）隔蒜灸：用厚度 0.2~0.3cm 的蒜片，用针点刺小孔若干，将艾炷放置在蒜片上，从顶端点燃艾炷，待燃尽时接续一个艾炷，一般灸 5~7 壮。

（3）隔盐灸：用于神阙穴灸，用干燥的食盐填平肚脐，上放艾炷，从顶端点燃艾炷，待燃尽时接续一个艾炷，一般灸 3~9 壮。

（4）隔附子饼灸：用底面直径约 2cm，厚度 0.2~0.5cm 的附子饼，用针刺小孔若干，将艾炷放置在药饼上，从顶端点燃艾炷，待燃尽时接续一个艾炷，一般灸 5~7 壮。

6. 观察及询问　施灸过程中询问患者有无不适，灸后观察皮肤情况，如有艾灰，用纱布清洁局部皮肤，协助患者着衣，取舒适卧位。

7. 开窗通风，注意保暖，避免对流风。

8. 健康宣教　告知患者灸后注意保暖，多饮温开水，饮食宜清淡，4h 内避免吹冷风、洗冷水澡。

9. 整理　协助患者取舒适卧位，整理床单位。处置用物。

10. 记录　记录治疗时间、部位，患者皮肤情况，并签名。

（五）注意事项

1. 大血管处、孕妇腹部和腰骶部、有出血倾向者不宜施灸。
2. 隔物灸时，嘱患者保持体位固定，以防烫伤。
3. 施灸顺序自上而下，先头身后四肢，先阳经后阴经。
4. 防止艾灰脱落，避免烧伤皮肤或衣物。
5. 施灸过程中，随时询问患者有无灼痛感，及时更换艾炷，防止烫伤。

6. 注意皮肤情况，对糖尿病、肢体感觉障碍的患者，需谨慎控制施灸强度，防止烧伤。

7. 施灸后，局部出现小水疱，无需处理，可自行吸收。如水疱较大，用无菌注射器抽出疱液，并以无菌纱布覆盖。

（六）操作流程

隔物灸技术操作流程见图 3-1-3。

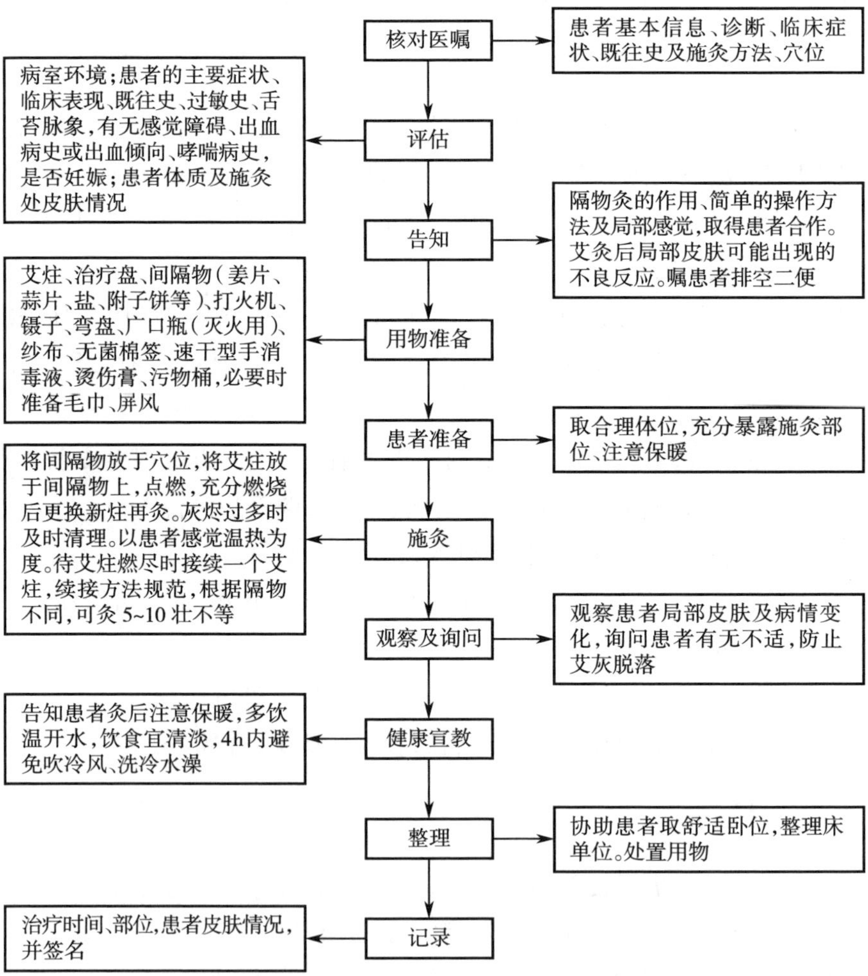

图 3-1-3　隔物灸技术操作流程

（七）评分标准

隔物灸技术评分标准见表 3-1-1。

表 3-1-1　隔物灸技术评分标准

项目		要求	分值	扣分	说明
核对医嘱（5 分）		患者基本信息、诊断、临床症状、过敏史、既往史及施灸方法、穴位等	5		
评估（5 分）		病室环境：温湿度适宜，病室整洁、光线明亮	2		
		患者的主要症状、临床表现、既往史、过敏史、舌苔脉象、有无感觉障碍、有无出血病史或出血倾向、有无哮喘病史、是否妊娠；患者体质及施灸处皮肤情况	3		
告知（5 分）		告知患者隔物灸的作用、简单的操作方法及局部感觉，取得患者合作。艾灸后局部皮肤可能出现的不良反应。嘱患者排空二便	5		
操作前准备（15 分）	护士	洗手，戴口罩	3		
	物品	艾炷、治疗盘、间隔物（姜片、蒜片、盐、附子饼等）、打火机、镊子、弯盘、广口瓶（灭火用）、纱布、无菌棉签、速干型手消毒液、烫伤膏、污物桶，必要时准备毛巾、屏风	6		
	患者	取合理体位，充分暴露施灸部位，注意保暖	3		
	环境	关闭门窗，拉屏风，调节室温	3		
操作流程（50 分）	再次核对	再次核对患者身份、施灸方法及穴位	5		
	选穴	选穴规范，定位准确	5		

续表

项目		要求	分值	扣分	说明
操作流程（50分）	清洁	清洁施灸部位皮肤，将弯盘置于旁边	2		
	隔物	将间隔物放于穴位	3		
	施灸	将艾炷放于间隔物上，点燃，以患者感觉温热为度，灰烬过多时及时清理	10		
	续接艾炷	待艾炷燃尽时接续一个艾炷，续接方法规范，根据隔物不同，可灸5~10壮不等	6		
	方法	施灸方法符合要求	5		
	时间	灸至局部皮肤稍起红晕，施灸时间合理	5		
	观察及询问	观察患者局部皮肤及病情变化，询问患者有无不适	5		
	健康宣教	告知患者灸后注意保暖，多饮温开水，饮食宜清淡，4h内避免吹冷风、洗冷水澡	4		
操作后（10分）	整理	艾炷燃尽，取下间隔物，纱布清洁局部皮肤。协助穿衣，取舒适体位，整理床单位	5		
	处置	正确处理用物，开窗通风，洗手	2		
	记录	记录艾灸时间、部位、皮肤情况及患者反应，并签名	3		
评价（10分）	技能	整体操作流畅、熟练	4		
	理论	对于提问回答全面、正确	6		
总分			100		

第二节　麦粒灸技术

一、概述

麦粒灸属于艾灸疗法中直接灸范畴，是将艾绒搓成如麦粒样大小的艾粒（图 3-2-1），直接置于穴位上施灸，借助灸火的短暂灼痛刺激，激发腧穴功效的艾灸技术（图 3-2-2）。该技术具有治疗作用点精准、温热效用深透等特点，能够激发人体免疫调节功能，提高自身抵抗力和修复能力，达到扶正祛邪、温经散寒、活血止痛、补中益气等功效。

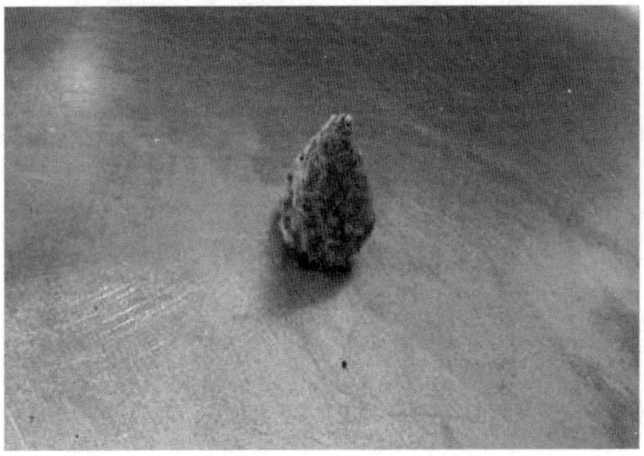

图 3-2-1　艾粒

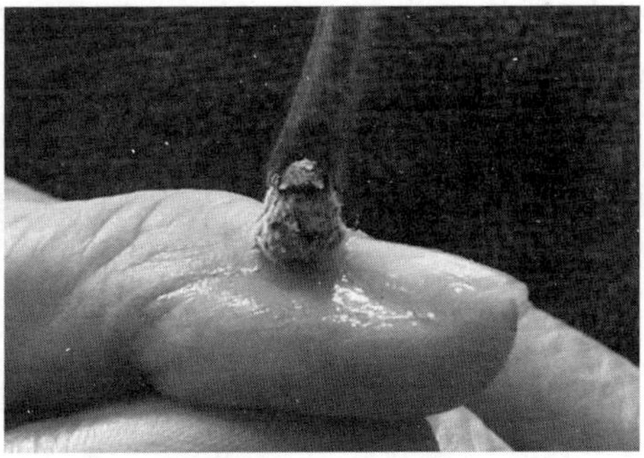

图 3-2-2　麦粒灸

麦粒灸广泛适用于风、寒、湿、虚等原因引起的各类慢性疾病治疗，如慢性脑血管疾病导致的肢体活动、感觉功能障碍，慢性关节痛、头痛、痛经、癌性疼痛等疼痛性疾病，化疗后恶心呕吐、腹胀，胃脘疼痛、食欲不振、便秘等胃肠道症状。

二、案例介绍

（一）病史简介

患者，女，81 岁，因“右侧肢体乏力伴活动不利 6 个月余”于 2024 年 11 月 18 日轮椅入院。

患者于 2024 年 5 月 14 日约凌晨 5 时突发右侧肢体乏力、行动不利，言语含糊，遂于当地医院急诊就诊，查颅脑 MRI+DWI+MRA 示：①左侧额顶叶、左侧半卵圆中心、胼胝体膝部多发新发脑梗死；②双侧半卵圆中心、双侧放射冠、双侧脑室周围白质多发慢性缺血灶；③左颈内动脉 C_3~C_5 段局部轻度狭窄，C_4 段见小丘状隆起，考虑动脉瘤；左侧大脑前动脉 A_2 段、双侧大脑后动脉 P_3~P_4 段多处节段性狭窄。住院治疗好转后出院。2024 年 6 月 11 日复查颅脑 MRI 示：左侧额顶叶、左侧半卵圆中心、胼胝体膝部多发新发脑梗死，部分病灶较前范围稍增大，部分病灶弥散仍然受限，考虑亚急性期改变，再次入院治疗。出院后继续于多家医院康复治疗。现为进一步康复治疗，于 2024 年 11 月 18 日至我院就诊，门诊拟“脑梗死”收入病区。入院症见：患者神清，精神可，右侧肢体乏力、活动受限，右上肢抓握力弱，精细动作完成欠佳，右下肢活动欠佳，可独自翻身，无法独自坐起、站立及行走，言语欠清晰，反应略迟钝，大小便失禁（平素穿纸尿裤），舌淡暗，苔白腻，脉弦滑。

中医诊断：中风病。

西医诊断：大脑动脉闭塞脑梗死。

（二）护理评估

望：形体中等，营养良好，右侧肢体活动受限，右上肢抓握力弱，精细动作完成欠佳；右下肢活动欠佳，可独自翻身，无法独自坐起、站立及行走。舌淡暗，苔白腻。

闻：语音欠清晰，对答切题。无呃逆、嗳气、哮鸣、呻吟等异常声音，未闻及特殊气味。

问：反应略迟钝，诉右侧肢体乏力，无头晕，纳眠可，大小便失禁，平素穿纸尿裤。

切：脉弦滑。

专科评估：右侧鼻唇沟变浅；右上肢近端肌力 3+ 级、远端肌力 3 级，握力为 4kg；右下肢近端肌力 2- 级、远端肌力 1 级，无法抬离床面；右侧肢体肌张力升高。右侧肱二头肌反射、肱三头肌反射、桡骨膜反射、膝反射、跟腱反射减弱。指鼻试验、轮替试验无法配合。右侧跟 - 膝 - 胫试验欠稳准，龙贝格征不配合。病理征：右侧巴宾斯基征（+）。日常生活活动能力量表评分 45 分（中度依赖）。改良 Rankin 量表（modified Rankin scale，mRS）评分 4 分（重度残疾，离开他人帮助不能行走，不能照顾自己的需要）。美国国立卫生研究院卒中量表（National Institutes of Health stroke scale，NIHSS）评分 7 分。

三、中医临床护理思维与麦粒灸技术方案

中风，是由于阴阳失调，气血逆乱，上犯于脑所引起的以突然昏仆、不省人事、半身不遂、口舌歪斜；或不经昏仆，仅以半身不遂、口舌歪斜、言语不利、偏身麻木为主要表现的一种病证。中风病是中医学中对急性脑血管疾病的统称，主要包括缺血性脑卒中和出血性脑卒中。脑卒中是我国成年人致死、致残的重要病因之一。偏瘫为其最常见的后遗症，临床数据显示超过 70% 脑卒中后患者均伴随着不同程度的肢体运动障碍。该症状是由于躯体感觉与运动神经功能损伤，导致的肌张力及运动模式异常，具体表现为肢体麻木、痉挛无力、拖拉行走及感觉异常等，严重影响患者的身心健康和生活质量。临床治疗应该尽早缓解患侧肢体迟缓或痉挛状态，及早建立正常的运动模式是治疗脑卒中后偏瘫的关键环节。

现代医学在脑卒中治疗方面多以控制疾病进展、促进脑循环、营养神经及改善神经功能为主。中医学将中风后偏瘫归属于“偏枯”“痹证”等范畴，认为其是由于血瘀、痰瘀痹阻于脑络，气机郁滞不畅，津液输布不均，致使肢体脉络痹阻，经脉失养所致，治疗应以疏经通络、调和气血为本。

（一）案例辨证分析

表里：患者素体痰湿内盛，痰瘀化热，热极生风，终致风痰搏结而致中风。风痰流窜经络，血脉痹阻，气血不通故见半身不遂，属里证。

寒热：舌淡暗，苔白腻，脉弦滑，属寒证。

虚实：患者年过八旬，素体亏虚，脑髓失充，兼有风痰内盛，流窜经络，血脉痹阻，筋脉失养而致半身不遂，属本虚标实证。

病位：病在脑，与肝、脾、肾密切相关。

证型：风痰阻络证。

护治原则：祛风化痰，温经通络。

（二）麦粒灸技术方案

1. 治疗思路　朱丹溪有云“东南之人，多是湿土生痰”。本案患者为岭南人士，发病时为立夏，岭南地区夏季暑湿严重，脾失健运，痰湿内盛；脾土虚则肝木摇，风木之气失于调达，是以亢逆而动风。同时，患者脾胃不足，营卫亏虚，抗邪无力，易受外来风邪侵袭，内外风痰之邪相搏结，窜扰经脉，引起风痰病证。风痰上扰清窍，闭阻脑窍脉络而致中风；风痰流窜经络，血脉瘀阻，经脉不通，以致肢体废而不用；再者患者年老肾精亏虚，精不化血则血少，血脉不充，血行迟缓则为瘀，瘀血阻于经脉，使气不能行血，血不能濡筋，可致经络失于濡养，临床症见肢体萎软无力。因此，治疗上应祛风化痰、温经通络，在中药、针灸调理脏腑的基础上，宜选择具有疏通患肢经络、改善患肢血液循环功效的中医护理技术。

《灵枢·官能》中记载“针所不为，灸之所宜”。麦粒灸有别于悬起灸和隔物灸，是“温补”与“温通”功效兼具的疗法，具有治疗作用点精准、温热效用深透、短暂穿透样灼痛等特点，其瞬时刺激作用之大、穿透性之强是其温经回阳、活血通络的基础，尤能激发经气、补气行血，激发人体免疫调节功能，故为本案例选用技术。《灵枢·九针十二原》记载“所出为井”，也就是指井穴在经脉流注方面好像水流源泉一样，是十二经脉阴阳之气始发之处，阴阳表里两经交会之所，为根结理论中的“根”所在，内连脏腑，又是气血流注的终点和起点，有沟通阴阳、接气通经之功。本案例选择在井穴上实施麦粒灸，通过短暂的、穿透样的烧灼痛可瞬间激发十二经脉之经气，进而起到活血化瘀、疏通经脉，从而调和患肢气血、改善患肢功能的作用。现代医学研究也认为，在井穴行麦粒灸疗法可以通过瞬间深入的“温”“通”效应激活神经元活性，调动自身内在调节系统，诱导产生热激蛋白，刺激机体启动神经反射和调节机制，还可以抑制炎性细胞因子的释放表达，从而增加脑血管流量，改善脑组织在局部缺血、缺氧状态下的损伤进展。同时，艾粒着肤即将燃尽时所出现的瞬间灼痛刺激、热辐射刺激，均可刺激改善四肢末梢血运，刺激末梢神经元，投影反馈于大脑皮层，从而促进四肢运动康复。

2. 治疗方案

（1）取穴：患侧十二井穴。

（2）操作方案：上肢从少商开始，依次为商阳、中冲、关冲、少冲、少泽；下肢从至阴开始，依次为足窍阴、涌泉、厉兑、大敦、隐白。用麦粒大小的艾粒直接灸，每穴 2 壮。

（3）疗程：1 次 /d，10 次为一疗程。

（三）疾病转归

出院时患者右侧肢体乏力症状明显改善：右上肢近端肌力 4 级，远端肌力 3+ 级，握力为 7.5kg；右下肢近端肌力 3 级、远端肌力 2+ 级，右大腿可自行抬离床面约 15°。患者可独自坐起及站立，并使用助行器行走。日常生活活动能力量表评分 55 分（中度依赖）。mRS 评分 4 分（重度残疾，离开他人帮助不能行走，不能照顾自己的需要）。NIHSS 评分 4 分。

四、麦粒灸技术操作

（一）评估

1. 评估病室环境，保证温湿度适宜，病室整洁、光线明亮。

2. 评估患者情况，包括患者的主要症状、临床表现、既往史、过敏史、舌苔脉象，有无出血病史或出血倾向、哮喘病史，是否妊娠或月经期，对疼痛、热力、气味的耐受程度；患者体质及施灸处皮肤情况。

（二）告知

1. 告知患者施灸过程中出现头昏、眼花、恶心、心慌出汗等不适现象，及时告知医护人员。

2. 告知患者施灸过程中不宜随便改变体位以免烫伤。

3. 告知患者治疗过程中局部皮肤可能出现水疱，灸后水疱较小可待其自行吸收，水疱较大者由医护人员处理。

（三）用物准备

艾粒：选用精细柔软纯净的艾绒，做成麦粒大小的圆锥体艾炷，每粒重 3mg、高 3mm、腹径 2~3mm。

其他辅助用品：油膏或凡士林、弯盘、消毒棉球、无菌敷料、镊子、胶布、线香、打火机或火柴、小口瓶、速干型手消毒液、污物桶，必要时备浴巾、一次性垫布、屏风。

（四）操作步骤

1. 核对医嘱，评估环境，评估患者，做好解释。

2. 备齐用物，携至床旁。

3. 关闭门窗，用隔帘或屏风遮挡。

4. 遵照医嘱确定施灸部位，帮助患者取合理体位，充分暴露施灸部位，注意保暖。

5. 用消毒棉球清洁皮肤后，将凡士林或油膏涂于施灸部位。

6. 将艾粒立置于施灸部位，用线香点燃艾粒顶端，使其燃烧（图 3-2-3，图 3-2-4）。当艾粒燃剩 1/5~2/5 时，即用镊子将艾粒夹去，在穴位表面涂少量凡士林或油膏后再进行下一壮操作。

7. 观察及询问　操作过程中注意观察患者局部皮肤颜色变化，询问患者有无不适。

8. 健康宣教　施灸结束后，嘱患者最好饮用一杯温开水，注意保暖，不宜立即食用生冷食物，避免进食虾、螃蟹等容易引起过敏的食物，不吸烟、不饮酒，观察患肢施灸部位有无迟发型水疱。

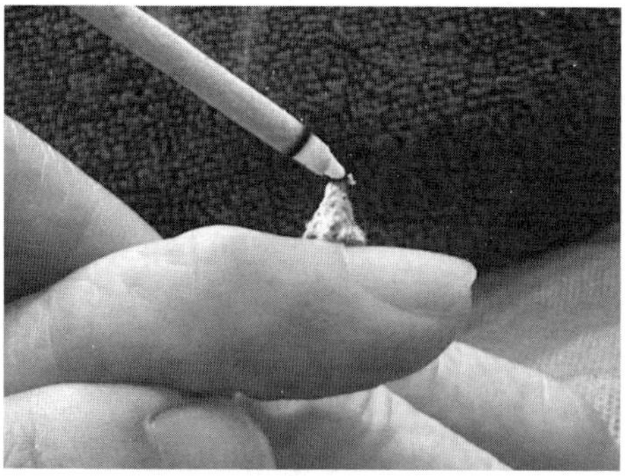

图 3-2-3　手指井穴麦粒灸

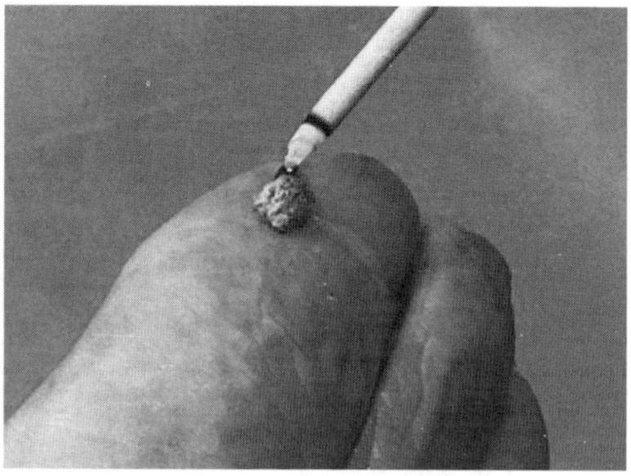

图 3-2-4　足趾井穴麦粒灸

9. 整理　灸后将施灸处残留的灰烬轻轻擦拭干净，协助患者着衣，取舒适卧位，整理床单位，处理用物，开窗通风。

10. 记录 记录治疗时间、部位，患者皮肤情况，并签名。

（五）注意事项

1. 施行麦粒灸前要对患者解释操作目的，说明施灸程度和反应，注意施灸时的温热感受，在取得理解和同意后施灸。

2. 施灸前应备好所需要的物品，包括所用到的圆锥小艾粒，各艾粒体积大小应均匀。

3. 艾粒要拧紧，不能松散，否则不容易黏附在皮肤上且容易掉落，发生意外。

4. 艾粒底部要压平，放置艾粒要稳，避免其滑动或烫伤皮肤等。

5. 施灸过程中应密切注意观察患者反应，在患者出现灼痛感时立即移除艾粒。

6. 注意晕灸的发生，如发生晕灸现象应该立即停止施灸，让患者平卧于空气流通处，松开领口，给予温白糖水（糖尿病者慎用）或温开水，闭目休息即可。对于猝倒神昏者，可以针刺水沟、十宣、百会、合谷、内关、太冲、涌泉等穴位急救。

7. 若施灸后患者皮肤出现小水疱或灼热感明显时，应安抚患者，局部出现小水疱，无需处理，可自行吸收；水疱较大，可用无菌注射器抽出疱内液体，用无菌纱布覆盖。

8. 患者精神紧张、大汗、劳累后或饥饿时不宜施灸。

9. 心前区、大血管处、乳头、腋窝、肚脐、会阴、孕妇腹部和腰骶部不宜施灸。

10. 注意皮肤情况，对糖尿病、肢体感觉障碍的患者，需谨慎控制施灸强度，避免过度灼伤。

（六）操作流程

麦粒灸技术操作流程见图 3-2-5。

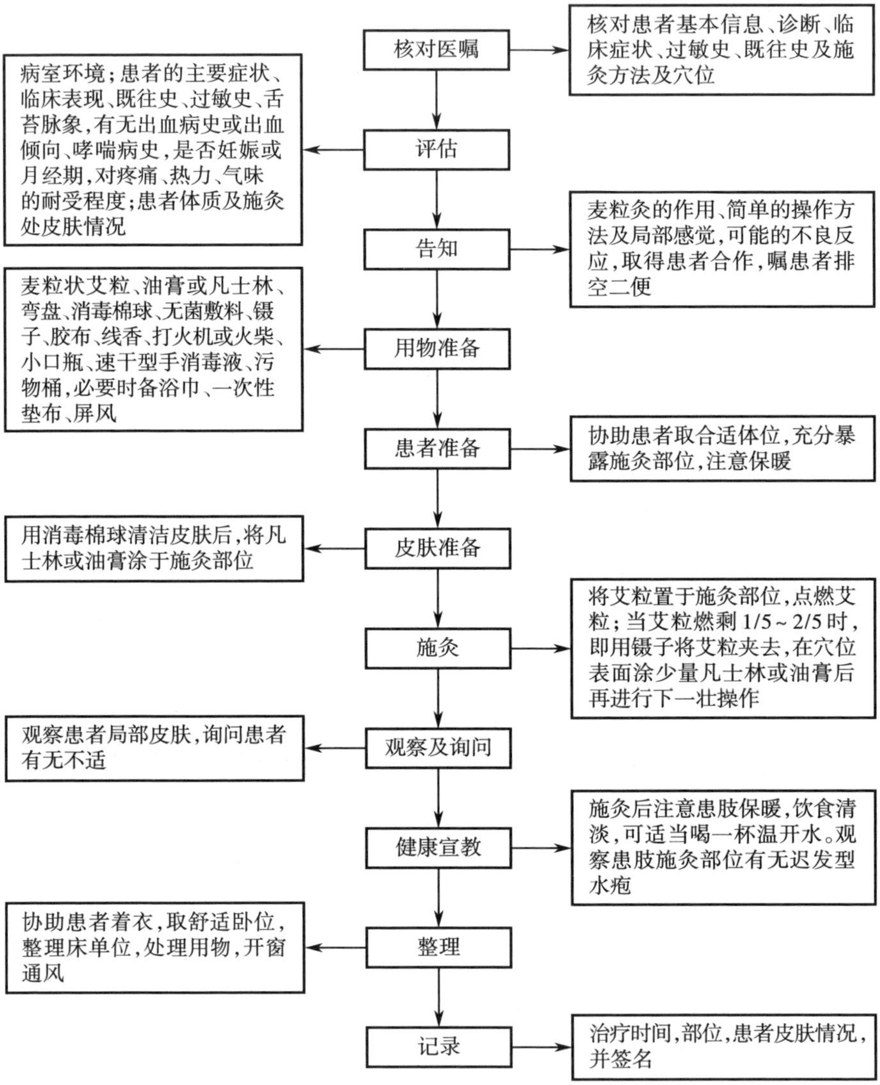

图 3-2-5　麦粒灸技术操作流程

（七）评分标准

麦粒灸技术评分标准见表 3-2-1。

表 3-2-1 麦粒灸技术评分标准

<table>
<tr><th colspan="2">项目</th><th>要求</th><th>分值</th><th>扣分</th><th>说明</th></tr>
<tr><td colspan="2">核对医嘱
（5 分）</td><td>核对患者基本信息、诊断、临床症状、过敏史、既往史及施灸方法及穴位</td><td>5</td><td></td><td></td></tr>
<tr><td colspan="2" rowspan="2">评估
（5 分）</td><td>病室环境：温湿度适宜，病室整洁、光线明亮</td><td>2</td><td></td><td></td></tr>
<tr><td>患者的主要症状、临床表现、既往史、过敏史、舌苔脉象，有无出血病史或出血倾向、哮喘病史，是否妊娠或月经期，对疼痛、热力、气味的耐受程度；患者体质及施灸处皮肤情况</td><td>3</td><td></td><td></td></tr>
<tr><td colspan="2">告知
（5 分）</td><td>麦粒灸的作用、简单的操作方法及局部感觉，可能的不良反应，取得患者合作，嘱患者排空二便</td><td>5</td><td></td><td></td></tr>
<tr><td rowspan="4">操作前准备
（15 分）</td><td>护士</td><td>洗手，戴口罩</td><td>3</td><td></td><td></td></tr>
<tr><td>物品</td><td>艾粒、油膏或凡士林、弯盘、消毒棉球、无菌敷料、镊子、胶布、线香、打火机或火柴、小口瓶、污物桶，必要时备浴巾、一次性垫布、屏风</td><td>6</td><td></td><td></td></tr>
<tr><td>患者</td><td>协助患者取合适体位，充分暴露施灸部位，注意保暖</td><td>3</td><td></td><td></td></tr>
<tr><td>环境</td><td>关闭门窗，拉屏风，调节室温</td><td>3</td><td></td><td></td></tr>
<tr><td rowspan="5">操作流程
（51 分）</td><td>再次核对</td><td>患者身份、施灸方法及穴位</td><td>5</td><td></td><td></td></tr>
<tr><td>选穴</td><td>选穴规范，定位准确</td><td>5</td><td></td><td></td></tr>
<tr><td>皮肤准备</td><td>用消毒棉球清洁施灸部位皮肤，用油膏或凡士林涂于施灸部位</td><td>5</td><td></td><td></td></tr>
<tr><td>施灸</td><td>将艾粒置于施灸部位，弯盘置于旁边，点燃线香，用线香点燃艾粒顶端，使其燃烧</td><td>6</td><td></td><td></td></tr>
<tr><td>续接艾粒</td><td>当艾粒燃到剩余 1/5~2/5，即用镊子将艾粒夹去，再进行下一壮操作。灸后将穴位处残留的灰烬和油膏轻轻擦拭干净</td><td>10</td><td></td><td></td></tr>
</table>

续表

<table>
<tr><th colspan="2">项目</th><th>要求</th><th>分值</th><th>扣分</th><th>说明</th></tr>
<tr><td rowspan="4"></td><td>方法</td><td>施灸方法符合要求</td><td>5</td><td></td><td></td></tr>
<tr><td>时间</td><td>灸至局部皮肤稍起红晕,施灸时间合理</td><td>5</td><td></td><td></td></tr>
<tr><td>观察及询问</td><td>观察患者局部皮肤及病情变化,询问患者有无不适</td><td>5</td><td></td><td></td></tr>
<tr><td>健康宣教</td><td>施灸后注意患肢保暖,饮食清淡,可适当给予一杯温开水。观察患肢施灸部位有无迟发型水疱</td><td>5</td><td></td><td></td></tr>
<tr><td rowspan="3">操作后（9 分）</td><td>整理</td><td>协助患者着衣,取舒适卧位,整理床单位</td><td>3</td><td></td><td></td></tr>
<tr><td>处置</td><td>正确处理用物,开窗通风,洗手</td><td>3</td><td></td><td></td></tr>
<tr><td>记录</td><td>记录麦粒灸时间、部位、皮肤情况及患者反应,并签名</td><td>3</td><td></td><td></td></tr>
<tr><td rowspan="2">评价（10 分）</td><td>技能</td><td>整体操作流畅、熟练</td><td>4</td><td></td><td></td></tr>
<tr><td>理论</td><td>对于提问回答全面、正确</td><td>6</td><td></td><td></td></tr>
<tr><td colspan="3">总分</td><td>100</td><td></td><td></td></tr>
</table>

第三节　督脉灸技术

一、概述

督脉灸是在人体背部的督脉和膀胱经施以隔物灸,用于防治疾病的一种灸法,又称为“长蛇灸”“火龙灸”。其施灸范围常从大椎穴至长强穴,左、右达夹脊穴及膀胱经二线处,根据患者的病症,配伍不同的药物研制成粉铺敷于施灸部位,以生姜、大蒜等作为介质,借助艾绒温热的药力及火的温暖作用引药入经。督脉灸施灸面广、火气足、温通力强,发挥穴位、经络、艾灸、药物的多重作用,从而达到培元固本、温通气血、祛寒除湿、调和阴阳的作用。

适用于中医辨证为“实寒证”“阳虚证”及“湿证”的疾病、督脉诸证和慢性虚寒性疾病。如强直性脊柱炎、类风湿性关节炎、慢性骨病、风湿性关节炎、腰椎间盘突出症、老年骨质疏松、颈椎病、肩周炎、慢性腰肌劳损等肌肉骨骼疾病；便秘、慢性胃肠炎、慢性腹泻、胃痛、食欲不振等消化系统疾病；妇科炎症、宫寒不孕、痛经、胞宫虚寒、月经不调等生殖系统疾病；慢性阻塞性肺疾病、慢性支气管炎、支气管哮喘，肺气亏虚型咳嗽、肺气虚寒型变应性鼻炎等呼吸系统疾病。

二、案例介绍

（一）病史简介

患者，男，54 岁，因“发现肺占位 8 个月余，背部酸痛加重 1 周”于 2024 年 11 月 16 日步行入院。

患者 2024 年 2 月无明显诱因出现咳嗽咳痰，于外院住院治疗。其间患者拒绝化疗，出院诊断为：右肺小细胞癌广泛期（肝、肋骨转）。2024 年 3 月 3 日、3 月 30 日、4 月 27 日、6 月 3 日、7 月 5 日、8 月 3 日，患者实施化疗，使用依托泊苷（VP-16）、顺铂（DDP）化疗；同时在每个疗程的第 1 天联合使用免疫治疗药物度伐利尤单抗行免疫治疗。2024 年 9 月 30 日、10 月 28 日，单独使用度伐利尤单抗进行免疫治疗。2024 年 10 月 1 日，为预防和治疗骨转移相关问题，采用唑来膦酸进行护骨处理。2024 年 11 月 9 日，患者自觉背部酸痛不适加重，现为求进一步诊治，来我院就诊，门诊拟“右肺小细胞癌”收入院。入院症见：患者神清，精神疲倦，咳嗽痰少，背部酸痛不适，腰部、肩胛区明显，弯腰有牵扯感，腹部坠胀感，餐后明显，偶有恶心，呕吐少量痰涎，偶有四肢乏力、酸痛，平素畏寒，四肢冰凉，触诊腰骶、大腿、膝盖等处皮肤较凉，夏天都需穿薄长袖衣服。纳眠差，小便清长，时有便秘。舌淡胖，苔白腻。

中医诊断：肺癌病。

西医诊断：肺恶性肿瘤免疫治疗。

（二）护理评估

望：面色少华，精神疲倦，形态自如，舌淡胖，苔白腻。

闻：咳嗽痰少、无异味。

问：背部酸痛不适，腰部、肩胛区明显，弯腰有牵扯感，腹部坠胀感，餐后明显，偶有恶心，呕吐少量痰涎，偶有四肢乏力、酸痛，平素畏寒，四肢凉，小便清长，时有便秘。

切：腰骶、大腿、膝盖等处肤温凉，脉弦滑。

专科评估：全身浅表淋巴结无肿大，叩诊清音，呼吸规整，双肺呼吸音清晰，双侧肺未闻及干、湿啰音，无胸膜摩擦音。卡氏功能状况量表评分 70 分（生活可自理，但不能维持正常生活或工作）；ECOG 体力状态（Eastern Cooperative Oncology Group performance status，ECOG-PS）评分 2 分（能够行走，生活可以自理，但不能从事任何工作，日常卧床时间不超过 50%）；NRS 疼痛评分 4 分（中度疼痛），匹兹堡睡眠质量指数（Pittsburgh sleep quality index，PSQI）评分 17 分（睡眠质量差），焦虑自评量表（self-rating anxiety scale，SAS）评分 36 分（中度焦虑）。

三、中医临床护理思维与督脉灸技术方案

肺癌属中医学“肺积”“息贲”等范畴，现中医病名统称为“肺癌病”，常见症状有咳嗽、血痰、胸痛、气促、发热等。肺癌是我国乃至全球发病率、病死率最高的恶性肿瘤，约占全部癌症发病率的 12.4%，每年约有 180 万人因肺癌去世，占癌症死亡总数的 18.7%。西医治疗以手术、化疗和放疗三大治疗手段为主。

《素问·奇病论》言“帝曰：病胁下满，气逆，二三岁不已，是为何病？岐伯曰：病名曰息积，此不妨于食”。《难经·五十六难》曰：“肺之积，名曰息贲，在右胁下，覆大如杯。久不已，令人洒淅寒热，喘咳，发肺壅。”肺癌发病以正气亏虚为先，因阴阳失调，六淫之邪乘虚而入，邪滞于肺，致肺气失和，宣降失司，气机不利，血行受阻，津液失布，凝聚为痰，痰凝气滞，血瘀阻于脉络，日久形成肺积。“虚”“痰”“瘀”“毒”为肺癌的四大致病要素，总体病性属于因虚致实、虚实夹杂，肺脾气虚是肺癌发病的内在根本原因，病位在肺，与脾、肾功能失调密切相关。中医治疗以扶正祛邪为原则，可采用温肾健脾，培元补气的中医治法。

（一）案例辨证分析

表里：患者肺气亏虚、脾虚生痰、肾失纳气，以致肺气失宣，肺气上逆，故见咳嗽少痰，病位在肺，与脾、肾密切相关，属里证。

寒热：患者平素畏寒，四肢冰凉，腰骶、大腿、膝盖等处肤温凉，舌淡胖，苔白腻，属寒证。

虚实：患者面色少华，精神疲倦，腹部坠胀感，偶有四肢乏力、酸痛，脉弦滑，属虚证。

阴阳：患者面色少华，精神疲倦，平素畏寒，四肢冰凉，属阴证。

病位：病位在肺，与脾、肾密切相关。

证型：肺脾气虚、肾阳亏虚证。

护治原则：健脾补肺，温补肾阳。

（二）督脉灸技术方案

1. 治疗思路　患者发病节气在立春。因肺脾气虚致水气运化无力，凝聚为痰，痰凝气滞，阻于脉络，日久形成“肺积”。肺气失宣，肺气上逆，发为咳嗽；气衰则皆阻于肺，肺气郁格不通则相聚为痛，表现出肩背疼痛；纳差、恶心、呕吐为脾虚之象；脾主四肢，脾虚不能濡养四肢，故见四肢乏力。中医认为化疗药性属寒，患者行化疗后损伤阳气，致阳气亏虚；且病程日久，累及肾脏，致肾精受损，阳气虚衰。患者舌淡，苔白腻，为寒湿之象；面色少华，精神疲倦，畏寒，四肢冰凉，腰骶、大腿、膝盖等处肤温凉，为肾阳亏虚之象。患者整体病性为虚、寒、湿，宜选择具有温补肾阳、温通气血、祛寒除湿功效的中医护理技术。

督脉灸集穴位、经络、艾灸、药物于一体，施灸面广、火气足、温通力强，可通畅经络、激发经气、温通气血、祛寒除湿，为本案例选用技术。督脉是“阳脉之海”，总督一身阳气，为阳气之根；足太阳膀胱经又称“巨阳脉”，为诸阳之属，是十二经脉中阳气最为充盛的经脉。二者共司全身阳气的输布。大椎穴又称百劳穴，是督脉、手足三阳经、阳维脉之会，灸此穴可直接助生阳气，直达人体督脉，注入“阳脉之海”，以充机体阳气；华佗夹脊穴位置邻近督脉及膀胱经，成为两者的枢纽，构成“督脉 - 夹脊穴 - 膀胱经”相关联的整体，共奏平衡全身阴阳、调脏腑气血之效。

2. 治疗方案

（1）治疗部位：上下从大椎穴至长强穴，左右达夹脊穴、膀胱经二线处。

（2）选用药物：温阳补肾督灸粉（自拟方）、黄姜蓉。

（3）疗程：30min/次，每周1次，共3次。

（三）疾病转归

1. 实施2周后患者自诉畏寒症状明显改善，气温达28℃时可不着长袖衣物；触诊四肢及腰骶、大腿、膝盖等处肤温恢复正常；NRS疼痛评分3分（轻度疼痛）；PSQI评分16分（睡眠质量差）；SAS评分33分（中度焦虑）。

2. 实施3周后畏寒症状改善，NRS疼痛评分3分（轻度疼痛）；PSQI评分13分（睡眠质量一般）；SAS评分30分（轻度焦虑），睡眠质量及焦虑情况有所改善。

四、督脉灸技术操作

（一）评估

1. 评估病室环境，保证温湿度适宜，病室整洁、光线明亮。

2. 评估患者情况，包括患者的主要症状、既往史、过敏史、舌苔脉象，是否有出血病史或出血倾向、哮喘病史，是否妊娠或月经期，有无禁忌证，对热烫敏感度、气味的耐受程度，施灸部位皮肤情况。

（二）告知

1. 告知患者施灸过程中出现头昏、眼花、恶心、心慌出汗等不适现象，及时告知医护人员。

2. 告知患者施灸后如出现轻微咽喉干燥、大便秘结、失眠等现象，无需特殊处理。

3. 告知患者个别患者施灸后局部皮肤可能出现小水疱，无需处理，可自行吸收，如水疱较大，遵医嘱处理。

（三）用物准备

治疗盘、督灸粉、艾绒、黄姜蓉、点火器、95% 乙醇溶液、30ml 注射器 1 支、弯盘、大毛巾、纱布巾或者纯棉毛巾若干（按需准备相应规格）、督脉灸专用灸具、橡胶手套、计时器、跌打万花油、速干型手消毒液、污物桶。

（四）操作步骤

1. 核对医嘱，评估患者，做好解释。
2. 备齐用物，携用物至床旁。协助患者取舒适的俯卧位。
3. 充分暴露施灸部位，注意保护隐私及保暖，清洁施灸部位。
4. 施灸

（1）沿督脉及膀胱经铺药粉，再铺上 2 层纱布巾或纯棉毛巾。

（2）选取适合患者躯干长度的督灸盒放置于施灸部位。

（3）将准备好的黄姜蓉放微波炉加热后，根据人体脊柱生理曲线铺于督灸盒内，在姜蓉上铺设长条橄榄形艾绒柱，厚 2cm，宽 3cm（图 3-3-1）。

（4）在艾绒上均匀喷洒 95% 乙醇溶液（图 3-3-2）。

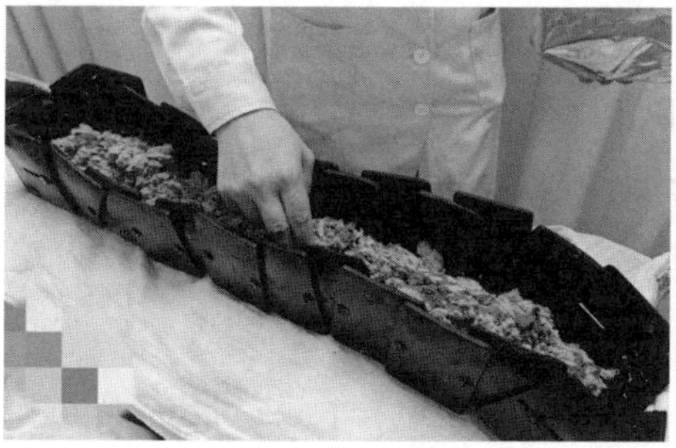

图 3-3-1　铺灸

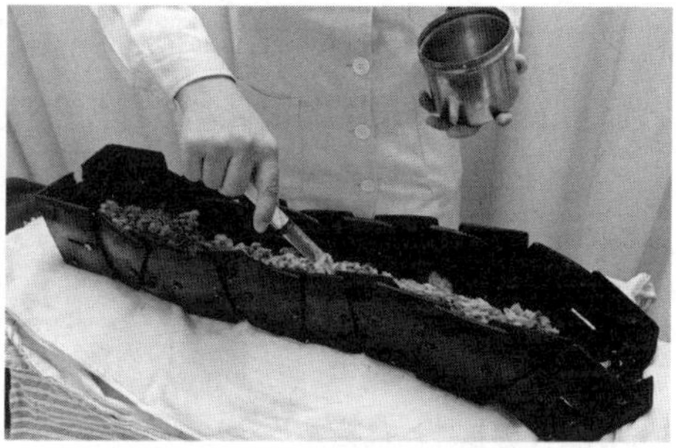

图 3-3-2　喷乙醇助燃

（5）点燃艾绒柱上、中、下三点，任其燃烧至自灭，此为一壮（图 3-3-3）。

（6）一壮灸完后再更换艾绒柱，根据患者病情及耐受程度选择施灸的壮数，常规施灸 3 壮。

（7）灸完壮数盖好督灸盒盖，使用纯棉毛巾包裹，施灸 30min（图 3-3-4）。

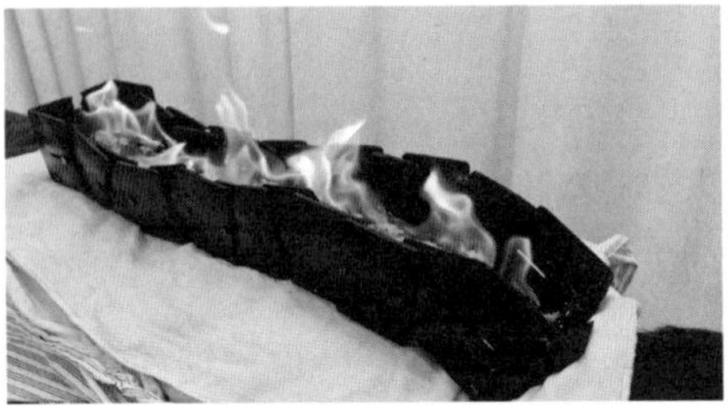

图 3-3-3 点火

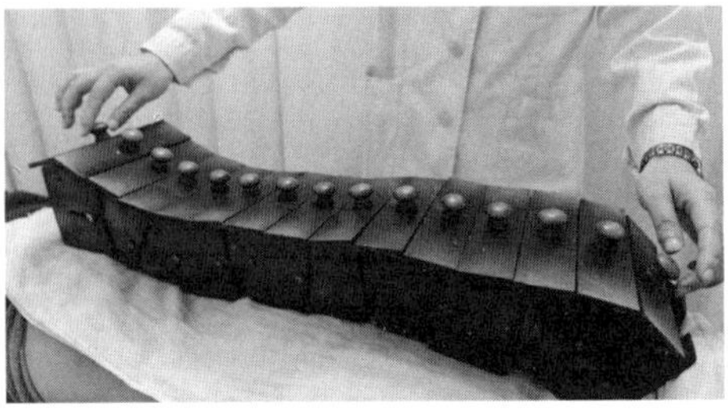

图 3-3-4 盖督灸盒盖

5. 施灸结束，清洁局部皮肤，分别处置艾绒、生姜和督灸盒。

6. 观察及询问 施灸过程中询问患者有无不适，灸后观察患者皮肤情况，协助患者穿衣，取舒适卧位。

7. 健康宣教 嘱患者注意保暖，避免复感风寒，饮食清淡，灸后6~8h内不能洗澡，适当饮淡盐水或蜂蜜水。

8. 整理 协助患者取舒适卧位，整理床单位、处理用物。

9. 记录 记录治疗时间、部位，患者皮肤情况，并签名。

（五）注意事项

1. 孕妇、哺乳期或崩漏的患者；合并糖尿病，心血管、脑血管以及肝、肾和造血系统等严重原发病者；装有心脏起搏器者；精神病患者及过敏体质、高热患者；关节畸形、活动不利、不能长时间俯卧者；局部皮肤有破损者；有出血倾向或损伤后出血不止者不宜使用督脉灸。

2. 操作过程中随时询问患者感受，患者自觉烫的部位，可用大毛巾将督灸盒处垫高，若感觉不热时，可重新喷洒95%乙醇溶液于艾绒上，点火器点燃艾绒再次燃烧。

（六）操作流程

督脉灸技术操作流程见图3-3-5。

（七）评分标准

督脉灸技术评分标准见表3-3-1。

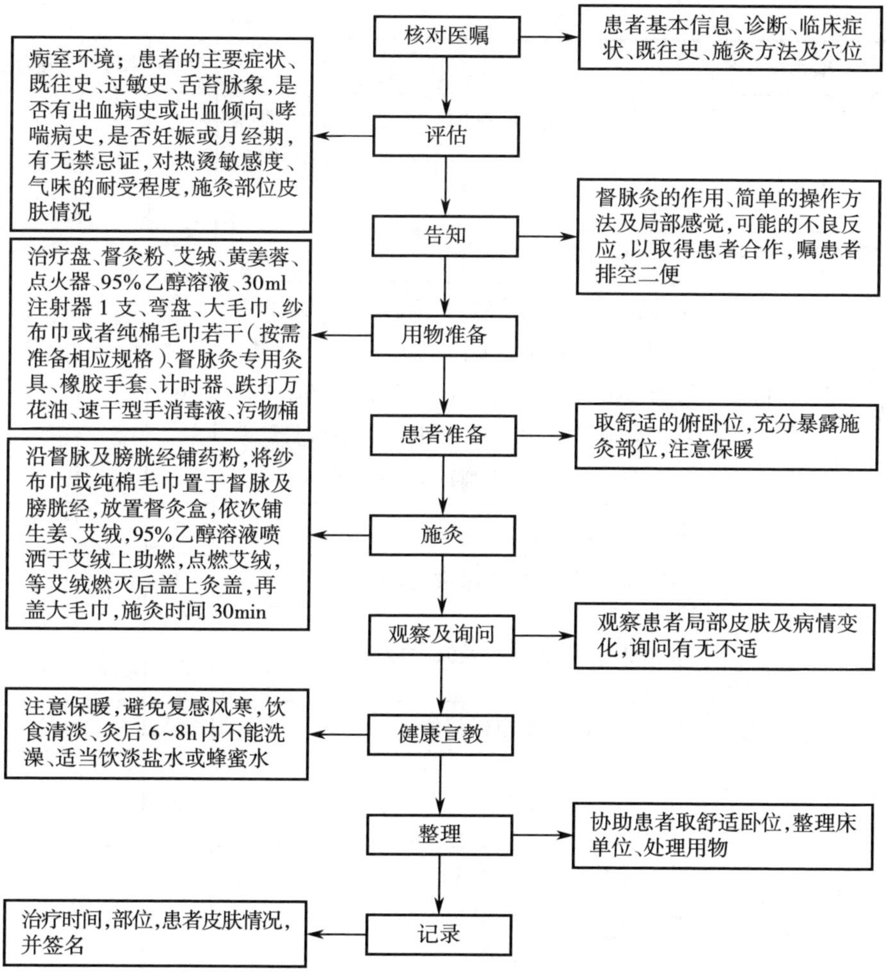

图 3-3-5　督脉灸技术操作流程

表 3-3-1　督脉灸技术评分标准

项目	要求	分值	扣分	说明
核对医嘱（5分）	患者基本信息、诊断、临床症状、既往史、施灸方法及穴位	5		
评估（5分）	病室环境：温湿度适宜，病室整洁、光线明亮	2		
	患者的主要症状、既往史、过敏史、舌苔脉象，是否有出血病史或出血倾向、哮喘病史，是否妊娠或月经期，有无禁忌证，对热烫敏感度、气味的耐受程度，施灸部位皮肤情况	3		

续表

项目		要求	分值	扣分	说明
告知（5分）		督脉灸的作用、简单的操作方法及局部感觉，可能的不良反应，以取得患者合作，嘱患者排空二便	5		
操作前准备（15分）	护士	洗手，戴口罩	3		
	物品	治疗盘、督灸粉、艾绒、黄姜蓉、点火器、95%乙醇溶液、30ml注射器1支、弯盘、大毛巾、纱布巾或者纯棉毛巾若干（按需准备相应规格）、督脉灸专用灸具、橡胶手套、计时器、跌打万花油、速干型手消毒液、污物桶	6		
	患者	取合理体位，充分暴露施灸部位，注意保暖	3		
	环境	关闭门窗，拉屏风或床帘，调节室温	3		
操作流程（50分）	再次核对	患者身份、施灸方法及穴位或部位	5		
	定位	明确腧穴部位及施灸部位	5		
	皮肤准备	清洁施灸部位皮肤	3		
	放置物品	沿督脉及膀胱经铺药粉，再铺上2层纱布巾或纯棉毛巾，再放置督灸盒，依次沿督脉及膀胱经铺生姜、艾绒	7		
	施灸	95%乙醇溶液喷洒于艾绒上助燃，点燃艾绒，任其燃烧至自灭，此为一壮，一壮灸完后再更换艾绒柱，根据患者病情及耐受程度选择施灸的壮数，常规施灸3壮	10		
	方法	艾绒燃灭后盖上督灸盒盖，再盖大毛巾	5		
	时间	盖上督灸盒盖后，施灸30min	5		
	观察及询问	观察患者局部皮肤温度及病情变化，询问患者有无不适	5		
	健康宣教	注意保暖，避免复感风寒，灸后6~8h内不能洗澡、适当饮淡盐水或蜂蜜水	5		

续表

项目		要求	分值	扣分	说明
操作后（10分）	整理	协助穿衣，取舒适体位，整理床单位	2		
	处置	正确处理用物，开窗通风，洗手	3		
	记录	记录艾灸时间、穴位、皮肤情况及患者反应，并签名	5		
评价（10分）	技能	整体操作流畅、熟练	4		
	理论	对于提问回答全面、正确	6		
总分			100		

第四节 压灸技术

一、概述

压灸属于艾灸疗法中直接灸范畴，是指将艾炷或艾制物直接放在皮肤上施灸，通过过程中反复压灭艾炷使热力向组织或经络深处传导的方法来达到治疗目的一种灸法。压灸不同的穴位或部位可起到不同的功效，临床常用的有百会压灸、八髎压灸等。

压灸百会穴具有醒脑开窍、安神定志、平肝熄风、升阳举陷等功效（图3-4-1）。适用于颈源性眩晕、卒中后失眠、脊髓损伤后体位性低血压及梅尼埃病、椎动脉型颈椎病、耳石症等。

压灸八髎穴可起到强腰益精、扶阳益气、调经止带、清热通便以及调整膀胱、肝、胆之气机功效（图3-4-2）。适用于泌尿系统病症，如中风后尿潴留及尿失禁、脊髓损伤二便异常、小儿遗尿、神经源性膀胱、术后膀胱功能异常等；生殖系统病症，如慢性盆腔炎、慢性前列腺炎、痛经、月经不调等；腰部软组织病症，如腰椎间盘突出症、强直性脊柱炎等。

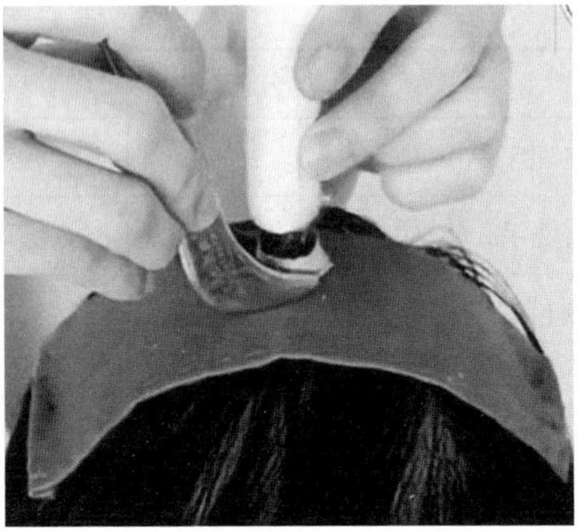

图 3-4-1　百会压灸

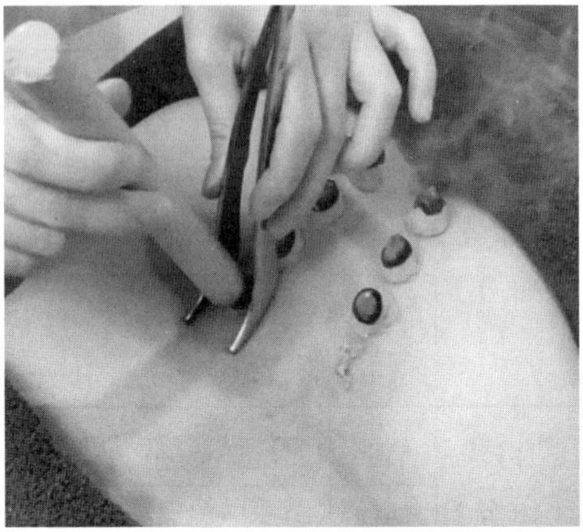

图 3-4-2　八髎压灸

二、案例介绍

（一）病史简介

患者，男，55 岁，因“左侧肢体乏力 6 年余”于 2024 年 11 月 20 日入院。

患者于 2018 年 3 月 9 日晨起出现左侧肢体乏力、紧绷感，伴尿失禁，至当地医院就诊。查颅脑 MR 平扫：右侧额颞岛顶叶、右侧放射冠区缺血性脑梗死（亚急性期）。当地医院予抗血小板聚集、改善微循环、扩容、调脂稳斑等处理后，病情稳定出院。后于多家医院康复治疗，患者左侧肢体乏力改善，但左侧肢体紧绷感及尿失禁未见明显缓解。2024 年 6 月 12 日于外院复查颅脑 MR 提示：①右侧颞顶叶大面积软化灶形成，周围胶质增生，并局限性脑萎缩，同前相仿；②脑白质疏松（Fazekas 1 级）。3D-TOF-MRA 示：①脑动脉硬化；右侧大脑后动脉颞后动脉未见显影，考虑闭塞；右侧大脑中动脉主干较细，远端分支减少；②前交通动脉及右侧后交通动脉开放；左侧优势型椎动脉。2024 年 11 月 20 日为进一步治疗来我院就诊，门诊以“中风病”收入我科。入院症见：患者神清，精神可，左侧肢体稍乏力、自觉紧绷感，无感觉障碍，纳眠可，大便正常，尿失禁。舌暗红，苔薄白，脉弦滑。

中医诊断：中风病。

西医诊断：脑梗死后遗症。

（二）护理评估

望：神清，形体中等，营养良好，自动体位，舌暗红，苔薄白。

闻：语音清晰，对答切题，无呃逆、咳嗽等异常声音。无特殊气味。

问：左侧肢体稍乏力、自觉紧绷感，无感觉障碍，尿失禁，不能憋尿，每日漏尿数次。平素畏寒，喜热饮。

切：脉弦滑。

专科评估：左侧上肢肌力 5- 级，左下肢肌力 4+ 级，肌张力稍高。四肢浅深感觉正常，双侧肢体肌肉无萎缩。指鼻试验、轮替试验、跟 - 膝 - 胫试验欠稳准，龙贝格征（－），轻瘫试验（－），病理征未引出。尿失禁程度量表评估为Ⅳ度（极重度尿失禁）。国际尿失禁咨询委员会尿失禁问卷简表（International Consultation on Incontinence-questionnaire-short form，ICI-Q-SF）评分 21 分（重度尿失禁）。膀胱残余尿量测定：排尿后，膀胱残余尿量约 49ml。

三、中医临床护理思维与压灸技术方案

脑卒中后尿失禁是指神经功能障碍或膀胱括约肌损伤等原因导致排尿自控能力丧失，出现不自主漏尿的症状。文献显示，脑卒中后尿失禁发生率随着治疗的进展而呈现下降趋势，7d 内、7~10d、3 个月、1 年的发生率分别为 60%、40%、19%、15%，后期发生率下降较慢，2 年时脑卒中后尿失禁依然有 10% 的发生率，提示部分患者经过长期的治疗，依然常常出现尿失禁现象。目前治疗脑卒中后尿失禁的方法常见有药物治疗、物理治疗以及手术治疗。药物治疗和手术治疗方法虽然起效快，近期疗效较好，但是长期观察发现存在复发率高、不良反应多的问题，物理治疗时间长，患者通常难以坚持。

尿失禁在中医学中属“小便失禁”“遗溺”“遗尿”等范畴。《景岳全书》中“惟是水泉不止，膀胱不藏者，必以气虚而然……此惟非风证及年衰气弱之人，或大病之后多有之”，指出中风后或年老体弱及大病之后出现尿失禁，其病机不外肾气虚弱，膀胱气化不利使水液外泄。《素问·宣明五气》曰“膀胱不利为癃、不约为遗溺”，指出排尿异常的病位在膀胱，病机为肾气虚弱、膀胱气化不利失于藏摄，与膀胱经、肾经密切相关。因此，历代医家论治中

风后尿失禁多从温肾助阳,恢复膀胱气化功能入手。

(一)案例辨证分析

表里:患者年近六旬,肾阳不足,髓海亏虚,同时久病肾气虚衰,膀胱与肾相表里,致膀胱气化失司,故属里证。

寒热:平素畏寒喜热,属寒证。

虚实:患者年老且久病体虚,属虚证。

病位:病在脑,与膀胱、肾密切相关。

证型:肾阳亏虚、气虚血瘀证。

护治原则:温肾助阳,补气活血化瘀。

(二)压灸技术方案

1. 治疗思路　《素问·上古天真论》云"丈夫八岁,肾气实,发长齿更……七八,肝气衰,筋不能动。八八,天癸竭,精少,肾脏衰,形体皆极"。患者年近六旬,加之久病耗损肾精,髓海亏虚,发病节气在冬春季节,是阳气将生未生之时,发病地处岭南,阴冷天气更重,故发病时阴气更甚,阳气未生,肾阳气虚表现更重,气化失司,固摄无权,膀胱失约,开阖不利,小便不能统摄,故出现尿失禁。此患者因久病耗气伤津,进一步损伤肾精,使尿失禁症状久治不愈。《灵枢·官能》中曰:"针所不为,灸之所宜。上气不足,推而扬之;下气不足,积而从之;阴阳皆虚,火自当之。"指出艾灸擅长温阳散寒、补益气血,为本案例选择方法。

八髎穴属足太阳膀胱经,位于腰骶部,与足少阴肾经相表里,并在小趾处交接,肾主藏精,为生殖之本。而督脉与冲任二脉起于胞中,出于会阴,与肾经膀胱经汇合,并脊里上行。此三脉与盆腔内各器官相联系,又因八髎穴与直肠、膀胱、肾的位置邻近,与足少阴肾经彼此内外相连。《针灸聚英》中记载八髎"主大小便不利",《千金要方》中有"大小便不利,灸八髎百壮"。因此,艾灸八髎穴可以疏导水液,清利下焦,疏通气机,调节气血,同时激活并调理膀胱及肾的司开阖功能,从而促进小便恢复正常。传统的艾灸很难达到"灸百壮"的灸量,而采用压灸的技术可达到事半功倍的效果。

杨氏八髎压灸是广东省名中医杨文辉教授根据中风后尿失禁患者的病

理特征，参考《针灸大成》“以火补者，毋吹其火，须待自灭，即按其穴”及《寿域神方》“用纸实卷艾，以纸隔之点穴，于隔纸上用力实按之”等灸法操作要领，将传统艾灸改良而成的一种创新中医外治疗法。杨氏八髎压灸与常规灸法的不同之处在于循经施灸，并在施灸时采用由灸、压、按相结合的“三阳开泰”手法，令灸火自身产生的热辐射通过压、按的手法传递到深层组织，并将阳气最大化地传入经络，更强地激发肾气及膀胱经经气，令经络复通，气血流畅，恢复膀胱气化功能。

2. 治疗方案

（1）取穴：八髎穴。

（2）操作方案：每次每穴施灸三壮，每日一次，10 次为一个疗程。先准确定位八髎穴，取跌打万花油或凡士林涂于体表，将直径约 1.5cm，高约 2cm 大小的锥形艾炷放置在八髎穴上。用线香由上髎、次髎、中髎、下髎顺序依次循经成对点燃艾炷顶端，每炷间隔 5~10s 点燃。当艾炷燃到 1/2~2/3 时，用艾条向下压艾炷 5~10s，直至压灭或患者有灼热感，夹去艾炷进行下一壮施灸，每穴灸 3 壮。

（三）疾病转归

施灸 7 次后，患者尿失禁症状较前明显改善。尿失禁程度量表评估为Ⅱ度（中度尿失禁）。ICI-Q-SF 评分 9 分（中度尿失禁）。膀胱残余尿量测定：排尿后，膀胱残余尿量约 22ml。

四、八髎压灸技术操作

（一）评估

1. 评估病室环境，保证温湿度适宜，病室整洁、光线明亮。

2. 评估患者情况，包括主要症状、临床表现、既往史、过敏史、舌苔脉象，是否有出血病史或出血倾向、哮喘病史，是否妊娠或月经期，对疼痛、热力、气味的耐受程度，治疗部位的皮肤情况及有无感觉障碍。

（二）告知

1. 告知患者治疗过程中出现头晕、眼花、恶心、心慌出汗等不适现象及时告知医护人员。

2. 告知患者治疗过程中不宜随便改变体位，治疗部位皮肤有轻微疼痛、灼热感及施灸后局部皮肤可能会出现小水疱，为正常现象，可自行吸收。

（三）用物准备

治疗盘、艾绒、艾炷制作模具、艾条、艾灸专用镊子、线香、跌打万花油或凡士林、打火机、弯盘、纱块、艾灰收集缸（内装水）、小口瓶、速干型手消毒液、污物桶，必要时备浴巾、一次性垫布、屏风、移动抽烟机。

（四）操作步骤

1. 核对医嘱，评估患者，做好解释。

2. 制作锥形艾炷。将艾绒放入模具中压实，制作出直径约 1.5cm、高约 2cm 大小的锥形艾炷，艾炷要压紧实，防止压灸时松散（图 3-4-3）。

3. 准备好移动抽烟机，备齐用物，携至床旁。向患者做好解释工作，协助患者取合理体位，暴露治疗部位。

4. 准确定位八髎穴后，局部涂跌打万花油或凡士林，注意保护隐私及保暖。

5. 施灸。将锥形艾炷放置在八髎穴上，用线香由上髎到下髎依次循经成对点燃艾炷顶端（图 3-4-4），每个艾炷之间需间隔 5~10s 点燃，使其逐个徐燃。当艾炷燃到 1/2~2/3 时（以患者感到温热为度），用艾条循经将艾炷往下按压（按压时需用艾灸专用镊子保护，防止艾炷松散，烫伤皮肤），并持续稍用力压 5~10s，患者自觉局部有热流向深处传导，即用镊子夹去艾炷，再进行下一壮操作，每穴重复 3 壮，灸完后用手按住施灸部位，令真气聚而不散，将阳气最大化地传入经络（图 3-4-5）。

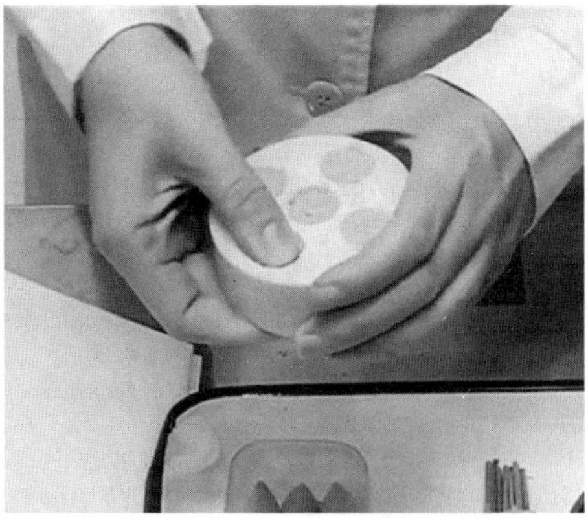

图 3-4-3　制作艾炷

6. 观察及询问　观察患者局部皮肤及病情变化，询问患者有无不适，防止艾灰脱落。

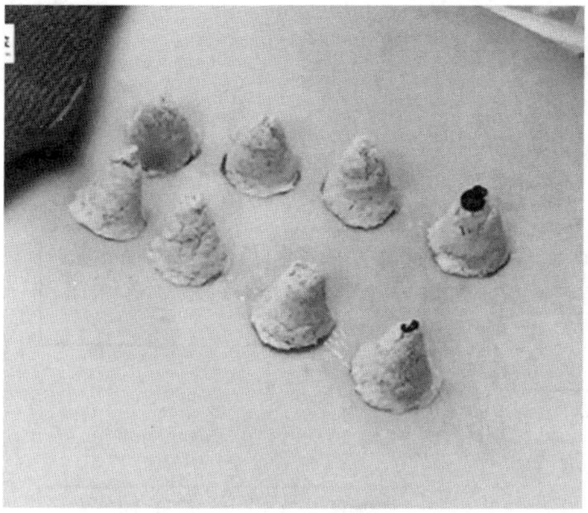

图 3-4-4 成对点燃

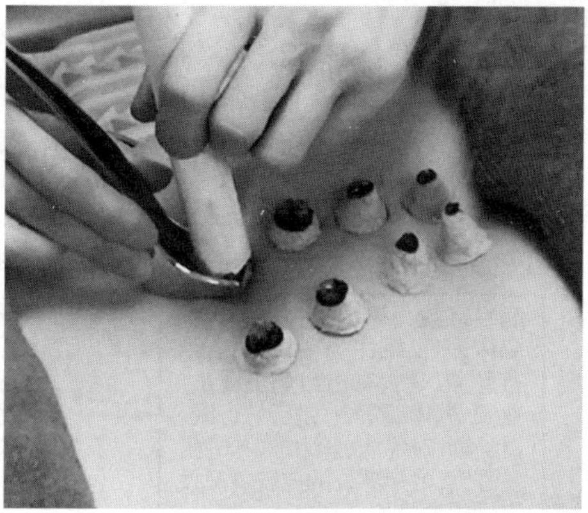

图 3-4-5 循经压灸

7. 健康宣教 注意保暖，饮食清淡，4h 内勿洗澡；若出现口干、舌燥等上火症状，可适饮淡盐水一杯或多饮温开水，注意保暖，避免受凉。

8. 整理 用纸巾或纱布清洁皮肤，协助患者着衣，取舒适卧位，整理床单位。处置用物。按需开窗通风，注意保暖，避免吹对流风。

10. 记录 记录治疗时间、部位，患者皮肤情况，并签名。

（五）注意事项

1. 实热证或阴虚发热病证，如高热神昏、高血压危象、大量咯血、严重贫血、急性传染性疾病等疾病禁用。

2. 过饥、过饱、过劳、醉酒、大汗、大渴者，不宜施灸。

3. 接触性过敏或艾烟过敏、不明原因内出血、孕妇腰骶部和腹部慎用。

4. 注意评估皮肤情况，对糖尿病、感觉迟钝 / 障碍的患者，需谨慎控制施灸温度及强度，防止烫伤。

5. 注意施灸不同部位，需选择不同体位，以患者舒适及施灸者方便操作为准。

6. 施灸过程中指导患者勿随意变换体位，以免艾炷掉落，引起烫伤。

7. 施灸后如局部出现小水疱，无须处理，可自行吸收；水疱较大，可用无菌注射器抽出疱内液体，并以无菌纱布覆盖。

8. 施灸结束后嘱患者注意保暖，避免当风受凉，4h 内勿洗澡。若出现口干、舌燥等上火症状，可适饮淡盐水一杯或多饮温开水。

（六）操作流程

八髎压灸技术操作流程见图 3-4-6。

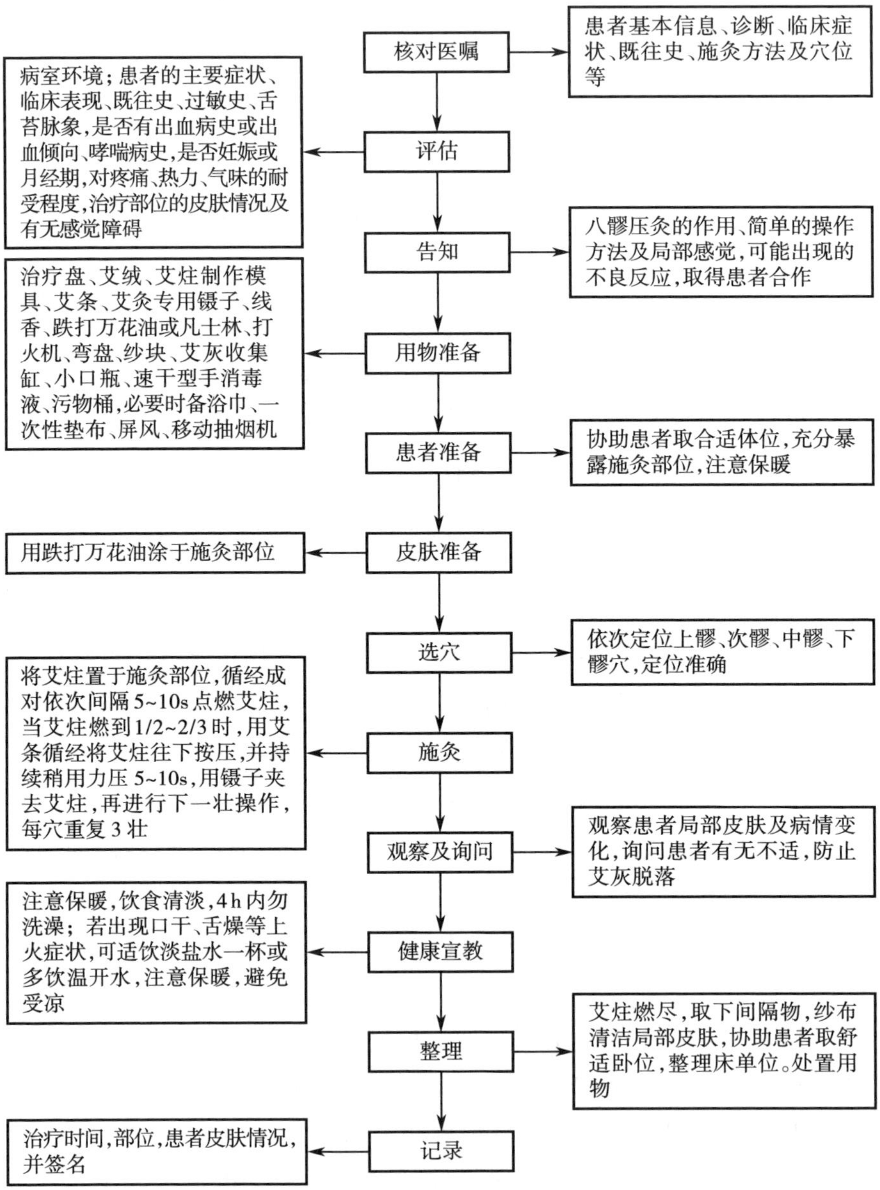

图 3-4-6　八髎压灸技术操作流程

（七）评分标准

八髎压灸技术评分标准见表3-4-1。

表3-4-1　八髎压灸技术评分标准

<table>
<tr><th colspan="2">项目</th><th>要求</th><th>分值</th><th>扣分</th><th>说明</th></tr>
<tr><td colspan="2">核对医嘱
（5分）</td><td>患者基本信息、诊断、临床症状、既往史、施灸方法及穴位等</td><td>5</td><td></td><td></td></tr>
<tr><td colspan="2" rowspan="2">评估
（5分）</td><td>病室环境：温湿度适宜，病室整洁、光线明亮</td><td>2</td><td></td><td></td></tr>
<tr><td>患者的主要症状、临床表现、既往史、过敏史、舌苔脉象，是否有出血病史或出血倾向、哮喘病史，是否妊娠或月经期，对疼痛、热力、气味的耐受程度，治疗部位的皮肤情况及有无感觉障碍</td><td>3</td><td></td><td></td></tr>
<tr><td colspan="2">告知
（5分）</td><td>八髎压灸的作用、简单的操作方法及局部感觉，可能出现的不良反应，取得患者合作，嘱患者排空二便</td><td>5</td><td></td><td></td></tr>
<tr><td rowspan="4">操作前准备
（15分）</td><td>护士</td><td>洗手，戴口罩</td><td>3</td><td></td><td></td></tr>
<tr><td>物品</td><td>治疗盘、锥形艾炷、艾条、艾灸专用镊子、线香、跌打万花油或凡士林、打火机、弯盘、纱块、艾灰收集缸、小口瓶、速干型手消毒液、污物桶，必要时备浴巾、一次性垫布、屏风、移动抽烟机</td><td>6</td><td></td><td></td></tr>
<tr><td>患者</td><td>取合理体位，暴露治疗部位</td><td>3</td><td></td><td></td></tr>
<tr><td>环境</td><td>关门窗，拉屏风，调节室温，打开移动抽烟机</td><td>3</td><td></td><td></td></tr>
<tr><td rowspan="2">操作流程
（50分）</td><td>再次核对</td><td>患者身份、治疗方法及部位</td><td>5</td><td></td><td></td></tr>
<tr><td>涂抹介质</td><td>用纱块清洁施灸部位皮肤，将介质涂于施灸部位</td><td>3</td><td></td><td></td></tr>
</table>

续表

<table>
<tr><th colspan="2">项目</th><th>要求</th><th>分值</th><th>扣分</th><th>说明</th></tr>
<tr><td rowspan="8"></td><td>点燃艾炷</td><td>将锥形艾炷置于施灸部位，弯盘置于旁边，用线香循经从上髎到下髎依次成对点燃锥形艾炷顶端，每个艾炷点燃间隔5~10s，使其逐个徐燃</td><td>5</td><td></td><td></td></tr>
<tr><td>施灸</td><td>压灸方法符合要求：当锥形艾炷燃至1/2~2/3（以患者感到温热为度），用艾条将其往下按压（按压时需用艾灸专用镊子保护，防止锥形艾炷松散，烫伤皮肤），并持续用力5~10s，患者自觉局部有热流向深处传导，即用镊子夹去艾炷，再进行下一壮操作，每穴重复3壮</td><td>10</td><td></td><td></td></tr>
<tr><td>方法及力度</td><td>压灸手法符合要求，压灸力度及时机合适，艾炷无松散</td><td>8</td><td></td><td></td></tr>
<tr><td>熄灭艾炷</td><td>治疗结束，用镊子夹取剩余艾炷放入艾灰收集缸内灭火</td><td>5</td><td></td><td></td></tr>
<tr><td>时间</td><td>灸至局部皮肤稍起红晕，施灸时间合理</td><td>5</td><td></td><td></td></tr>
<tr><td>观察及询问</td><td>观察患者局部皮肤及病情变化，询问患者有无不适，防止艾灰脱落</td><td>5</td><td></td><td></td></tr>
<tr><td>健康宣教</td><td>治疗结束后注意保暖，避免受凉，4h内勿冲凉或游泳。若出现口干、舌燥等上火症状，可适饮淡盐水一杯或多饮温开水</td><td>4</td><td></td><td></td></tr>
<tr><td colspan="5"></td></tr>
<tr><td rowspan="3">操作后
（10分）</td><td>整理</td><td>协助患者穿衣，取舒适体位，整理床单位</td><td>3</td><td></td><td></td></tr>
<tr><td>处置</td><td>处理用物，洗手</td><td>3</td><td></td><td></td></tr>
<tr><td>记录</td><td>记录治疗时间、部位、效果及患者反应，并签名</td><td>4</td><td></td><td></td></tr>
<tr><td rowspan="2">评价
（10分）</td><td>技能</td><td>整体操作流畅、熟练</td><td>4</td><td></td><td></td></tr>
<tr><td>理论</td><td>对于提问回答全面、正确</td><td>6</td><td></td><td></td></tr>
<tr><td colspan="3">合计</td><td>100</td><td></td><td></td></tr>
</table>

第五节　雷火灸技术

一、概述

雷火灸（图 3-5-1~ 图 3-5-4）是用中药粉末加上艾绒制成艾条，施灸于穴位上的一种灸法。其作用机制是利用药物燃烧时产生的热力、红外线辐射及药物活性成分，经经络和腧穴传导以温通经络、调节人体机能。

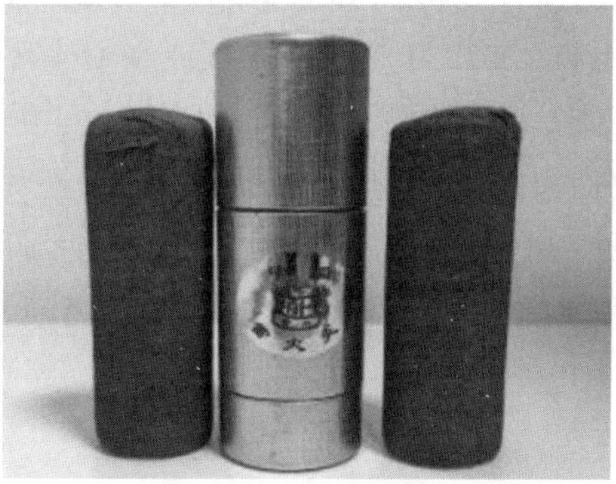

图 3-5-1　雷火灸条和灸筒

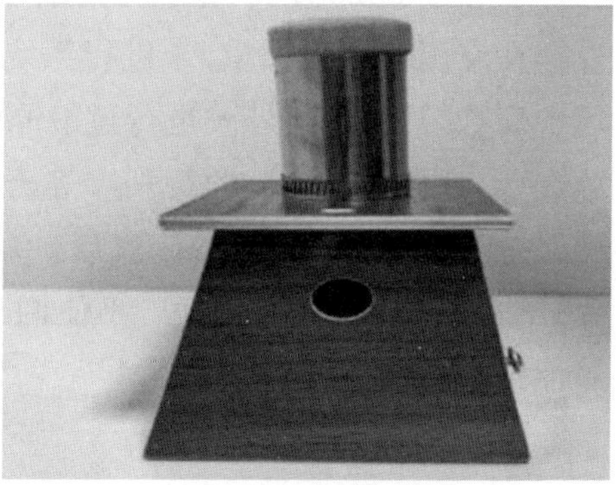

图 3-5-2　单孔灸具

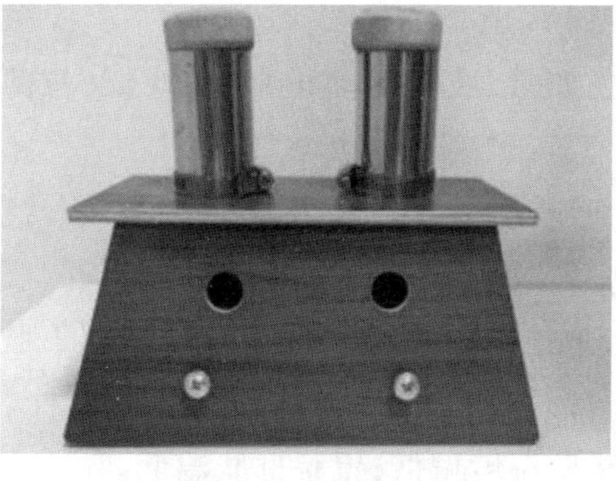

图 3-5-3　双孔灸具

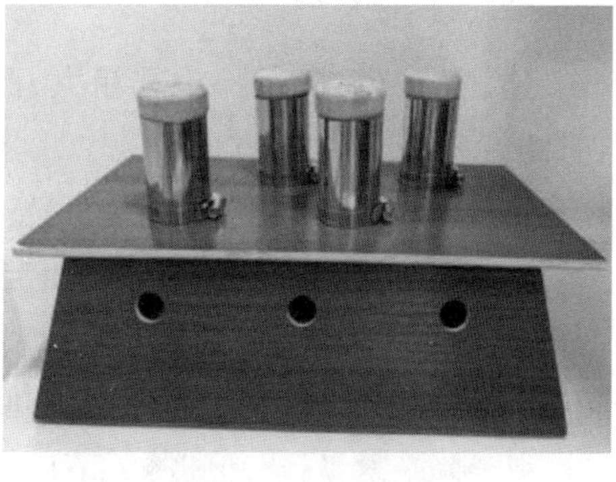

图 3-5-4　四孔灸具

适用于中医辨证属虚寒证、寒湿证的各类疾病。

1. 上焦虚寒、寒湿之证　如过敏性鼻炎、近视、干眼症、耳聋、耳鸣等。
2. 中焦虚寒、寒湿之证　如慢性胃炎、慢性肠炎等。

3. 下焦虚寒、寒湿之证　筋骨方面的疾病，如颈椎病、肩周炎、腰腿痛、关节炎。

4. 妇科病症　如宫寒不孕、痛经、月经不调、乳腺增生、盆腔炎等。

5. 其他　肥胖等。

二、案例介绍

（一）病史简介

患者，女，25 岁，因“过敏性鼻炎 3 余年”，于 2023 年 6 月 20 日初诊。

患者于 2020 年开始出现间断喷嚏、流涕、鼻塞、鼻痒、鼻音重等症状，夏季在空调环境中加重，未进行系统治疗。2023 年起遇冷空气或在粉尘环境中症状频发，遂至外院进行过敏原筛查（具体结果不详），诊断为“过敏性鼻炎”，口服氯雷他定、西替利嗪等药物后可缓解，但在空调环境中仍反复发作，遂至我院中医护理门诊就诊。症见：鼻塞、鼻痒、鼻音重、流鼻涕，无眼痒，纳食一般，喜冷饮，眠可，小便调，大便稀溏，舌淡红、苔薄白，边有齿痕，脉浮紧。

中医诊断：鼻鼽。

西医诊断：过敏性鼻炎。

（二）护理评估

望：鼻头色红、局部毛孔粗大，面色如常，肢体活动正常，舌淡红、苔薄白，边有齿痕。

闻：明显鼻音，呼吸时鼻塞明显，无咳嗽、无异味。

问：鼻塞，影响呼吸和言语，晨起加重；鼻痒时反复打喷嚏和流鼻涕，晨起和在空调环境中症状加重，严重时夜间会憋醒，无眼痒，肩背部和双下肢怕冷，月经规律，纳一般，喜冷饮，小便调，大便不成形。

切：脉浮紧，肩背部和膝关节以下皮肤温度偏低，胃脘部肤温低。

专科评估：鼻黏膜充血、水肿，分泌物增多，呈白色黏稠状，鼻腔腔隙变小。

心理评估：患者久居岭南地区，夏天开空调后鼻炎反复发作，偶有上呼吸道感染时鼻塞到无法呼吸，夜间容易憋醒，口服药物后症状缓解，但是患者担心长期服药会产生依赖，担忧自己的健康，产生焦虑和恐惧的情绪。

三、中医临床护理思维与雷火灸技术方案

过敏性鼻炎是特应性个体接触过敏原后由免疫球蛋白 E（IgE）介导的鼻黏膜炎症反应性疾病，其主要症状是反复喷嚏、清涕、鼻塞和鼻痒，常伴有眼痒，结膜充血和/或流泪。其发病机制至今尚未完全明确，目前主要认为与由 IgE 介导 I 型变态反应相关，遗传和环境因素共同参与疾病发生发展。西医治疗主要有“四大原则”：避免接触过敏原或触发因素；药物治疗；免疫治疗；宣传教育和病情随访。但在实际生活中，完全脱离过敏原难度较大，并且随着鼻炎的反复发作，鼻部的敏感性增加，鼻腔的通透性下降，复发的概率非常大，严重影响患者生活质量。

过敏性鼻炎，中医属于“鼻鼽”的范畴。《素问·脉解篇》指出：“阳明并于上，上者则其孙脉络太阴也，故头疼鼻鼽腹肿也。”巢元芳在《诸病源候论·鼻病诸候》中提到：“肺气通于鼻，其脏有冷，冷随气入乘于鼻，故使津涕不能自收。”综上，鼻鼽发病与手太阴肺经、手阳明大肠经相关，因肺寒或肺气虚寒所致。

（一）案例辨证分析

表里：风寒之邪通过口鼻侵袭手太阴肺经，表现为鼻塞、鼻痒、流鼻涕，舌淡红、苔薄白，脉浮紧，属于表证。

寒热：夏季置于空调环境中发病，肩背部和双下肢怕冷、局部肤温低，脉浮紧，属于寒证。

虚实：患者肺气虚弱，鼻为肺之窍，卫表不固，表现为鼻塞、鼻痒、流鼻涕等；饮食不节，喜食冷饮，脾胃功能虚弱，大便不成形，舌淡红、苔薄白，边有齿痕，属虚证。

阴阳：患者肺气虚弱，卫表不固，表现为鼻塞、鼻痒等症状；素来饮食不节，喜食冷饮，肩背部和双下肢怕冷、局部肤温低，属阴证。

病位：病位在鼻，与肺、脾相关。

证型：风寒犯肺证。

护治原则：疏风散寒，固表祛邪。

（二）雷火灸技术方案

1. 治疗思路　患者发病季节在立夏时节，岭南天气炎热，室外温度高，

穿着少，室内开空调温度较低，容易感受风寒之邪。患者舌淡红、苔薄白，脉浮紧，为寒证表证之象。肺开窍于鼻，主皮毛，患者鼻塞、流涕症状明显，鼻尖发红、局部毛孔粗大，皆为寒邪侵袭手太阴肺经后的表现，故治疗时主要针对鼻和手太阴肺经。

雷火灸是用中药粉末加上艾绒制成艾条，施灸于穴位上的一种灸法，利用药物燃烧时产生的热力、红外线辐射力和药化因子、物理因子，通过脉络和腧穴的循经传感共同达到温通经络、调节人体机能的目的，适用于“虚寒证”“寒湿证”。雷火灸灸疗部位选择上星、素髎、睛明、印堂、迎香等头面部的穴位，以宣肺开窍、活血通络、利鼻通窍，同时艾灸额部、鼻部、双耳可以使脑部气血疏通，增强对鼻部的滋养；取手太阴肺经络穴列缺宣肺散寒，手阳明大肠经原穴合谷祛除寒邪，缓解鼻塞流涕的症状，再灸手十宣穴以通关利窍、清火泄热；患者脾胃虚弱，摆阵雷火灸腹部，以温经散寒，濡养脾胃。

2. 治疗方案

（1）取穴与操作方案：上星至素髎；印堂至两侧迎香；灸额部，取穴印堂、双睛明、双迎香、双上星；灸双耳部，双耳孔；灸鼻孔；灸手部，取穴双列缺、双合谷、双侧十宣穴；腹部采用雷火灸摆阵治疗。面部雷火灸过程大概需要 25min，腹部雷火灸 20min，整个过程约需要 45min。

1）灸上星穴至素髎穴：患者取坐位，平视前方，同时点两支雷火灸条，保持火头红火，单手持两个雷火灸，从上星穴至素髎穴，距离皮肤 1~2cm，回旋 9 圈为 1 壮，每壮之间用手按一下施灸部位，让热力透进去，共灸 3 壮，速度均匀，不宜过快或过慢。

2）灸印堂至两侧迎香穴：患者取坐位，平视前方，保持火头红火，两个灸筒做“八”字斜行，悬灸，操作方法同上一步。

3）灸印堂等穴位：患者取坐位，平视前方，保持火头红火，雀啄印堂、双睛明、双迎香、双上星，距离皮肤 1~2cm，每雀啄 9 次为 1 壮，每壮之间用手按一下施灸部位，让热力透进去，每穴位各灸 3 壮。

4）灸双耳：回旋灸双耳，距离皮肤 1~2cm，匀速回旋 9 圈为 1 壮，每壮之间用手按一下施灸部位，让热力透进去，灸至耳郭发红，耳甲腔、耳甲艇等深部的位置发热为度；雀啄法灸耳心（用左手拉耳轮中部出向外拉，使外耳道暴露出来，另外一侧使用同样手法），每雀啄 9 次为 1 壮，每壮之间用手按一下施灸部位，让热力透进去，双耳心各灸 3 壮。

5）灸鼻孔：患者取坐位，头微向后仰，施灸者一手指固定患者上嘴唇，一手用雀啄法灸鼻孔，距离鼻孔 2cm，每雀啄 9 次为 1 壮，每壮之间停歇 30s，共灸 3 壮。

6）灸列缺、合谷、十宣穴：雀啄法灸双侧列缺、合谷，每雀啄 9 次为 1 壮，每壮之间用手按一下施灸部位，让热力透进去，每穴位各灸 3 壮。回旋灸单侧十宣穴 9 圈，待局部温热后，再雀啄灸 7 次；结束后再灸另外一只手。

7）灸腹部：用四孔灸具摆阵灸腹部，纵向摆放，覆盖胃脘部及下腹部，用大毛巾覆盖，灸 20min。

（2）疗程：每周灸 1 次，连续灸 3 周为一个疗程。

（三）疾病转归

在第一次雷火灸结束后，患者鼻塞明显好转，胃脘部温暖。完成 3 个疗程之后，患者反馈位于空调环境中时，鼻塞流涕的情况明显好转，同时掌握了过敏性鼻炎的日常自我保健方法，大便可成形，逐渐改变喝冷饮的习惯。

四、雷火灸技术操作

（一）评估

1. 评估病室环境，保证温湿度适宜，病室整洁、光线明亮。

2. 评估患者情况，包括主要症状、既往史、过敏史、舌苔脉象，有无出血病史或出血倾向、哮喘病史及是否妊娠或月经期，对热、气味的耐受程度，患者体质及施灸处皮肤情况。

（二）告知

1. 告知患者施灸过程中出现头昏、眼花、恶心、心慌出汗等不适现象，及时告知医护人员。

2. 告知患者个别患者在治疗过程中艾灸部位可能出现水疱。

（三）用物准备

治疗盘雷火灸艾条、雷火灸灸具、大头针、打火机、酒精灯或 95% 乙醇棉球、弯盘、纱布、刮灰匙、跌打万花油、速干型手消毒液、污物桶，必要时备屏风、大毛巾、计时器。

（四）操作步骤

1. 核对医嘱，评估患者，做好解释。

2. 备齐用物，携用物至床旁，协助患者取合理、舒适体位。

3. 遵照医嘱确定施灸部位，充分暴露施灸部位，注意保护隐私及保暖。

4. 安装灸具。扭开灸具，将备用大头针插入盒口小孔以固定艾条，露出合适的长度（图 3-5-5）。

5. 点火　用酒精灯或 95% 乙醇棉球点燃艾条顶端，保持燃烧状态为红火（图 3-5-6）。

6. 施灸　手持雷火灸，在施灸部位进行手法施灸（图 3-5-7~ 图 3-5-8）。及时处理艾灰，防止灼伤皮肤。火燃至灸具口，取出大头针，拉开底盖，用拇指推出艾条，再用大头针固定继续使用。

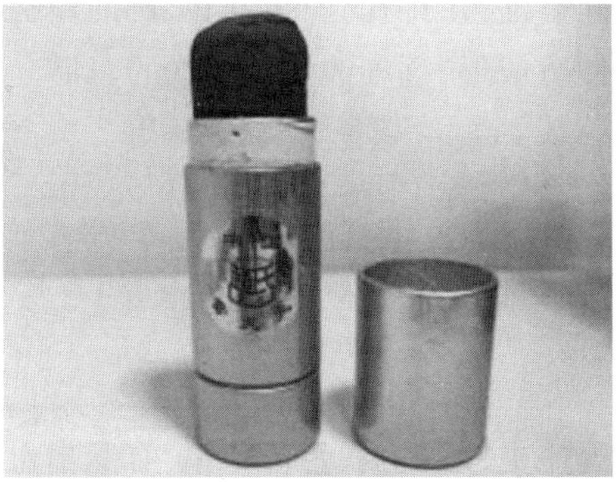

图 3-5-5　安装艾条

7. 施灸结束　取出大头针，盖上灸具盖，使其隔绝空气灭火（注意检查灭火情况，以防火患）。

8. 根据部位选择合适摆阵法，将点燃的雷火灸艾条置入雷火灸灸具中，置于施灸部位（图 3-5-9），加盖大毛巾。

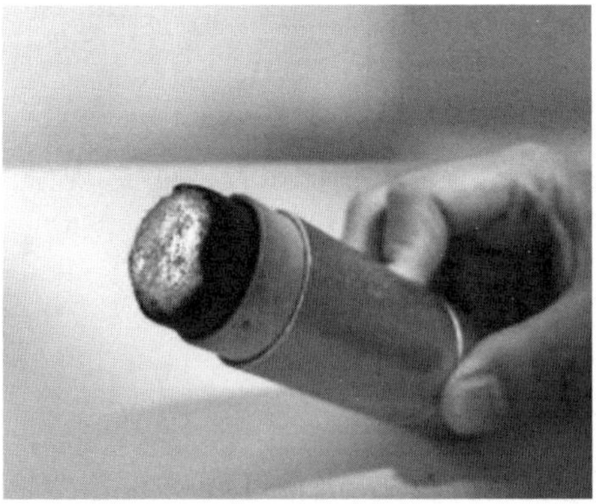

图 3-5-6　点火

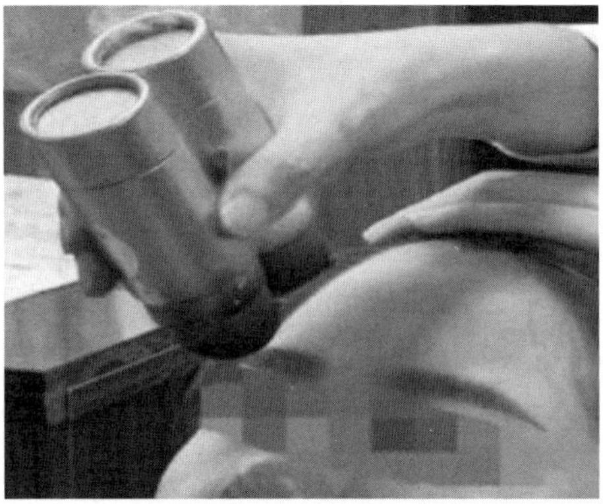

图 3-5-7　雷火灸额头

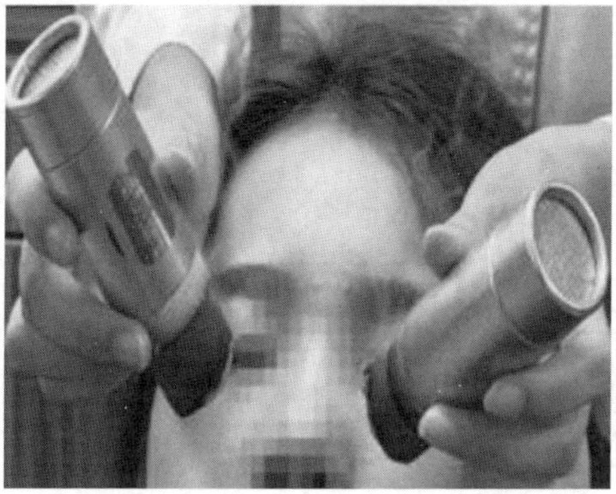

图 3-5-8　雷火灸迎香穴

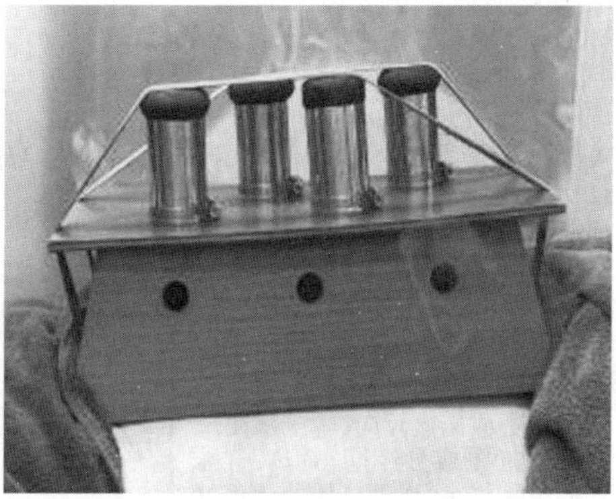

图 3-5-9　雷火灸摆阵

9. 观察及询问　施灸过程中询问患者有无不适，观察患者皮肤情况，如有灸灰，用纱布清洁。

10. 健康宣教　嘱患者注意保暖，避免复感风寒，饮食清淡，勿即刻洗澡，适当饮淡盐水或蜂蜜水。

11. 整理　协助患者取舒适卧位，整理床单位、处理用物。

12. 记录　记录治疗时间、部位，患者皮肤情况，并签名。

（五）注意事项

1. 大血管处、孕妇腹部和腰骶部，皮肤感染、溃疡、瘢痕处，有出血倾向者不宜施灸。空腹或餐后 1h 左右不宜施灸，饥饿的患者应先进食或喝些糖水。

2. 一般情况下，施灸顺序自上而下，先头身，后四肢。

3. 施灸时防止灸灰脱落烧伤皮肤或衣物。

4. 注意观察皮肤情况，对糖尿病、肢体麻木及感觉迟钝的患者，尤应注意防止烫伤。

5. 如局部出现小水疱，无须处理，可自行吸收；水疱较大，可用无菌注射器抽吸疱液，用无菌纱布覆盖。

6. 对体质虚弱、神经衰弱的患者，治疗时火力宜小，对精神紧张的患者，应消除其思想顾虑。

（六）操作流程

雷火灸技术操作流程见图 3-5-10。

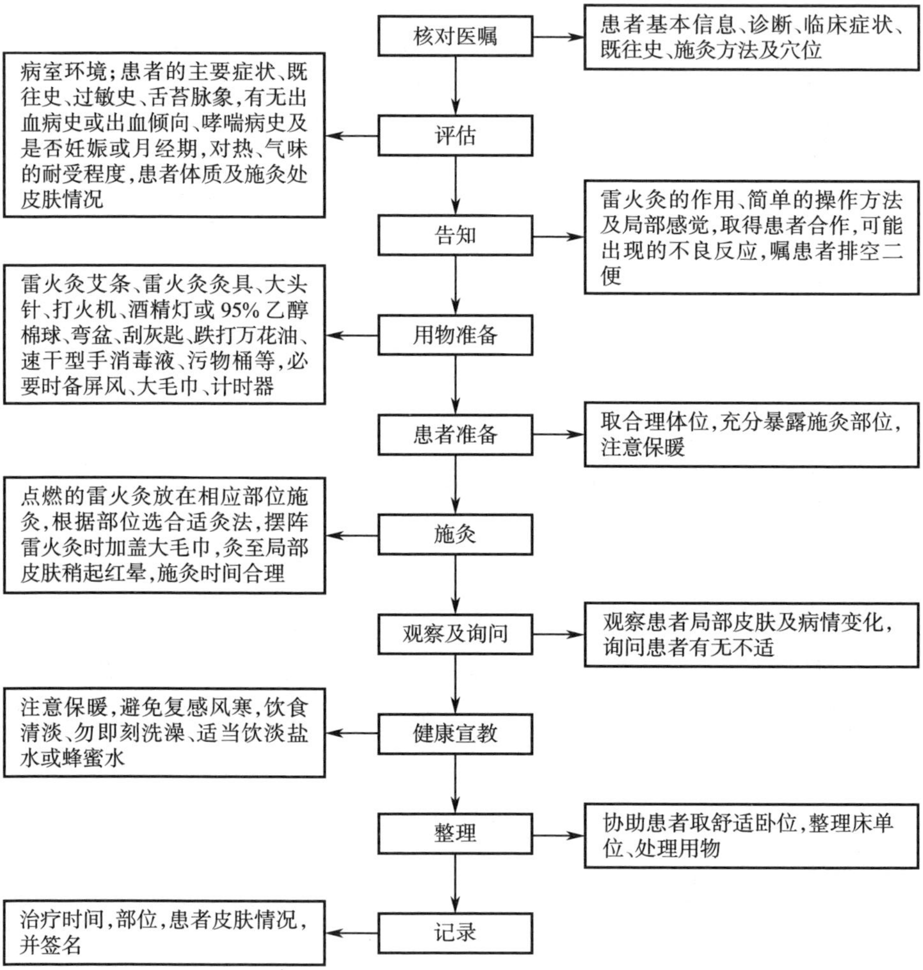

图 3-5-10　雷火法技术操作流程

（七）评分标准

雷火灸技术评分标准见表 3-5-1。

表 3-5-1　雷火灸技术评分标准

<table>
<tr><th colspan="2">项目</th><th>要求</th><th>分值</th><th>扣分</th><th>说明</th></tr>
<tr><td colspan="2">核对医嘱
（5 分）</td><td>患者基本信息、诊断、临床症状、既往史、施灸方法及穴位等</td><td>5</td><td></td><td></td></tr>
<tr><td colspan="2" rowspan="2">评估
（5 分）</td><td>病室环境：温湿度适宜，病室整洁、光线明亮</td><td>2</td><td></td><td></td></tr>
<tr><td>患者的主要症状、既往史、过敏史、舌苔脉象，有无出血病史或出血倾向、哮喘病史及是否妊娠或月经期，对热、气味的耐受程度，患者体质及施灸处皮肤情况</td><td>3</td><td></td><td></td></tr>
<tr><td colspan="2">告知
（5 分）</td><td>雷火灸的作用、简单的操作方法及局部感觉，取得患者合作，可能出现的不良反应，嘱患者排空二便</td><td>5</td><td></td><td></td></tr>
<tr><td rowspan="4">操作前准备
（15 分）</td><td>护士</td><td>洗手，戴口罩</td><td>3</td><td></td><td></td></tr>
<tr><td>物品</td><td>雷火灸艾条、雷火灸灸具、大头针、打火机、酒精灯或 95% 乙醇棉球、弯盘、刮灰匙、跌打万花油、速干型手消毒液、污物桶等，必要时备屏风、大毛巾、计时器</td><td>6</td><td></td><td></td></tr>
<tr><td>患者</td><td>取合理体位，充分暴露施灸部位，注意保暖</td><td>3</td><td></td><td></td></tr>
<tr><td>环境</td><td>关闭门窗，拉屏风或床帘，调节室温</td><td>3</td><td></td><td></td></tr>
<tr><td rowspan="9">操作流程
（50 分）</td><td>再次核对</td><td>患者身份、施灸方法及穴位或部位</td><td>5</td><td></td><td></td></tr>
<tr><td>定位</td><td>明确腧穴部位及施灸方法</td><td>5</td><td></td><td></td></tr>
<tr><td>皮肤准备</td><td>清洁施灸部位皮肤，必要时将弯盘置于施灸部位旁</td><td>3</td><td></td><td></td></tr>
<tr><td>点燃灸条</td><td>用酒精灯或 95% 乙醇棉球点燃灸条的一端</td><td>4</td><td></td><td></td></tr>
<tr><td>施灸</td><td>雷火灸摆阵时将点燃的雷火灸条投入灸盒中；手法灸时保持火头红火；在相应部位施灸，施灸手法和距离符合要求</td><td>8</td><td></td><td></td></tr>
<tr><td>方法</td><td>根据部位选择合适摆阵法，加盖大毛巾</td><td>5</td><td></td><td></td></tr>
<tr><td>时间</td><td>灸至局部皮肤稍起红晕、施灸时间合理</td><td>5</td><td></td><td></td></tr>
<tr><td>熄灭灸条</td><td>施灸结束，熄灭灸条</td><td>5</td><td></td><td></td></tr>
</table>

续表

项目		要求	分值	扣分	说明
	观察及询问	观察患者局部皮肤温度及病情变化，询问患者有无不适	5		
	健康宣教	注意保暖，避免复感风寒，饮食清淡，勿即刻洗澡，适当饮淡盐水或蜂蜜水	5		
操作后（10分）	整理	协助患者穿衣，取舒适体位，整理床单位	2		
	处置	正确处理用物，开窗通风，洗手	3		
	记录	记录艾灸时间、穴位、皮肤情况及患者反应，并签名	5		
评价（10分）	技能	整体操作流畅、熟练	4		
	理论	对于提问回答全面、正确	6		
总分			100		

注：摆阵法使用单、双孔或多孔雷火灸灸具，根据患者不同病情，在患者身体部位用两个或两个以上的雷火灸灸具平行、斜形或丁字形摆出横阵、竖阵、斜阵、丁字阵等。

第六节　艾盒灸技术

一、概述

艾盒灸是指将艾条点燃后置入艾灸盒，固定在选定的穴位或部位进行施灸，利用艾绒热力及药物的协同作用，通过经络传导，达到温通经络、调和气血、消肿散结、祛湿散寒、回阳救逆等作用。

适用于慢性久病及阳气不足的疾病，如久泻、久痢、久疟、痰饮、水肿、腹痛、胃痛、失眠、便秘、妇女气虚血崩、老人阳虚多尿，以及虚脱急救等。

二、案例介绍

（一）病史简介

患者，女，61岁，因“失眠3个月余”于2024年10月22日步行入院。

患者于3个月余前无明显诱因出现入睡困难，上床2h方能入睡，睡眠时间约4h，多梦，头晕头胀，多思虑，于我院门诊多次就诊，症状仍反复，今为进一步治疗来我院住院，门诊以“睡眠障碍”收入院。入院症见：患者神清，倦怠，入睡困难，上床2h方可入睡，睡眠时间约4h，多梦，多思虑，怕热，偶有咳嗽，动则汗出，无口干口苦、无恶心呕吐，纳可，大便色黑，小便正常，夜尿1~2次/晚。舌暗，有齿印，苔薄，脉弦细。

中医诊断：不寐。

西医诊断：睡眠障碍。

（二）护理评估

望：倦怠，形态自如，舌暗，有齿印，苔薄。

闻：双肺呼吸音清晰，未闻及干、湿啰音，偶有咳嗽、无异味。

问：喜凉怕热，活动后汗出，前额部胀痛，大便1~2d/次，纳可。入睡困难，多梦易醒，醒后难入睡，多次门诊就诊，服用安眠药（艾司唑仑）效果不佳，近3个月较之前更甚，上床2h方可入睡，睡眠时间约4h，多梦，头晕头胀，多思虑。

切：腹柔软，无压痛、反跳痛，脉弦细。

专科评估：PSQI评分17分。

三、中医临床护理思维与艾盒灸技术方案

失眠是临床的常见疾病，主要表现为睡眠障碍和日间功能损害。患者常出现入睡困难、睡眠维持困难和早醒等问题，导致睡眠质量下降，对日常生活和工作产生不良影响。长期睡眠不足不仅降低人体代谢和免疫力，还可能导致患者身心俱疲、情绪低落等问题。

失眠属于中医“不寐”范畴，《黄帝内经》认为失眠的病因病机主要是邪客于脏腑，卫阳行外，不能入阴所致，阴平阳秘，脏腑调和，气血充足，心神安定，卫阳能入于阴，方可获得正常的睡眠。失眠病机总属阴阳失调、营卫失和、五神失安，病位主要在心，与肝、脾、肾密切相关。心肾不交是失眠的常见证型，清代陈世铎在《辨证录》中论述：“人有昼夜不能寐，心甚烦躁，此心肾不交也……夫心肾之所以不交者，心过于热，而肾过于寒也。”并提出“欲安心者当治肾”的治疗思路。临床常以交通心肾为准则治疗失眠，使水火相济、阴阳调和则寐安。

（一）案例辨证分析

表里：失眠3个月余，舌暗，脉弦细，属里证。

寒热：喜凉怕热，活动后汗出，舌暗，属热证。

虚实：年老，久病，倦怠，苔薄，脉弦细，属虚证。

病位：在心，与肝、脾、肾密切相关。

证型：心肾不交证。

护治原则：交通心肾，宁心安神。

（二）艾盒灸技术方案

1. 治疗思路 心主火在上，肾主水在下，心火下降，肾水上升，水火既济，得以维持人体正常水火，阴阳平衡。缘患者年老，肾阴耗伤，阴衰于下，不能上奉于心，水火不济，心火独亢，火盛神动，心肾失交而不寐，故见患者失眠、多梦、思虑、怕热。肾阴不足，脑髓失养，故见头晕、头胀。舌暗，有齿印，苔薄，脉弦细，均为阴虚火旺之症。故治疗上应滋阴降火、交通心肾，恢复人体阴阳平衡，则“阴平阳秘，精神乃治”。“欲安心者当治肾”，选用引火归原的针对性治疗方法。

涌泉穴为足少阴肾经井穴，所出为井，井者，东方春也，万物之始生。肾经之气犹如源泉之水，来源于足下，涌出灌溉周身四肢各处。位于足心，处于至阴之地，距火脏最远。所以利用艾盒灸艾火纯阳之性，采用灸涌泉引火归原的方法使浮游之火下行复归命门肾宅，引阳入阴，使心肾之气得以相交，阳入于阴而夜能得寐。

2. 治疗方案 选择双涌泉穴艾盒灸，使患者有温热感而无灼痛感，温和舒适为度，以达补的效果，灸疗时间为双侧各15min。1次/d，2周为1个疗程。

（三）疾病转归

2周后患者入睡困难情况缓解，睡眠时间约6h，PSQI评分10分。

四、艾盒灸技术操作

（一）评估

1. 评估病室环境，保证温湿度适宜，病室整洁、光线明亮。

2. 评估患者情况,包括主要症状、临床表现、既往史、过敏史、舌苔脉象,有无出血病史或出血倾向、哮喘病史及是否妊娠或月经期,有无感觉迟钝/障碍,对热的敏感和耐受程度,局部皮肤情况,心理状态。

(二)告知

1. 告知患者艾盒灸时间为10~15min。

2. 告知患者治疗过程中可能出现烫伤、水疱等情况。

3. 告知患者艾条点燃会出现较淡的中药燃烧气味。

4. 告知患者施灸过程中局部有烧灼、热烫感觉时立即报告医护人员。

5. 告知患者施灸后皮肤出现微红灼热,属于正常现象,如出现小水疱,无须处理,可自行吸收。

(三)用物准备

治疗盘、速干型手消毒液、艾灸盒、艾条、打火机、纱块、弯盘、小口瓶、污物桶,必要时备浴巾、屏风、跌打万花油。

(四)操作步骤

1. 核对医嘱,评估患者,做好解释。

2. 备齐用物,携至床旁。协助患者取合理体位,暴露艾盒灸部位,注意保暖、保护隐私。

3. 定穴 遵医嘱确定施灸腧穴。

4. 施灸 将纱块放置于施灸部位上。点燃艾条,将其置于艾盒孔中,关闭艾盒。将艾盒对准施灸穴位放置、妥善固定,艾条与皮肤距离2~3cm,使局部皮肤有温热感而无灼痛为宜,灸至皮肤红晕,每处10~15min(图3-6-1,图3-6-2)。

5. 观察及询问 施灸过程中随时观察局部皮肤及病情变化,询问患者有无不适,防止艾灰脱落及艾盒固定不牢脱落造成烧伤或毁坏衣物。

6. 健康宣教 嘱患者注意保暖,饮食清淡,4h内勿洗澡;若出现口干、舌燥等上火症状,可适饮淡盐水一杯或多饮温开水,注意保暖,避免受凉。

7. 整理 灸毕,取下艾盒,将艾条燃烧面置于小口瓶中彻底熄灭艾火。清洁局部皮肤,观察皮肤情况,协助着衣,取舒适体位,整理床单位。

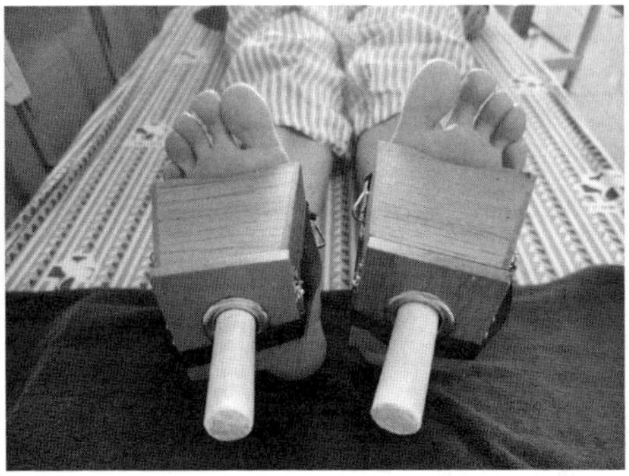

图 3-6-1 涌泉穴艾盒灸

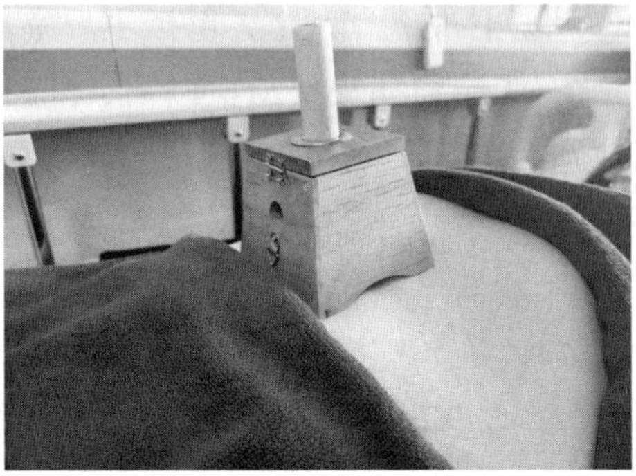

图 3-6-2 神阙穴艾盒灸

8. 记录 记录艾盒灸时间、部位及皮肤情况，并签名。

（五）注意事项

1. 凡属实热证者不宜施灸，颜面部、大血管处、孕妇腹部及腰骶部不宜施灸。

2. 施灸过程中，随时询问患者有无灼痛感，调整距离，如局部皮肤产生烧灼、热烫的感觉，应立即停止治疗。

3. 艾盒固定松紧适宜，防止艾灰脱落及艾盒固定不牢脱落烫伤或烧坏衣物。

4. 施灸后皮肤出现微红灼热，属于正常现象。如局部出现小水疱，无须处理，可自行吸收。如水疱较大，消毒局部皮肤后，用无菌注射器吸出液体，覆盖消毒敷料，保持干燥，防止感染。

5. 熄灭后的艾条应装入小口瓶内，以防复燃发生火灾。

（六）操作流程

艾盒灸技术操作流程见图 3-6-3。

（七）评分标准

艾盒灸技术评分标准见表 3-6-1。

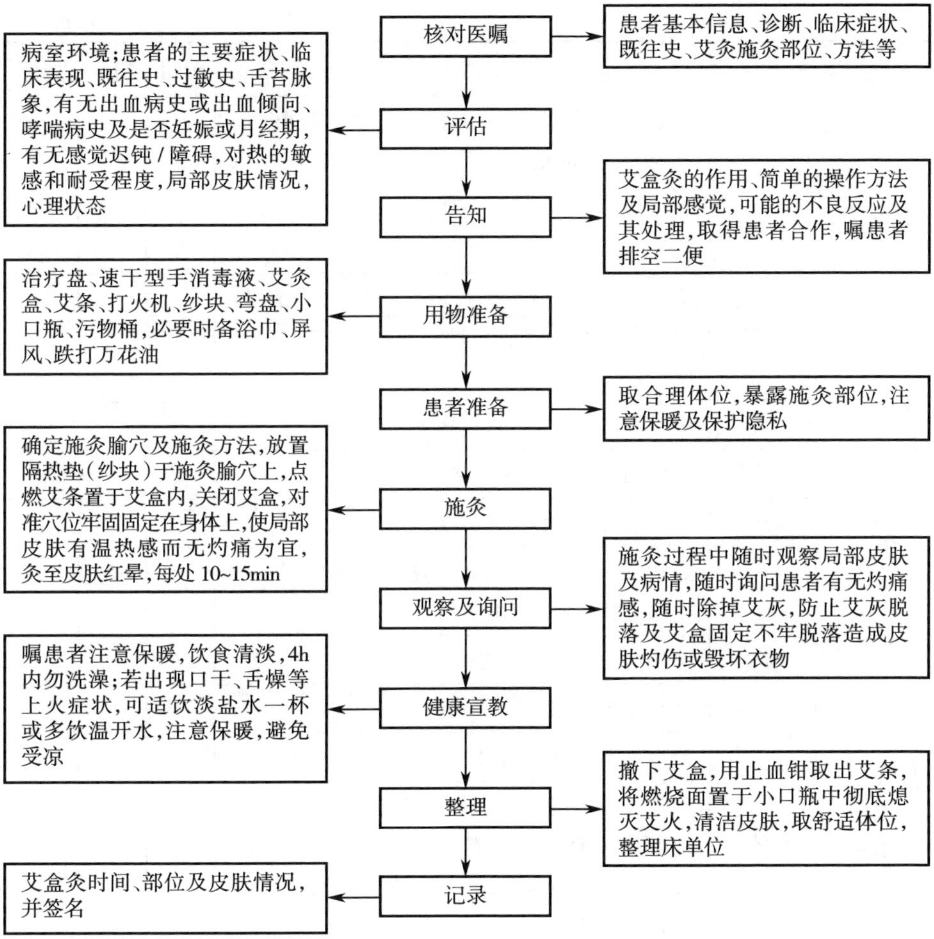

图 3-6-3　艾盒灸技术操作流程

表 3-6-1　艾盒灸技术评分标准

项目	要求	分值	扣分	说明
核对医嘱 （5 分）	患者基本信息、诊断、临床症状、既往史、艾灸施灸部位、方法等	5		
评估 （5 分）	病室环境：温湿度适宜，病室整洁、光线明亮	2		
	患者的主要症状、临床表现、既往史、过敏史、舌苔脉象，有无出血病史或出血倾向、哮喘病史及是否妊娠或月经期，有无感觉迟钝 / 障碍，对热的敏感和耐受程度，局部皮肤情况，心理状态	3		

续表

项目		要求	分值	扣分	说明
告知（5分）		艾盒灸的作用、简单的操作方法、时间及局部感觉，可能的不良反应及其处理，取得患者合作，嘱患者排空二便	5		
操作前准备（15分）	护士	洗手，戴口罩	2		
	物品	治疗盘、速干型手消毒液、艾灸盒、艾条、打火机、纱块、弯盘、小口瓶、污物桶，必要时备浴巾、屏风、万花油	6		
	患者	协助取舒适体位，暴露施灸部位	5		
	环境	关门窗，拉屏风，调节室温	2		
操作流程（50分）	定位	患者身份，施灸穴位、方法	5		
	施灸	点燃艾条，将艾条插入艾盒孔中，固定艾盒，松紧适宜，方法正确	10		
		艾条与皮肤距离符合要求	7		
		及时除掉艾灰	5		
		灸至局部皮肤稍起红晕，施灸时间合理	8		
	观察及询问	施灸过程中随时观察局部皮肤及病情，随时询问患者有无灼痛感，随时除掉艾灰，防止艾灰脱落及艾盒固定不牢脱落造成皮肤灼伤或毁坏衣物	5		
	灸毕	取下艾盒，将艾条彻底熄灭，再次核对，观察局部皮肤情况，清洁局部皮肤	5		
	健康宣教	施灸后注意保暖，饮食清淡	5		
操作后（10分）	整理	协助穿衣，取舒适体位，整理床单位	2		
	处置	清理用物，归还原位，洗手	3		
	记录	记录艾盒灸时间、部位、局部皮肤情况及患者反应，并签名	5		
评价（10分）	技能	整体操作流畅、熟练	4		
	理论	对于提问回答全面、正确	6		
合计			100		

第七节 铺棉灸技术

一、概述

铺棉灸又称“棉花灸”“贴棉灸”等，属于直接灸法中的一种，最早记载于清代医家邹存淦所著的《外治寿世方》。铺棉灸是利用优质医用脱脂棉制成薄如蝉翼但又无断裂的薄片，敷于穴位或者病损局部，使用火柴或线香将一端棉花点燃，使其燃尽，以皮肤微有灼痛感为度来治疗疾病的一种特殊灸法，其借火助阳、畅行气血，有清泄热毒壅滞、行气活血、消肿止痛、泻火燥湿之功效。

铺棉灸主要适用于带状疱疹及其后遗神经痛、神经性皮炎、银屑病、顽固性湿疹、荨麻疹、压疮、老年性皮肤瘙痒等皮肤病，其中以带状疱疹及其后遗神经痛和神经性皮炎为其主要适应证，尤其是对治疗皮肤病的皮损、瘙痒、疼痛方面具有独特的疗效。铺棉灸治疗优势主要有受术时间短暂，疗效显著；灼热痛感轻微、短暂，易为患者接受；操作简便，安全系数高。临床施术时可以单独应用，也可与其他针灸方法结合使用。

二、案例介绍

（一）病史简介

患者，男，82 岁，因“右臀部皮肤瘙痒、溃烂 2 个月余”于 2023 年 12 月 25 日平车入院。

患者 2 个月前因中风后卧床 1 个月余而出现臀部皮肤溃烂，予聚维酮碘溶液湿敷、氧疗后改善不明显。现皮肤溃烂面积较前增大、深度加深，颜色发暗，遂至我院针灸科就诊。患者症见：神志清，右侧肢体乏力，无法站立，卧床，右臀部瘙痒，可见两处黯淡的溃疡面，溃疡周围疼痛不甚，慢性病容，唇面淡白，倦怠，纳眠一般，平素怕冷，大便 2~3d 行 1 次，成形，小便可。舌淡暗，苔白，有齿痕，脉弦涩。查体：右臀部见两处溃疡面，肤温偏凉，较大者 35mm × 25mm × 4mm，较小者 20mm × 10mm × 2mm，色黯淡，内见少许暗红色软组织，少量渗液，色白澄清。

中医诊断：褥疮。

西医诊断：压疮　浅度溃疡期。

（二）护理评估

望：患者卧床，倦怠，慢性病容，唇面淡白，右臀部见两处溃疡面，较大者35mm×25mm×4mm，较小者20mm×10mm×2mm，色黯淡，内见少许暗红色软组织，少量渗液，色白澄清。舌淡暗，苔白，有齿痕。

闻：无咳嗽，无异味。

问：患者右侧肢体乏力，无法站立，长期卧床，右臀部瘙痒，2个月余前出现臀部皮肤溃烂，聚维酮碘溶液湿敷、氧疗后改善不明显。现右臀部瘙痒，溃疡周围疼痛不甚，平素怕冷。

切：右臀部肤温偏凉，脉弦涩。

专科评估：患者右臀部两处溃疡面，色黯淡，内见少许暗红色软组织，少量渗液，色白澄清，压疮属于Ⅲ期。

三、中医临床护理思维与铺棉灸技术方案

压疮，又称压力性损伤，是由于人体局部组织长期受压，导致血液循环障碍，皮肤或深层组织产生坏死。压疮的临床表现包括皮肤红肿、水疱、溃疡、坏死和疼痛，受压部位的皮肤会发红、发热，随着病情发展，可能出现大小不一的水疱。若未及时处理，皮肤表层会破损，形成溃疡，可见创面，并伴随疼痛。压疮通常分为4期：

Ⅰ期：皮肤完整，但局部皮肤组织长期受压发红，且红不褪色。

Ⅱ期：皮肤损伤达到真皮层，表现为浅表性溃疡和水疱。

Ⅲ期：皮肤组织以及皮下组织受损，但骨骼、肌腱和肌肉未外露。

Ⅳ期：皮肤及皮下组织严重受损，肌肉、骨骼和肌腱外露，可能伴有窦道形成，创面上有腐肉或黑色焦痂。

压疮的常用治疗方法包括皮肤护理、增加营养、药物治疗、物理治疗、清创和手术治疗等。

压疮在中医学中称为“褥疮”“席疮”，《疡医大全·心法》曰：“席疮乃大病后久而生眠疮也，乃皮肉先死，不治。”源于身体局部长期受压导致气

滞血瘀，气血不达，不能濡养局部组织，轻则皮肤变暗发凉，重则生疮蚀肉化腐。中医对于褥疮的治疗效果明确，以行气活血、祛腐生肌为主。《杂病源流犀烛》记载："或疮口久不得合宜象皮烧灰，和油敷之。"体现出火对于疮口愈合的重要性。

（一）案例辨证分析

表里：患者82岁高龄，年老久病气血不足，瘀血内阻，为里证。

寒热：面色淡白，畏寒肢冷，手足厥冷，肤温偏低，渗液色白，为寒证。

虚实：年老体弱、形寒怕冷，面、唇舌色淡，溃疡久溃不敛，为虚证。

阴阳：里证、寒证、虚证合而为阴。

病位：病位在肌肤，与脾、肾相关。

证型：气虚血瘀证。

护治原则：益气活血，敛疮生肌。

（二）铺棉灸技术方案

1. 治疗思路　患者压疮的发生与身体局部长期受压导致气滞血瘀，气血不达，不能濡养局部组织有关，在治疗上宜以益气活血为原则。铺棉灸有借火助阳、畅行气血的功效，以其温热刺激能够促使血管扩张，加快血流速度，强化屏障功能，有效减轻水肿与炎症，推动组织修复进程，进而疏通经络、调和气血、发散郁火并驱邪外出，最后达到敛疮生肌、化腐生新之功。此为本案例选用铺棉灸技术的原因。在压疮的具体治疗中，一般先以铺棉灸激发正气、通阳燥湿止痒，后期伤口局部渗液减少，可进一步辅以火针行气活血、加快创面愈合。

2. 治疗方案

（1）治疗部位：选取右臀部压疮溃疡面局部。

（2）操作方案：制取适合疮面大小的薄棉片数个。以碘伏消毒溃疡面，擦干，将棉片平铺在压疮疮口表面，共施灸2个部位，每个部位施灸5壮。嘱患者及家属加强营养、勤翻身，做好皮肤护理。施灸后患者诉瘙痒明显减轻，溃疡面稍见红润。

2023年12月29日二诊。查见压疮处溃疡面，渗液较前减少。治疗方案调整：先以岭南火针疗法深刺，将火针烧红后，迅速深刺直达溃疡基底部。

针毕，干燥局部，再行铺棉灸，每个部位共施灸 5 壮。

2024 年 1 月 2 日三诊。查见压疮处溃疡面，渗液较前进一步减少。治疗方案同二诊。三诊毕，患者诉疼痛、瘙痒明显减轻，渗液明显减少，疮口有收口之势。

2024 年 1 月 5 日四诊。查见压疮处少许新鲜肉芽组织，无渗液，局部红润，仅施铺棉灸，每个部位灸 3 壮。后面治疗仅单用铺棉灸。

2024 年 1 月 8 日五诊。查见压疮处仅剩 1 处 15mm × 10mm 表面皮损，予铺棉灸该处 3 壮。

2024 年 1 月 15 日六诊。查见压疮处表面无皮损，色红润，表面光泽度可。再次予铺棉灸 3 壮促进局部气血循环，加速生长。

（三）疾病转归

1 周后护士电话随访，家属诉溃疡痊愈，骶尾部皮肤平整光滑，未见复发。共治疗 6 次。

四、铺棉灸技术操作

（一）评估

1. 评估病室环境，保证温湿度适宜，病室整洁、光线明亮。

2. 评估患者情况，包括主要症状、临床表现、既往史、过敏史、舌苔脉象、心理状态，有无出血病史或出血倾向、哮喘病史及是否妊娠或月经期，有无感觉迟钝 / 障碍，对热的敏感和耐受程度，局部皮肤情况，如创面分泌物较多，应先使用 0.9% 氯化钠溶液清洗待干后，再施术。

（二）告知

1. 告知患者铺棉灸的作用、简单的操作方法，取得患者合作，嘱患者排空二便。

2. 告知患者在施术过程中保持体位不改变。若出现头昏、眼花、恶心、心慌出汗等不适现象，应及时告知。

3. 告知患者灸后可能出现水疱，若是小水疱，可自行吸收，若水疱较大，可按无菌操作换药处理，以免感染。

（三）用物准备

将无菌脱脂棉花制成大小为 3cm × 3cm 的薄如蝉翼的棉片 3~5 片，治疗盘、火柴 / 打火机、线香、速干型手消毒液、安尔碘皮肤消毒剂、无菌棉签、镊子、纱布、跌打万花油、污物桶，必要时准备浴巾、屏风等。

（四）操作步骤

1. 核对医嘱，评估患者，做好解释，嘱患者排空二便。

2. 备齐用物，携至床旁。关闭门窗，注意环境安全，确认无使用氧疗。

3. 核对患者，协助患者取合理体位，充分暴露施灸部位，注意保护患者隐私。

4. 确保环境安静、无风，在施术部位放置棉片，要求棉片范围略广于皮损部位 1mm，使棉片的部分边缘稍向上翻起。

5. 用火柴 / 打火机点燃翻起的棉片边缘，棉花迅速燃尽。

6. 燃尽后用棉签将黑色灰烬轻轻拭尽。再用棉签薄薄地涂抹一层跌打万花油。

7. 遵医嘱或按需在局部重复操作。以点燃 1 次棉片为 1 壮。

8. 观察及询问　施术过程中注意观察患者局部皮肤颜色变化，询问患者有无不适。灸后观察局部皮肤有无水疱等。

9. 健康宣教　宣教患者冬季应避免感受风寒，夏季避免风扇、空调直吹施术部位。治疗部位 2h 后可以正常湿水、洗澡，嘱患者勿食辛辣、腥发、生冷等食物。

10. 整理　协助患者整理衣物及床单位，取舒适体位，清理用物，处理垃圾。

11. 记录　记录施灸的时间、部位及皮肤情况，并签名。

（五）注意事项

1. 施术用的脱脂棉片应撕展得既松又薄，易于迅速燃完，避免灼伤皮肤。

2. 制作棉片时尽量避免棉片有空隙，以免灼伤皮肤或灸烧时影响疗效。

3. 施术者保持手部干燥，防止手指粘起棉片。

4. 操作环境要求无风，治疗时，施术者尽量呼吸平稳，以免吹起棉片。

5. 不可在五官、乳头部位施术；若在头部、腋下、阴部等有毛发部位施术，应先予备皮，再予施术。

（六）操作流程

铺棉灸技术操作流程见图 3-7-1。

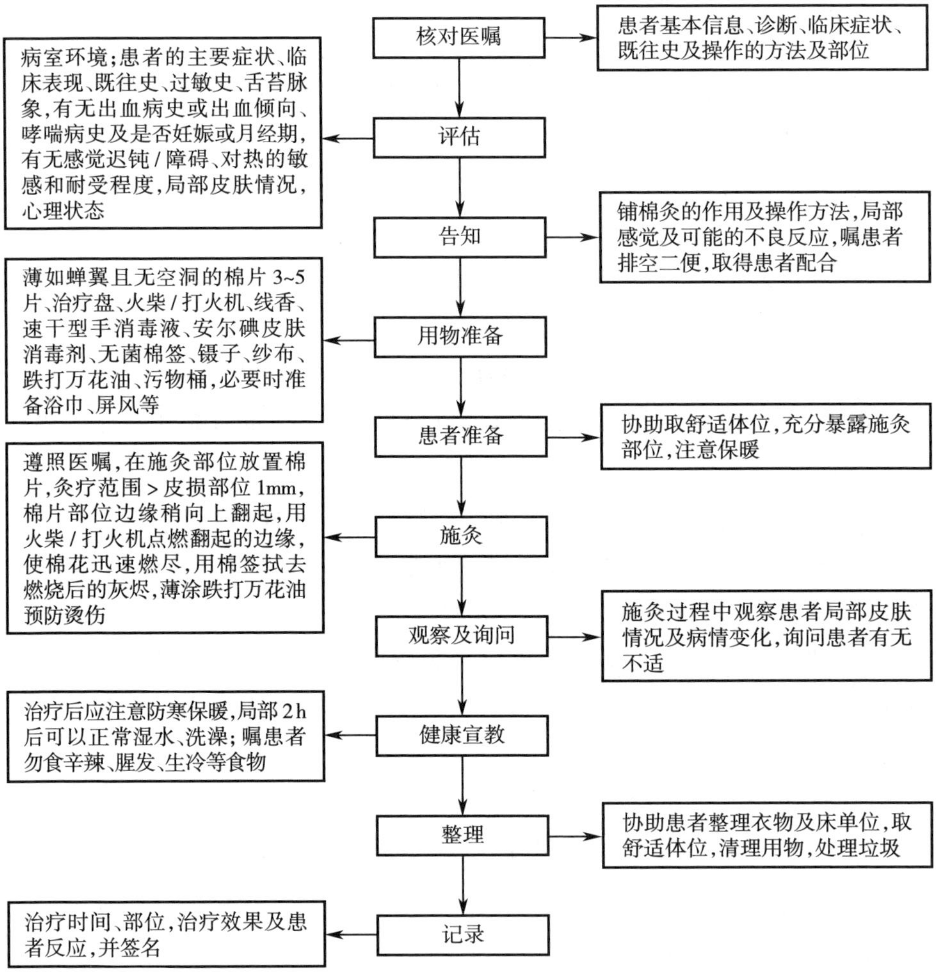

图 3-7-1　铺棉灸技术操作流程

（七）评分标准

铺棉灸技术评分标准见表 3-7-1。

表 3-7-1　铺棉灸技术评分标准

项目		要求	分值	扣分	说明
核对医嘱（5分）		患者基本信息、诊断、临床症状、既往史及操作的方法及部位	5		
评估（5分）		病室环境：温湿度适宜，病室整洁、光线明亮	2		
		患者的主要症状、临床表现、既往史、过敏史、舌苔脉象，有无出血病史或出血倾向、哮喘病史及是否妊娠或月经期，有无感觉迟钝 / 障碍，对热的敏感和耐受程度，局部皮肤情况，心理状态	3		
告知（5分）		铺棉灸的目的及作用、操作方法及局部感觉，取得患者合作	5		
操作前准备（15分）	护士	洗手，戴口罩	2		
	物品	将无菌脱脂棉花制成大小为 3cm × 3cm 的薄如蝉翼的棉片 3~5 片，治疗盘、火柴 / 打火机、线香、速干型手消毒液、安尔碘皮肤消毒剂、无菌棉签、镊子、纱布、跌打万花油、污物桶，必要时准备浴巾、屏风等	8		
	患者	取合理体位，暴露治疗部位	2		
	环境	关门窗，拉屏风，调节室温	3		
操作流程（50分）	再次核对	患者身份、治疗方法及施灸部位	5		
	放置棉片	在施术部位放置棉片，灸疗范围应略广于皮损部位 1mm，并使棉片的部分边缘稍向上翻起	15		
	施灸	用火柴 / 打火机点燃翻起的棉片边缘，棉花迅速燃尽。施灸结束后，用棉签将棉花燃烧后的黑色灰烬轻轻拭尽，后涂跌打万花油预防烫伤	15		
	时间	时间合理	5		

续表

项目		要求	分值	扣分	说明
	观察及询问	施术过程中注意观察患者局部皮肤颜色变化，询问患者有无不适，灸后局部皮肤易出现红晕或水疱	5		
	健康宣教	治疗后应注意防寒保暖，局部 2h 后可以正常湿水、洗澡，嘱患者勿食辛辣、腥发、生冷等食物	5		
操作后（10 分）	整理	协助患者取舒适卧位，整理床单位	2		
	处置	处理用物，洗手	3		
	记录	记录治疗时间、部位，治疗效果及患者反应，并签名	5		
评价（10 分）	技能	整体操作流畅、熟练	5		
	理论	对于提问回答全面、正确	5		
合计			100		

第四章　罐　类

第一节　平衡火罐技术

一、概述

平衡火罐，又称为平衡拔罐疗法，其罐体材质多样，包括玻璃、竹、陶土、铜等（图 4-1-1）。罐体大小及吸附时间可根据治疗需求调整，其特征是运用闪罐、揉罐、抖罐、走罐、留罐等手法，选择与病证相对应的且能达到修复病灶作用的特定部位，实施熨刮、牵拉、挤压、弹拨等物理刺激，以激发经气、温通经络、行气导滞，达到祛寒除湿、平衡阴阳，修复机体功能的功效。

平衡火罐适用范围广泛，涵盖多种疾病及亚健康状态，包括颈椎病、肩周炎、腰肌劳损、关节炎等疼痛类疾病；感冒、咳嗽、哮喘等呼吸系统疾病，胃痛、消化不良、便秘等消化系统疾病；失眠、头痛、神经衰弱等神经系统疾病。此外，平衡火罐还可用于疲劳综合征、免疫力低下、运动损伤及慢性疲劳等亚健康调理，是一种通过调节气血、疏通经络、平衡阴阳来实现治疗与保健双重效果的安全有效的中医外治疗法。

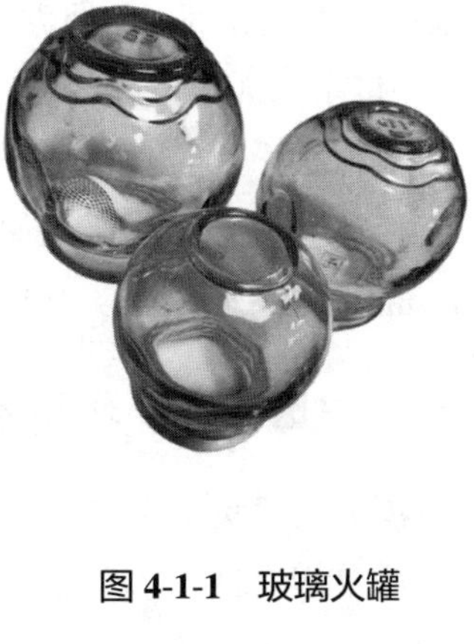

图 4-1-1　玻璃火罐

二、案例介绍

（一）病史简介

患者，女，63 岁，因“摔倒致左髋部肿胀、疼痛、活动受限 8d”于 2024 年 6 月 11 日入院就诊。

患者于 8d 前出现双下肢乏力，摔倒后出现左髋部肿胀、疼痛、活动受限，不能站立。在某三甲医院就诊后于 6 月 11 日转入我院治疗。入院症见：患者车床入科，左髋部肿胀，活动受限，诉髋部疼痛，伴气短乏力、语声低微、动则喘促，入院前腹泻迁延反复，最多 10 次 /d，稀溏便，口服益生菌、中药调理，效果欠佳，纳呆、眠差。舌淡、苔白、脉细弱。入院后 6 月 14 日患者在全麻下行左股骨粗隆间骨折切开复位内固定术。

中医诊断：①骨折病；②泄泻。

西医诊断：①左股骨粗隆间骨折；②腹泻。

（二）护理评估

望：面色萎黄，少神，神情疲惫，形体肥胖，身倦乏力，喜静。舌淡、苔白。大便溏稀，夹有不消化食物，呈淡黄色。

闻：懒言少语，语声低微，动则喘促，无异味。

问：畏寒喜暖，进食量少，乏力，不思饮食，每餐约小半碗米饭，汗少，四肢肤温凉，小便正常，大便溏稀，4~5 次 /d，伴腹胀，偶有隐痛，纳呆，听力下降，少许口干口苦，眠差（持续入睡时间不足 2~3h），髋部疼痛。

切：脉细弱。左髋部肿胀。

专科评估：布里斯托大便分类法分类为第七型，水样便；视觉模拟评分法（visual analogue scale，VAS）评分静息 4 分 / 活动 8 分。

三、中医临床护理思维与平衡火罐技术方案

泄泻亦称“腹泻”，是指排便次数增多，粪便稀薄，或泻出如水样。古人将大便溏薄者称为“泄”，大便如水注者称为“泻”。《难经》有五泄之分，谓：“泄凡有五，其名不同。有胃泄，有脾泄，有大肠泄，有小肠泄，有大瘕泄，名曰后重。”除了外感邪气、饮食生冷、劳逸所伤外，情志失调亦可引起泄泻。

《三因极一病证方论》曰“喜则散，怒则激，忧则聚，惊则动，脏气隔绝，精神夺散，必致溏泄”，而思为脾之志，思伤脾，思则气结，思虑过度不但耗伤心神，也会影响脾的运化功能。故中医治疗虚证型泄泻，多以补益脾胃，健脾止泻为法。

（一）案例辨证分析

表里：患者大便溏稀，病位在脾、胃，属里证。

寒热：患者畏寒喜暖，四肢肤温凉，属寒证。

虚实：患者食少、身倦乏力、少气懒言、面色萎黄，泄泻日久，属虚证。

病位：患者左侧股骨粗隆间骨折，大便溏稀，病位在筋骨、脾胃。

证型：脾虚湿蕴证。

护治原则：健脾益气，助运化湿。

（二）平衡火罐技术方案

1. 治疗思路　患者因行动不便需要子女照顾，又担心连累子女、孙辈的工作，内疚感过度，以致忧思伤脾，脾气受损，脾虚失运，水湿阻于胃肠，不能制水，湿注肠道，水谷精华不能输布，谷滞为积，清阳之气不升反下陷，分利无权而水湿并入大肠，遂致体倦、泄泻、食欲不振、胸腹痞满等病症。

本案例选用平衡火罐技术，选择背上督脉和膀胱经穴位。缘督脉为“阳脉之海”，调节阳经气血，总督一身之阳气，对全身阳经脉气具有统率、督促的作用。足太阳膀胱经从上到下贯通整个人体，体腔内的五脏六腑通过足太阳膀胱经脊背部的腧穴，受督脉经气的调控和支配。通过平衡火罐对督脉及膀胱经的平补平泻法刺激，达到调理脏腑气血、健运中焦、升清降浊、化湿助运的治疗目的，从而控制泄泻的症状。

2. 治疗方案

（1）取穴与疗程：背部平衡火罐平补平泻法治疗。1 次 /3d，4 次为一个疗程。嘱患者注意营养，坚持功能锻炼。

（2）操作方案：依次进行闪罐（重点处理肝、脾投影区，以肝俞、脾俞为要穴）、揉罐、抖罐、走罐（使用平补平泻法，顺经络走向、速度缓慢）、留罐（将火罐留于膀胱经俞穴上，包括肺俞、心俞、肝俞、脾俞、肾俞）操作。

（三）疾病转归

治疗 1 次后，患者泄泻、焦虑有所缓解，第 3 次治疗后各症状明显减轻，第 4 次治疗后泄泻痊愈，SAS 评分为 47.5 分，显示无焦虑。

四、平衡火罐技术操作

（一）评估

1. 评估病室环境，保证温湿度适宜，病室整洁、光线明亮。

2. 评估患者情况，包括主要症状、既往史、过敏史、舌苔脉象、血液疾病史，有无出血病史或出血倾向、哮喘病史及是否妊娠或月经期，对疼痛的耐受程度；患者体质及拔罐部位的皮肤情况；对拔罐操作的接受程度。

（二）告知

1. 告知患者拔罐作用、目的及操作方法过程。

2. 告知患者由于罐内空气负压吸引的作用，局部皮肤会出现与罐口大小相当的紫红色瘀斑，此为正常表现，数日方可消除。治疗当中如果出现不适，及时通知医护人员。

3. 告知患者拔罐过程中如出现小水疱不必处理，可自行吸收，如水疱较大，医护人员会做相应处理。

（三）用物准备

治疗盘、火罐 8~10 个、95% 乙醇棉球、灭火广口瓶（内盛 1/2 清水）、酒精灯或打火机、持物钳、跌打万花油或其他润滑油、速干型手消毒液、纸巾或纱块、大毛巾 3 条、污物桶，必要时备屏风。

（四）操作步骤

1. 核对医嘱，根据拔罐部位选择火罐的大小及数量，检查罐口周围是否光滑，有无缺损裂痕。嘱患者排空二便，做好解释。

2. 备齐用物，携至床旁，再次核对确认患者身体情况及拔罐部位。

3. 协助患者取合理、舒适体位。

4. 充分暴露拔罐部位，注意保护隐私及保暖。

5. 平衡火罐分为6个步骤，即闪罐、揉罐、抖罐、走罐、留罐、起罐。

（1）闪罐：分别在左侧膀胱下方（腰部）、右侧膀胱上方（肩部）各方吸1火罐，沿着两侧膀胱经，左上右下方向闪罐3个来回（图4-1-2）。

（2）揉罐：在背部两侧膀胱经分别揉罐3个来回，先近侧再远侧（图4-1-3）。

（3）抖罐：涂少量润滑油于背部，沿膀胱经循经走向“N”形抖罐3遍，吸力适中，以皮肤起红晕为度（图4-1-4）。

（4）走罐：沿督脉及膀胱经走向推罐3个来回，推罐吸力适中，顺序为先中间、后两边，以皮肤起红晕为度（图4-1-5）。

（5）留罐：吸干背部油液，将火罐留于膀胱经腧穴上，并保持一定间距（4~7cm），一般不超过5min（图4-1-6）。

（6）起罐：一手持罐体，另一手拇指按压罐口皮肤，待空气进入，左右抖动揉压罐口即可起罐。不可硬行上提或旋转提拔，用纱块或纸巾清洁皮肤，再隔毛巾手掌按揉舒缓背部（图4-1-7）。

6. 观察及询问　观察火罐吸附情况和皮肤颜色，询问患者有无不适，发现异常立即停止操作，通知医生。

7. 健康宣教　拔罐后可饮一杯温开水，夏季拔罐部位忌风扇或空调直吹，注意保暖，饮食清淡。

8. 整理　操作完毕，协助患者整理衣着，安置舒适体位，整理床单位。

9. 记录　记录拔罐部位、方法、留置时间及患者皮肤情况，并签名。

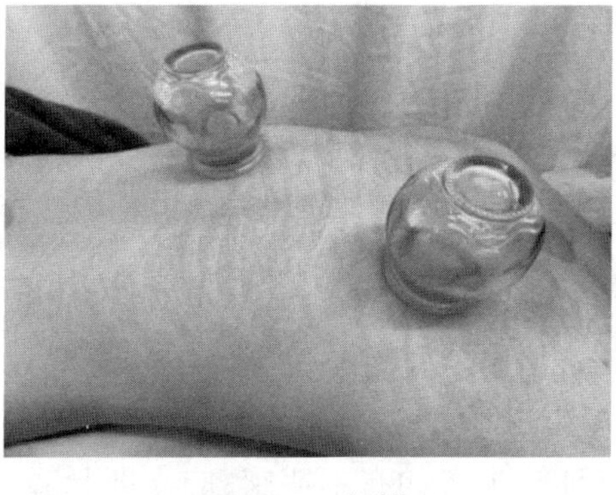

图4-1-2　闪罐

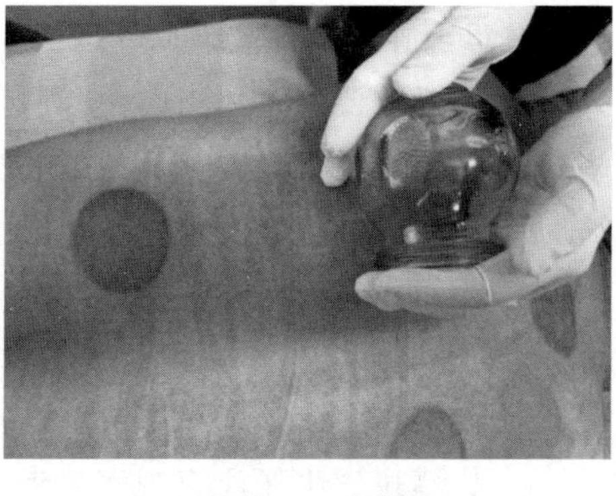

图4-1-3　揉罐

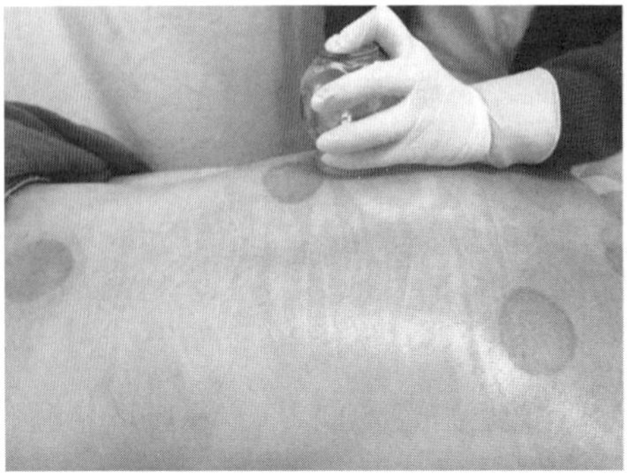

图 4-1-4　抖罐

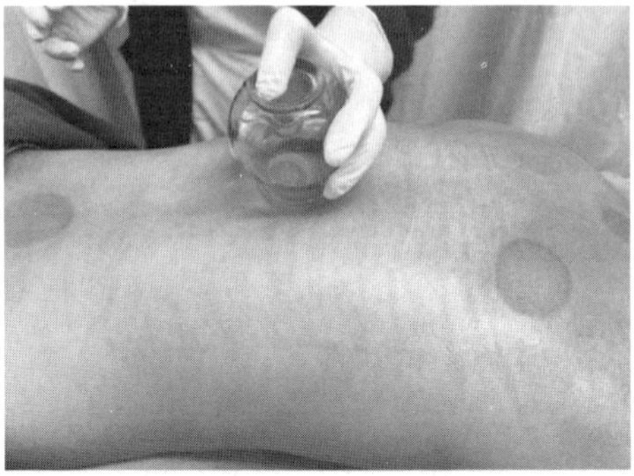

图 4-1-5　走罐

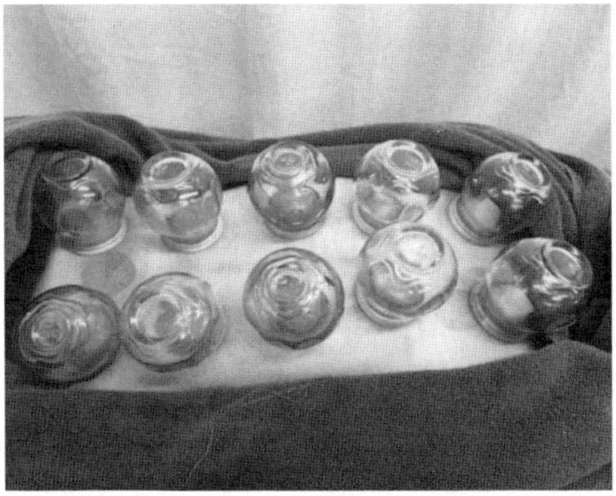

图 4-1-6　留罐

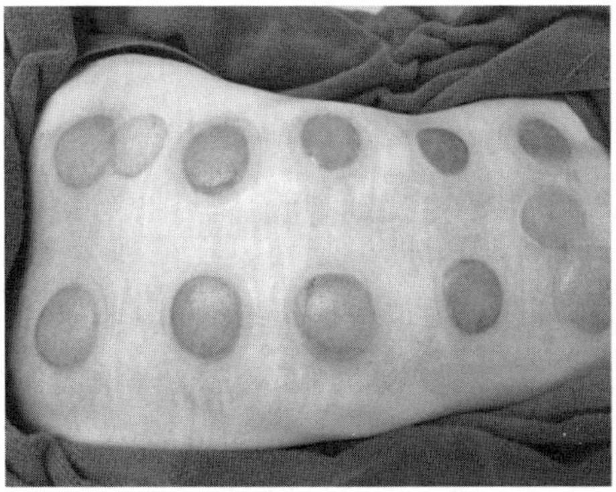

图 4-1-7　起罐

（五）注意事项

1. 凝血机制障碍、呼吸衰竭、重度心脏病、严重消瘦，孕妇的腹部、腰骶部及严重水肿等不宜拔罐。

2. 拔罐时要选择适当体位和肌肉丰满的部位，骨骼凹凸不平及毛发较多、大血管分布丰富的部位不宜进行拔罐。

3. 过度疲劳、过饥、过饱、过渴及醉酒状态不宜使用此法。

4. 根据不同部位选择大小合适的罐，检查罐口周围是否光滑，罐体有无裂痕。

5. 面部、儿童、年老体弱者拔罐的吸附力不宜过大。

6. 拔罐过程中要注意观察患者的反应，患者如有不适感，应立即起罐；严重者可让患者平卧，保暖并饮热水或糖水，还可揉内关、合谷、太阳、足三里等穴。

7. 起罐后，皮肤会出现与罐口大小相当的紫红色瘀斑，为正常表现，数日方可消除。如出现小水疱不必处理，可自行吸收，如水疱较大，消毒局部皮肤后，用注射器吸出液体，覆盖消毒敷料。

8. 使用的乙醇棉球充分拧干，勿在身体上方点火，谨防乙醇溶液滴落烫伤，注意防火。

（六）操作流程

平衡火罐技术操作流程见图 4-1-8。

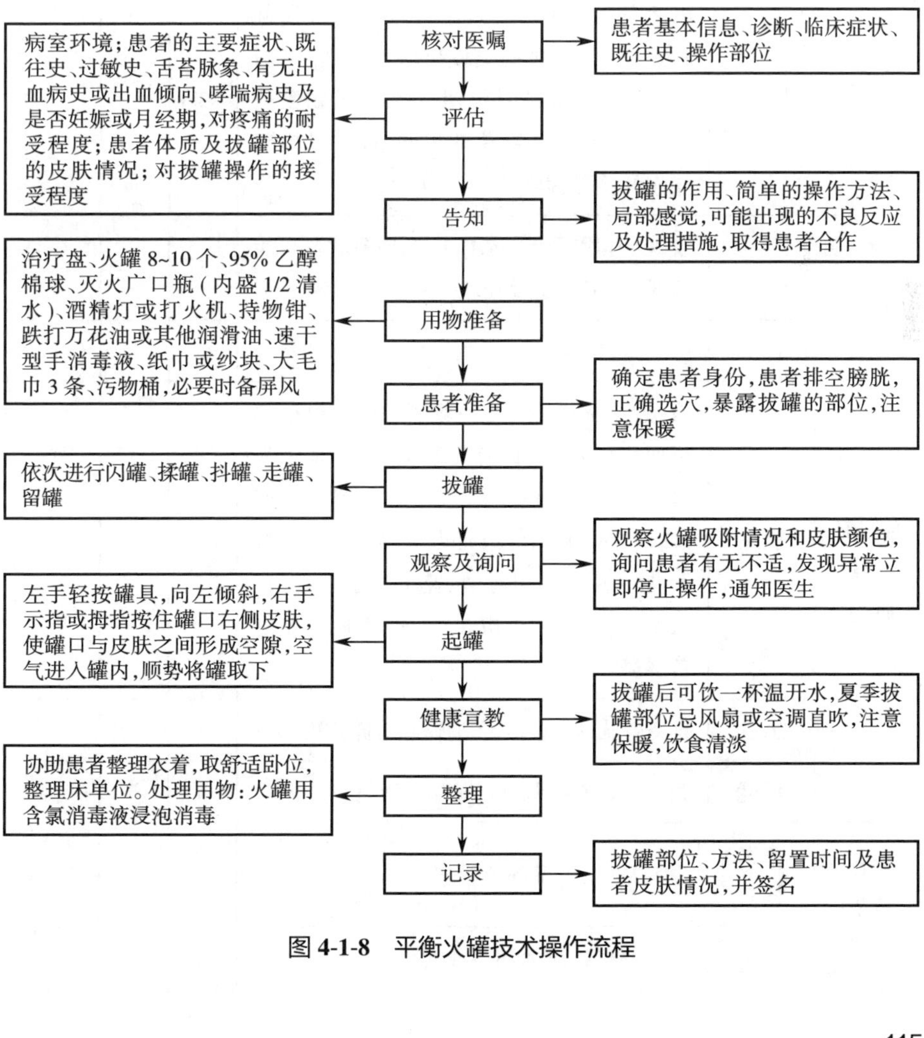

图 4-1-8 平衡火罐技术操作流程

（七）评分标准

平衡火罐技术评分标准见表 4-1-1。

表 4-1-1 平衡火罐技术评分标准

项目		要求	分值	扣分	说明
核对医嘱（5 分）		患者基本信息、诊断、临床症状、既往史、操作部位	5		
评估（5 分）		病室环境：温湿度适宜，病室整洁、光线明亮	2		
		患者的主要症状、既往史、过敏史、舌苔脉象，有无出血病史或出血倾向、哮喘病史及是否妊娠或月经期，对疼痛的耐受程度，体质及拔罐部位的皮肤情况，对拔罐操作的接受程度	3		
告知（5 分）		拔罐的作用、简单的操作方法、局部感觉，可能出现的不良反应及处理措施，取得患者合作	5		
操作前准备（15 分）	护士	洗手，戴口罩	2		
	物品	治疗盘、火罐数个（一般 8~10 个，根据部位而定，检查火罐有无缺损、罐口是否光滑）、95% 乙醇棉球、灭火广口瓶（内盛 1/2 清水）、酒精灯或打火机、持物钳、跌打万花油或其他润滑油、速干型手消毒液、纸巾或纱块、大毛巾 3 条、污物桶，必要时备屏风	6		
	患者	排空膀胱，取合理、舒适体位，暴露拔罐部位	4		
	环境	关门窗，拉屏风，调节室温	3		
操作流程（50 分）	再次核对	患者身份、拔罐部位或穴位	5		
	定位	正确选择拔罐的部位或穴位	5		

续表

<table>
<tr><th colspan="2">项目</th><th>要求</th><th>分值</th><th>扣分</th><th>说明</th></tr>
<tr><td rowspan="9"></td><td rowspan="5">拔罐方法</td><td>闪罐：在背部两侧膀胱经分别闪罐3个来回</td><td>3</td><td></td><td></td></tr>
<tr><td>揉罐：在背部两侧膀胱经分别揉罐3个来回</td><td>3</td><td></td><td></td></tr>
<tr><td>抖罐：涂少量润滑油于背部，沿膀胱经循经走向“N”形抖罐3遍，吸力适中，以皮肤起红晕为度</td><td>3</td><td></td><td></td></tr>
<tr><td>走罐：沿督脉及膀胱经走向推罐3个来回，推罐吸力适中，顺序为先中间、后两边，以皮肤起红晕为度</td><td>3</td><td></td><td></td></tr>
<tr><td>留罐：吸干背部油液，将火罐留于膀胱经腧穴上，并保持一定间距（4~7cm），一般不超过5min</td><td>8</td><td></td><td></td></tr>
<tr><td>时间</td><td>时间合理</td><td>3</td><td></td><td></td></tr>
<tr><td>观察及询问</td><td>火罐吸附情况和皮肤颜色，询问患者有无不适，发现异常立即停止操作，通知医生</td><td>5</td><td></td><td></td></tr>
<tr><td>起罐</td><td>起罐手法正确，不硬行上提或旋转提拔</td><td>7</td><td></td><td></td></tr>
<tr><td>健康宣教</td><td>拔罐后可饮一杯温开水，夏季拔罐部位忌风扇或空调直吹，注意保暖，饮食清淡</td><td>5</td><td></td><td></td></tr>
<tr><td rowspan="3">操作后（10分）</td><td>整理</td><td>协助患者整理衣着，取舒适卧位，整理床单位</td><td>2</td><td></td><td></td></tr>
<tr><td>处置</td><td>处理用物：火罐用含氯消毒液浸泡消毒</td><td>3</td><td></td><td></td></tr>
<tr><td>记录</td><td>记录拔罐部位、留置时间及患者皮肤情况，并签名</td><td>5</td><td></td><td></td></tr>
<tr><td rowspan="2">评价（10分）</td><td>技能</td><td>整体操作流畅、熟练</td><td>4</td><td></td><td></td></tr>
<tr><td>理论</td><td>对于提问回答全面、正确</td><td>6</td><td></td><td></td></tr>
<tr><td colspan="3">合计</td><td>100</td><td></td><td></td></tr>
</table>

第二节　火龙罐技术

一、概述

火龙罐（图 4-2-1~ 图 4-2-3）是集推拿、刮痧、艾灸于一体，结合点、振、扣、捻、推、揉、按、拨、熨、烫十种手法的中医特色治疗工具。火龙罐以其独特设计的罐口及手法进行运罐，运罐过程中大小鱼际在施治部位进行推拿按摩，兼以艾灸的近红外光辐射的电磁波和光电的作用，达到调理脏腑、疏通经络、行气活血、滑利关节、温补阳气的目的。

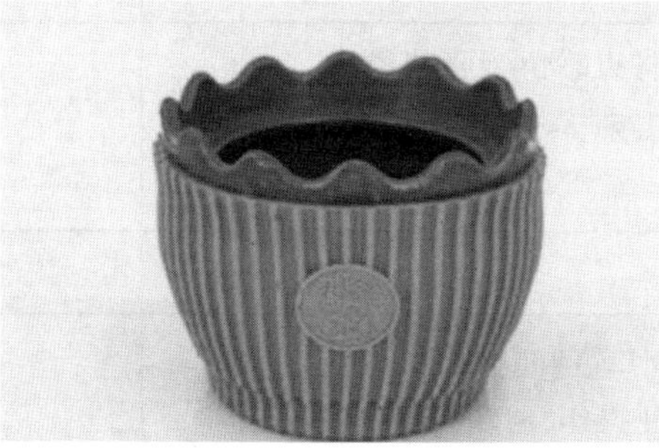

图 4-2-1　大火龙罐

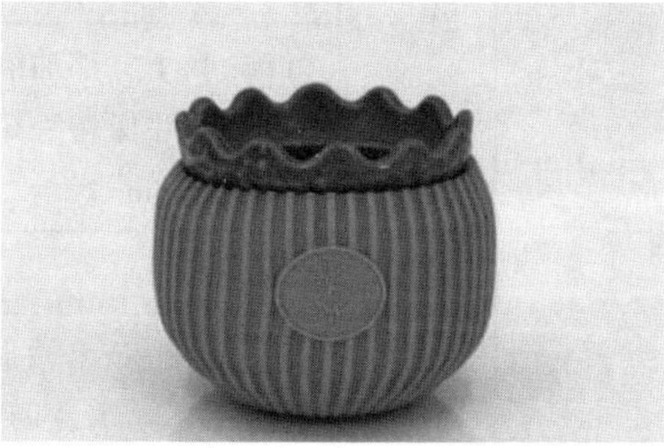

图 4-2-2　中火龙罐

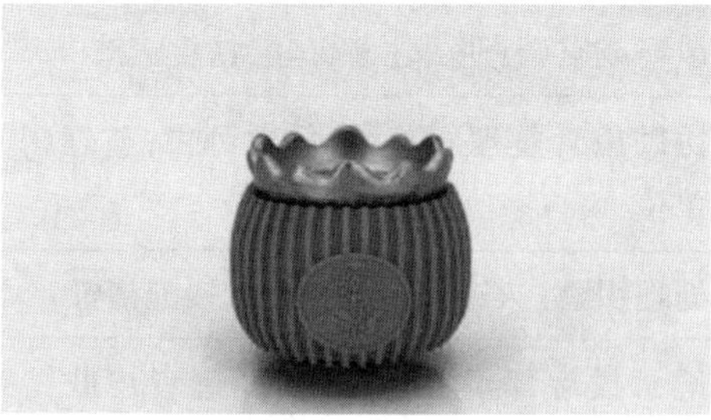

图 4-2-3　小火龙罐

适用于各种风、寒、湿、痹所致的脊柱软组织损伤类疾病、腰背部肌肉损伤、面神经损伤，如颈椎病、腰椎间盘突出症、强直性脊柱炎、急性腰扭伤、局部肌肉拉伤、关节炎症或肿痛、面神经麻痹等；胃肠类疾病，如便秘、便溏、腹胀、消化不良；妇科疾病，如月经不调、痛经、带下病等。

二、案例介绍

（一）病史简介

患者，女，31 岁，因“口角歪斜 20 余 d”于 2021 年 1 月 20 日初诊。

患者于 2020 年 12 月 23 日搭乘公交车出现头晕、汗出、呕吐，后再乘摩托车受风，继而出现口角歪斜、流涎，双眼不自主流泪，眼睑闭合不全，示齿不能，鼓腮漏气，左侧额纹消失，伴面部麻木、味觉减退等症状，休息后无缓解，遂至外院门诊就诊，诊断为“周围性面神经麻痹”，予激素抗炎、营养神经、护胃等治疗，症状无明显改善。后至外院门诊行针灸治疗 20d 左右，症状改善缓慢。本次就诊时症见：神志清楚，倦怠，左侧眼睑闭合不全，示齿不能，左侧未见额纹；口角向右侧歪斜，右鼻唇沟右偏，左侧鼓腮漏气，伸舌右偏；舌淡暗有齿印，苔薄黄腻，脉濡。

中医诊断：面瘫。

西医诊断：特发性面神经麻痹。

（二）护理评估

望：面色稍黄，皮肤油腻，满脸暗疮，形态自如，舌淡暗有齿印，苔薄黄腻。

闻：无咳嗽、无异味。

问：发病时因头晕、汗出、呕吐后乘摩托车吹风出现症状，现面部感觉减退，味觉减退，双眼不自主流泪，平素怕冷怕风，易汗出，纳可，眠差。

切：左侧颊部疼痛，麻木感，脉濡。

专科评估：左眼闭合不全，露白约 3mm，左侧额纹消失，鼻唇沟变浅，外耳道及耳周未见疱疹，抬眉、皱眉、露齿、鼓腮、吹哨动作完成欠佳，舌前 2/3 味觉减退，耳前耳后无疼痛。符合左侧周围性面瘫表现。

心理评估：患者因治疗时间长，担心预后，缺乏信心，就诊前几天心理压力大、失眠，焦虑状态。

三、中医临床护理思维与火龙罐技术方案

面瘫是以口眼向一侧歪斜为主症的病证，常指特发性面神经麻痹，又

称面神经炎、贝尔麻痹，中医称“口僻”“口眼歪斜”，是最常见的面神经疾病，发病率为（11.5~53.3）/10 万人。本病是因茎乳孔内面神经非特异性炎症所致的周围性面瘫，以患侧面部表情肌瘫痪为主要表现，显著影响患者容貌、个人尊严和社会形象。西医治疗以糖皮质激素、神经营养剂、抗病毒、护眼、神经康复治疗为主。轻中度患者大多经过 2 周至 3 个月的治疗可以基本痊愈，但有 1/3 以上中度和重度患者会残留程度不等的后遗症。

《灵枢 · 经筋》曰“足之阳明，手之太阳，筋急则口目为噼”。《诸病源候论 · 偏风口候》认为“偏风口，是体虚受风，风入于夹口之筋也。足阳明之筋，上夹于口，其筋偏虚，而风因乘之，使其经筋偏急不调，故令口僻也”。中医认为劳作过度、正气不足致脉络空虚，风寒邪气乘虚而入面部经络，致气血痹阻、经筋功能失调是本病的病机，与太阳、阳明经密切相关。

（一）案例辨证分析

表里：患者为风邪外袭面部少阳、阳明脉络，属表证。

寒热：舌淡暗有齿印，脉濡，苔薄黄腻，属寒热夹杂。

虚实：风邪外袭面部太阳、阳明脉络，经筋失于濡养，舌淡暗有齿印，脉濡，属虚实夹杂。

病位：病在太阳经、阳明经为主，与肝、脾密切相关。

证型：风寒袭络，肝郁脾虚证。

护治原则：散寒通络，疏肝健脾。

（二）火龙罐技术方案

1. 治疗思路　患者发病节气在冬至，于汗出、呕吐，脉络空虚、腠理疏松之时，乘坐摩托车受风寒之邪，有明确的感受外邪病史；舌淡暗有齿印，脉濡，为寒湿之象，苔薄黄腻则兼有内热。发病地处岭南，冬季寒邪多夹湿，故发病时为风寒湿邪相裹，而患者体内素有痰湿，寒邪化热，故见内有痰热之征象，此为典型的岭南疾病特点。足太阳、足阳明经筋分别为“目上网”和“目下网”，患者左眼闭合不全与之相关；口颊部为手太阳和手、足阳明经筋所主，故口角向右侧歪斜，右鼻唇沟右偏，左侧鼓腮漏气，伸舌右偏责之于此三条经筋。故治疗上应散寒通络，疏肝健脾，重点处理手太阳经及手、足阳明经，宜选择具有温通调补功效的中医护理技术。

火龙罐集推拿、刮痧、艾灸于一体，艾灸可温化寒湿，推拿可疏调经筋，刮痧可祛外邪，故为本案例选用技术。面部火龙罐治疗取局部穴位，以手、足太阳及阳明经穴为主，选用攒竹、鱼腰、阳白、四白、颧髎、颊车、地仓，配风池、风府以散寒邪；背部火龙罐治疗则作用于足太阳膀胱经，重点处理肝脾投影区以调理肝脾，匡扶正气。

2. 治疗方案

（1）面部火龙罐治疗：选用小罐，每次 30min，1 次 /d，7 次为一个疗程。取艾草精油涂抹面部按摩至微微发热，运罐先患侧面部再健侧面部，选穴及运罐路线如下：①承浆—颊车—翳风—风池；②地仓—牵正；③水沟—巨髎—颧髎—上关；④迎香—上关—听宫—听会；⑤鼻通—四白；⑥睛明—攒竹—鱼腰—阳白—太阳；⑦印堂—头维。

（2）背部火龙罐治疗：选用大罐，每次 30min，1 次 /d，7 次为一个疗程。取艾草精油薄涂背部皮肤，双手持罐，在足太阳膀胱经来回摇运，重点处理肝脾投影区，以膈俞、肝俞、胆俞、脾俞、胃俞为要穴。

（三）疾病转归

治疗一周后，患者左侧眼睑闭眼完全，无露白；鼓腮时口角向右侧歪斜明显改善，无漏气；左侧额纹恢复，面部麻木感消失。焦虑情绪明显减轻，掌握面瘫的调养方法。

四、火龙罐技术操作

（一）评估

1. 评估病室环境，保证温湿度适宜，病室整洁、光线明亮。

2. 评估患者情况，包括主要症状、既往史、过敏史、舌苔脉象，是否妊娠或月经期，有无出血疾病史及出血倾向、哮喘病史，对疼痛、热力、气味的耐受程度，患者体质及施灸处皮肤。

（二）告知

1. 告知患者火龙罐的治疗作用、操作方法，取得患者合作，嘱患者排空二便。

2. 告知患者治疗部位的皮肤有轻微疼痛、灼热感，施罐后局部皮肤可能会出现瘀斑，为正常现象，治疗过程中出现头晕、眼花、恶心、心慌出汗等不适现象及时告知医护人员。

（三）用物准备

治疗盘、火龙罐（根据治疗部位选择大、中、小罐）、艾条（根据罐的规格选择艾条）、打火枪、吹气球 / 鼓风机、润滑油或对症精油、纸巾、大毛巾、计时器、镊子、艾灰收集杯（内装水）、移动抽烟机、污物桶、速干型手消毒液。

（四）操作步骤

1. 核对医嘱，评估患者，做好解释。

2. 备齐用物，检查罐口边缘有无缺损，防止破碎，携至床旁。

3. 准备好移动抽烟机，协助患者取合理体位，暴露治疗部位，注意保护隐私及保暖，局部抹上润滑油或对症精油。

4. 将合适型号的艾条（图 4-2-4）插入罐中，点燃艾条（图 4-2-5），打火枪火焰对准艾条圆边和中心，防止火焰过大烧到罐口。用吹气球吹艾条，直至艾条火头均匀点燃，测罐口温度是否过高。

5. 运罐施灸。单手或双手持罐，小罐单手持罐（图 4-2-6），中罐和大罐双手持罐（图 4-2-7），手掌的小鱼际先接触皮肤然后再落罐，运用点、振、扣、捻、推、揉、按、拨、熨、烫等不同手法正旋、反旋、摇拨、摇振罐体作用于治疗部位的皮肤肌肉组织。运罐过程中不能在局部停留，以免造成烫伤。

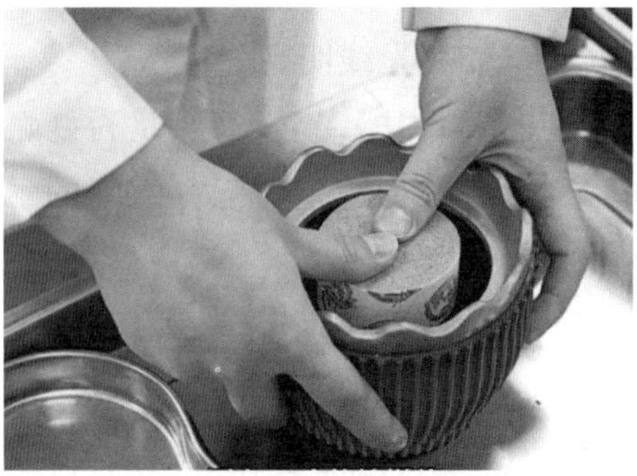

图 4-2-4　插入艾条

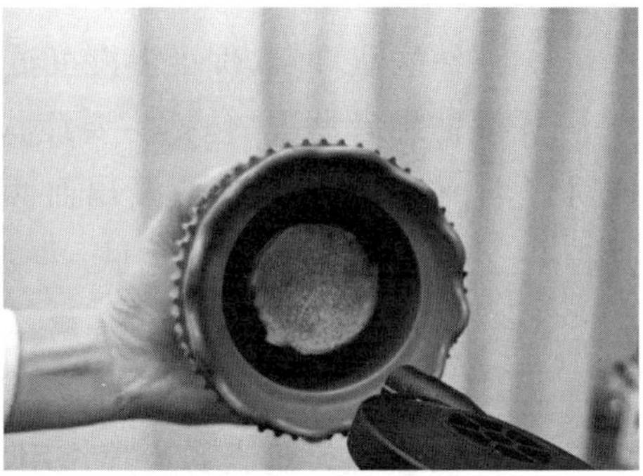

图 4-2-5　点燃艾条

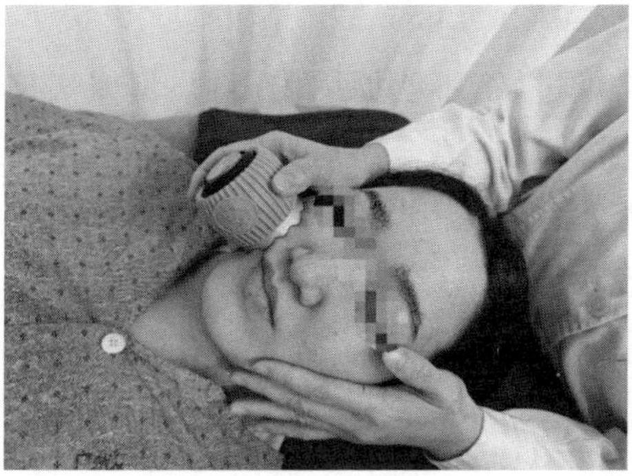

图 4-2-6　面部火龙罐治疗

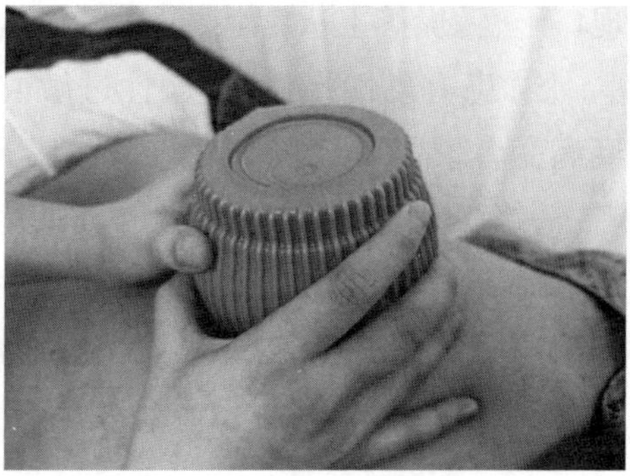

图 4-2-7　背部火龙罐治疗

6. 小罐每部位施灸 20~30min，中罐和大罐每部位施灸 30min，至皮肤微微发红发热，具体视疾病情况而定。

7. 及时用吹气球或鼓风机将艾灰清理到艾灰收集杯内，防止掉落灼伤皮肤。

8. 施灸结束，立即用镊子将剩余艾条清理到艾灰收集杯内熄灭，将火龙罐放置在配套的托盘上，盘内垫湿巾，等待罐体冷却后再清洗消毒，避免罐体炸裂。

9. 观察及询问　观察患者局部皮肤部位及病情变化，运罐施灸过程中询问患者有无不适，并注意保暖。

10. 健康宣教　注意保暖，避免受凉，4h 内勿冲凉或游泳。若出现口干、舌燥等上火症状，可适饮淡盐水一杯或多饮温开水。

11. 整理　整理患者衣物及床单位，取舒适体位，清理用物，处理垃圾。

12. 记录　记录治疗时间、部位，患者皮肤情况，并签名。

（五）注意事项

1. 注意不同规格的火龙罐持罐手法及要点，运罐时注意使皮肤放松。不熟练者需逐步徒手练习、持罐练习、燃艾练习。

2. 点火时避免烧到罐口，注意做好一摸、二测、三观察。

3. 操作过程中注意把控罐温，注意施灸量和火候，避免过度和不正规晃动，以免艾条脱落、艾灰脱落，引起烫伤。运罐时手法连续，不能停留，以免造成烫伤。

4. 治疗结束后嘱患者注意保暖，避免受凉，4h 内勿冲凉或游泳。若出现口干、舌燥等上火症状，可适饮淡盐水一杯。

5. 患有急性疾病、接触性过敏或艾烟过敏、不明原因内出血、糖尿病神经病变者，孕妇腰骶部和腹部慎用；严重外伤未缝合伤口局部、传染性疾病者、情绪激动者、精神病患者、醉酒者、吸毒人员禁用。

6. 治疗后，如局部出现小水疱，无须处理，自行吸收。如水疱较大，用无菌注射器抽出疱液，并以无菌纱布覆盖。

（六）操作流程

火龙罐技术操作流程见图 4-2-8。

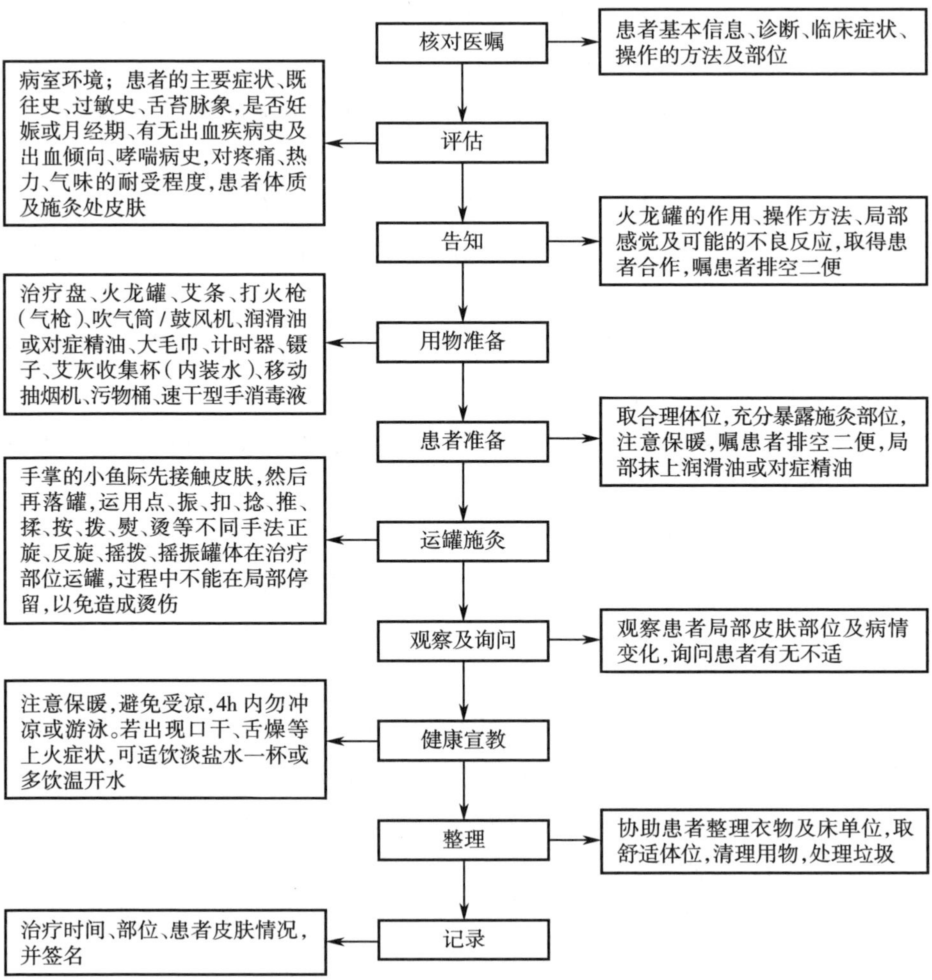

图 4-2-8　火龙罐技术操作流程

（七）评分标准

火龙罐技术评分标准见表 4-2-1。

表 4-2-1　火龙罐技术评分标准

<table>
<tr><th colspan="2">项目</th><th>要求</th><th>分值</th><th>扣分</th><th>说明</th></tr>
<tr><td colspan="2">核对医嘱
（5 分）</td><td>患者基本信息、诊断、临床症状、既往史、治疗方法、部位等</td><td>5</td><td></td><td></td></tr>
<tr><td colspan="2" rowspan="2">评估
（5 分）</td><td>病室环境：温湿度适宜，病室整洁、光线明亮</td><td>2</td><td></td><td></td></tr>
<tr><td>患者的主要症状、既往史、过敏史、舌苔脉象，是否妊娠或月经期，有无出血疾病史及出血倾向、哮喘病史，对疼痛、热力、气味的耐受程度，患者体质及拔罐处皮肤</td><td>3</td><td></td><td></td></tr>
<tr><td colspan="2">告知
（5 分）</td><td>火龙罐的作用、操作方法、局部感觉及可能的不良反应，取得患者合作，嘱患者排空二便</td><td>5</td><td></td><td></td></tr>
<tr><td rowspan="4">操作前准备
（11 分）</td><td>护士</td><td>洗手，戴口罩</td><td>2</td><td></td><td></td></tr>
<tr><td>物品</td><td>治疗盘、火龙罐、艾条、打火枪、吹气球 / 鼓风机、润滑油或对症精油、纸巾、大毛巾、计时器、镊子、艾灰收集杯（内装水）、移动抽烟机、污物桶、速干型手消毒液</td><td>3</td><td></td><td></td></tr>
<tr><td>患者</td><td>取合理体位，暴露治疗部位</td><td>3</td><td></td><td></td></tr>
<tr><td>环境</td><td>关门窗，拉屏风，调节室温，必要时打开移动抽烟机</td><td>3</td><td></td><td></td></tr>
<tr><td rowspan="5">操作流程
（56 分）</td><td>再次核对</td><td>患者身份、治疗方法及部位</td><td>5</td><td></td><td></td></tr>
<tr><td>涂抹介质</td><td>在治疗部位涂抹润滑油</td><td>2</td><td></td><td></td></tr>
<tr><td>点燃艾条</td><td>手法正确，艾条燃烧均匀，罐口温度适中</td><td>4</td><td></td><td></td></tr>
<tr><td>方法</td><td>操作方法符合要求：大罐用于腰背部；中罐用于颈肩部、腹部；小罐用于头面部、四肢、儿童</td><td>10</td><td></td><td></td></tr>
<tr><td>手法</td><td>运罐手法符合要求，清理艾灰手法符合要求</td><td>10</td><td></td><td></td></tr>
</table>

续表

项目		要求	分值	扣分	说明
	力度	力度适中，根据患者感受调整运罐力度	5		
	熄灭艾条	治疗结束，用镊子夹取剩余艾条放入艾灰收集杯内灭火，将罐放在放置在配套的托盘上冷却	5		
	时间	时间合理，小罐 20~30min，中罐或大罐 30min	5		
	观察及询问	观察患者局部皮肤部位及病情变化，询问患者有无不适，清洁皮肤	5		
	健康宣教	治疗结束后注意保暖，避免受凉，4h 内勿冲凉或游泳。若出现口干、舌燥等上火症状，可适饮淡盐水一杯或多饮温开水	5		
操作后（9 分）	整理	协助患者整理衣物及床单位，取舒适体位	2		
	处置	处理用物（火龙罐冷却后再清洗消毒），洗手	3		
	记录	记录治疗时间、部位、效果及患者反应，并签名	4		
评价（9 分）	技能	整体操作流畅、熟练	4		
	理论	对于提问回答全面、正确	5		
合计			100		

第三节 药物罐技术

一、概述

药物罐技术是将拔罐法与中药疗法相结合的一种治疗方法。以竹罐（图 4-3-1）为工具，浸入药液中煎煮，利用高热排出罐内空气造成负压，使竹罐吸附于施术部位，使局部充血、瘀血，以达到温通经络、祛风除湿、活血舒筋、散寒止痛的目的。药物罐既具有拔罐的温热刺激和机械刺激作用，又能够发挥中药的药理作用，二者协调有效促进局部血液循环，增强药物的渗透力。

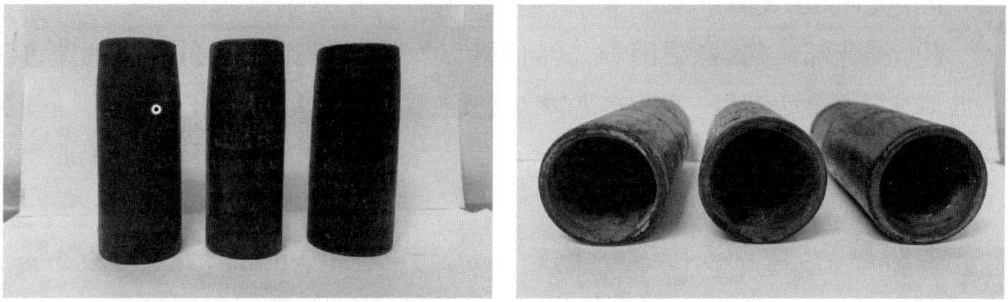

图 4-3-1　竹罐

药物罐的适应证较为广泛，因药物不同，主治病证不同，主要适用于寒证、痛证、慢性虚性疾病，比如风湿免疫类疾病引起的关节肿痛，颈、肩、背、腰、腿痛，肢体麻木，外感风寒之头痛，呕吐，泄泻，寒咳，哮喘，疮疡初期，急性腰扭伤，顽癣，毒蛇咬伤，以及经络不通和气血瘀堵的病证。

二、案例介绍

（一）病史简介

患者，女，30 岁，因“反复腰背部疼痛 3 年余，加重 2 周”于 2024 年 10 月 2 日到我院门诊就诊。

患者于 2021 年 1 月无明显诱因开始出现腰背部疼痛，夜间为甚，曾于我院门诊就诊，予塞来昔布胶囊抗炎止痛治疗后症状缓解。2024 年 2 月因疼痛加重，于我院住院治疗，诊断为“强直性脊柱炎”，予皮下注射阿达木单抗注射液，口服塞来昔布、双歧杆菌三联活菌肠溶胶囊、通痹片、南续益母颗粒等对症治疗后症状好转出院。2 周前患者因外感风寒，腰背部疼痛加重，现为进一步治疗收入我院风湿病科，入院症见：患者神清，精神可，腰背部疼痛，晨起及久坐腰背部疼痛加重，睡时翻身常可痛醒，纳可，眠差，二便调，舌淡红，苔白腻。脉弦弱。

中医诊断：大偻。

西医诊断：强直性脊柱炎。

（二）护理评估

望：患者神清，精神良好，形体中等，营养良好，舌淡红，苔白腻。

闻：无咳嗽、无异味。

问：腰背部疼痛，弯腰困难，转向不利，久站、久坐后腰背部疼痛加重，伴下肢麻木，颈部活动可，无发热恶寒、咳嗽咳痰、头晕头痛、恶心呕吐、腹胀腹痛等不适。纳可，眠差，二便调。

切：脉弦弱。

专科评估：弯腰受限，颌 - 胸距 2cm，指 - 地距 52.5cm，枕 - 墙距 5cm，胸廓活动度 3cm，Schober 试验 1cm。双下肢直腿抬高试验 60°（+），双侧骶髂关节分离试验（+）。

三、中医临床护理思维与药物罐技术方案

强直性脊柱炎（ankylosing spondylitis，AS）是一种慢性炎症性疾病，主要侵犯骶髂关节、脊柱、脊柱旁软组织及外周关节，可伴发关节外表现，严重者可发生脊柱畸形和强直，以骶髂关节及脊柱疼痛、僵直为主要症状。AS 中医病名为“大偻”，属于中医学“痹证”范畴，我国患病率约为 0.3%，男女患病比例为 2∶1~4∶1，发病年龄多为 15~40 岁，致残率高。

目前，现代医学对 AS 的病因和发病机制尚不确定，无特效治疗药物，常采用抗风湿药、非甾体抗炎药、糖皮质激素、生物制剂等以缓解患者的症状和体征，但此类药物疗程长，长期服用副作用较大，且生物制剂价格高，也存在耐药的可能。

《素问·生气通天论》曰“阳气者，精则养神，柔则养筋。开阖不得，寒气从之，乃生大偻”。人的阳气，既能养神而使精神饱满，又能养筋而使诸筋柔韧。汗孔的开闭调节失常，汗气就会随之侵入，损伤阳气，以致筋失所养，造成身体俯曲不伸。《素问·痹论》亦云：“风寒湿三气杂至，合而为痹也。其风气胜者为行痹，寒气胜者为痛痹，湿气胜者为著痹也。”寒气侵袭人体后，会导致气血凝滞，筋脉痹阻，从而引发疼痛。湿性喜下，湿浊流注于肌骨关节，则出现关节肿胀；湿浊重滞，停留腰背，筋骨活动不利，则出现腰背部僵硬。《圣济总录·腰痛门》云：“腰为肾之府……劳伤之人，肾气既衰，阳气不足，寒湿内攻，经络拘急，所以腰髋强直而痛，不能俯仰也。”综上所述，痹证的基本病机为风、寒、湿等邪气滞留肢体、筋脉、关节、肌肉，经脉闭阻，气血不通，故腰骶、臀、脊背僵硬疼痛不适为大偻患者的主要临床症状，治以补肾强督，祛寒除湿为法。

（一）案例辨证分析

表里：患者痹病日久不愈，久病耗伤正气，以致肾虚督寒，属里证。

寒热：因寒气收引，故出现弦脉，寒气阻碍中焦阳气运行，故舌淡红，苔白腻，又因阳气不舒，故出现弱脉。属寒证。

虚实：患者为青年女性，先天禀赋不足，加之后天起居不慎，感受寒湿之邪气，困于督脉，阳气不得振奋，属虚证。

阴阳：患者先天禀赋不足，阳气不得振奋，阴液不得固摄，病程迁延日久，耗气伤阴，又有痰、瘀等病理产物，病机均属阴，阴损及阳，属阴阳两虚。

病位：病在腰部、督脉，与肾密切相关。

证型：肾虚督寒证。

护治原则：补肾强督，祛寒除湿。

（二）药物罐技术方案

1. 治疗思路　患者发病节气在秋分，症见腰背部疼痛，晨起及久坐加重，睡时翻身常可痛醒，伴下肢麻木，眠差，二便调。舌淡红，苔白腻，脉弦弱，辨病属“大偻”范畴，辨证为肾虚督寒证。缘患者为青年女性，先天禀赋不足，加之久病体虚，机体防御功能低下，后天起居不慎，外感风寒之邪，困于督脉，不通则痛，则见腰部、髋部疼痛。病位在腰部、督脉，治法为补肾强督，祛寒除湿，故在外治法选择上宜选择温通祛寒的方法，治疗部位宜选腰背部经络、穴位。

督脉贯脊入脑，为阳脉之海，统领诸阳经气血，与肾经在腰部交会，通过输注肾阳之气温煦濡养脊柱关节；其主一身阳气的功能，对抵御外邪、维持机体卫外功能具有重要作用。同时，督脉与膀胱经二者阳气互通，膀胱经上分布有五脏六腑的腧穴，阳气可达五脏六腑。又因膀胱经背部腧穴分布在脊柱两侧，主治作用与脊柱联系密切，故选择督脉及膀胱经背部腧穴给予药物罐疗法以达到补肾强督，祛寒除湿的目的。

药物罐煎煮方中生草乌和川乌能祛风除湿、散寒通络止痛；杜仲和牛膝补肝肾、强筋骨；熟附子和桂枝温通经脉、散寒止痛；五加皮祛风湿、强筋骨、利水渗湿。所用药物通过拔罐的机械效应和热效应，使有效成分更好地渗透到机体组织，配合督脉（大椎、陶道、身柱、神道、灵台、筋缩、中枢、脊中、悬枢、命门、腰阳关、腰俞、长强）及膀胱经背部腧穴起到驱寒祛湿、通经络、通调肾气等功效，改善项强、胸背痛、腰骶痛等症状。

2. 治疗方案

（1）药物罐的制备

1）用具：选用质优的绿竹罐，罐高 10cm，罐壁厚 0.3cm，内口径 4cm。

2）药方：杜仲 30g，川乌 30g，生草乌 30g，五加皮 30g，熟附子 30g，牛膝 20g，桂枝 20g。

3）方法：用纱布袋将上述药物装好扎紧后置于 5L 的电饭锅中，再添加 2.5L 温开水，其中熟附子和川乌先煎 2h，余药同煎 30min，将竹罐用温水浸泡 15min 后放入已煎煮好的药液中，与药液同煮 15min。

（2）药物罐治疗

1）取穴：督脉的大椎、陶道、身柱、神道、灵台、筋缩、中枢、脊中、悬枢、命门、腰阳关、腰俞、长强；膀胱经背部腧穴。

2）疗程：每次留罐 10min。1 次 /d，连续治疗 7d 为 1 个疗程。

（三）疾病转归

11d 后患者腰背部疼痛缓解，弯腰、转向功能较前好转，掌握了强直性脊柱炎渐进性关节功能锻炼的方法。

四、药物罐技术操作

（一）评估

1. 评估病室环境，保证温湿度适宜，病室整洁、光线明亮。

2. 评估患者情况，包括主要症状、既往史、过敏史、舌苔脉象，有无出血病史或出血倾向，是否妊娠或月经期；患者体质及对疼痛的耐受程度；拔罐部位的皮肤情况；对拔罐操作的接受程度。

（二）告知

1. 告知患者拔罐的作用、操作方法，留罐时间一般为 10min。应考虑个体差异，儿童酌情递减。

2. 告知患者由于罐内空气负压吸引的作用，局部皮肤会出现与罐口大小相当的淡红色或紫红色瘀斑，此为正常表现，数日可消除。治疗当中如果出现不适，及时通知医护人员。

3. 告知患者拔罐过程中如出现小水疱不必处理，可自行吸收，如水疱较大，医护人员会做相应处理。

（三）用物准备

煮锅、药液、竹罐、毛巾、三叉钳、治疗盘、纱块、速干型手消毒液、污物桶，必要时备屏风、毛毯。

（四）操作步骤

1. 核对医嘱，评估患者，做好解释。

2. 准备药罐。检查竹罐有无缺损、裂缝，将竹罐放入中药中煮沸 10~15min（图 4-3-2）。并待水温降至 55~60℃（冬天可为 60~65℃）备用。

3. 备齐用物，携至床旁。松开患者衣着，取舒适体位，注意保护隐私及保暖。

4. 取穴及定位（图 4-3-3），进行操作部位皮肤清洁。

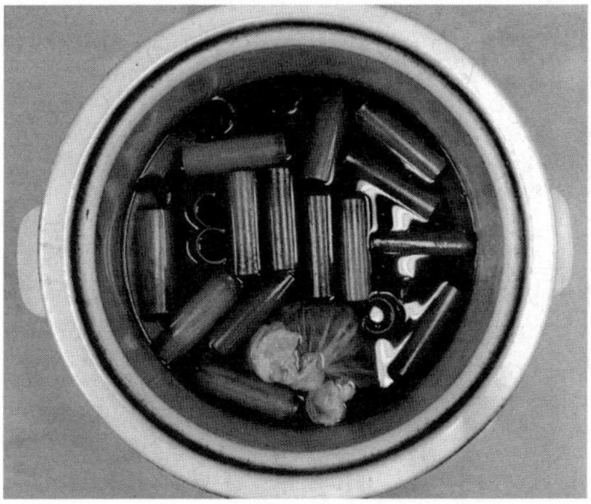

图 4-3-2　煮罐

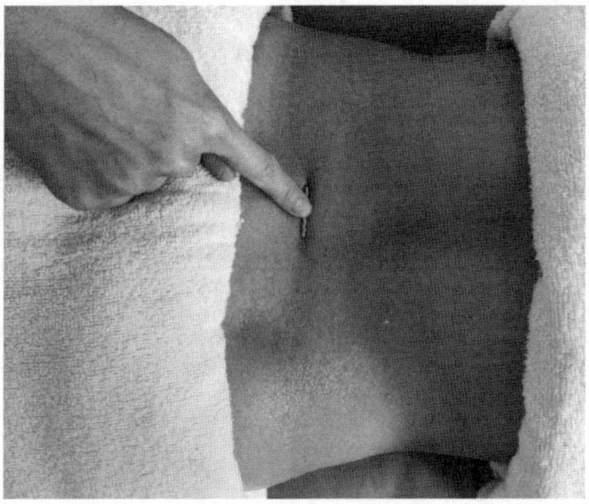

图 4-3-3　定穴

5. 用三叉钳夹出煮好的竹罐，置于铺有干毛巾的盘子上，罐口紧扣毛巾，并拍打毛巾数下（一般 6~7 下），快速甩去罐内残余热水（图 4-3-4），操作前放至操作者手背上试温，将罐移至选定的穴位（图 4-3-5），紧压数秒待吸牢后松手。

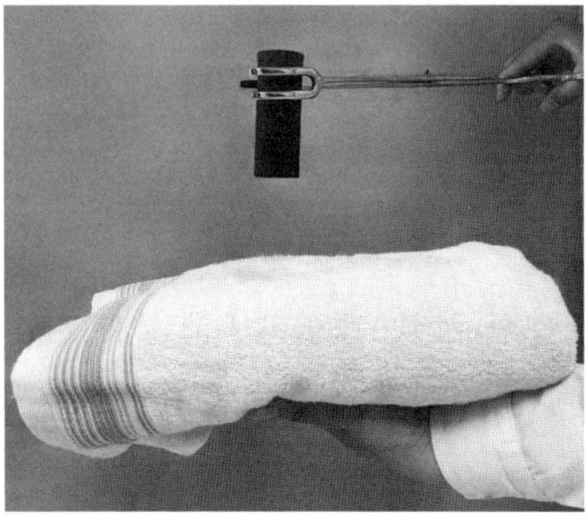

图 4-3-4　甩罐

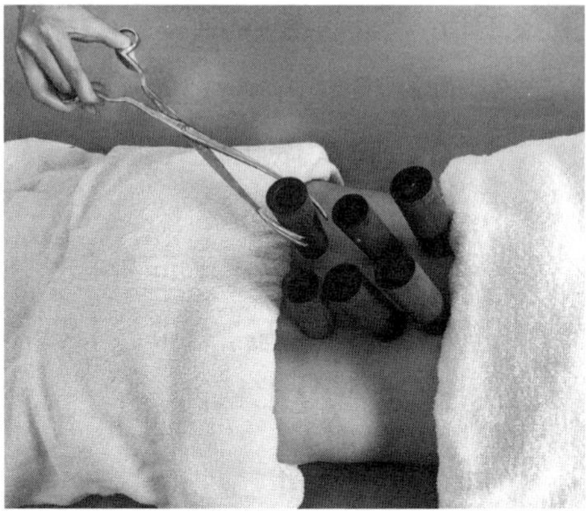

图 4-3-5　留罐

6. 询问患者有无不适反应，随时检查罐口吸附情况，告知患者留罐时间为 10min，如有不适及时告知。

7. 起罐。一手夹持罐体，另一手拇指按压罐口皮肤，使空气进入罐内，即可顺利起罐，用纱布轻拭表面药渍。

8. 观察及询问　观察竹罐吸附情况和皮肤颜色，询问患者有无不适，发现异常立即停止操作，通知医生。

9. 健康宣教　拔罐后 30min 内不宜洗澡，建议饮温开水 200ml，夏季拔罐部位忌风扇或空调直吹。

10. 整理　协助患者整理衣着，取舒适卧位，整理床单位。处理用物：竹罐用含氯消毒液浸泡消毒。

11. 记录　记录拔罐部位、留罐时间、局部反应、评价疗效，并签名。

（五）注意事项

1. 凝血机制障碍、呼吸衰竭、重度心脏病、严重消瘦者，孕妇的腹部、腰骶部及严重水肿者等不宜拔罐。

2. 告知患者治疗过程中如觉局部疼痛、发烫等不适症状请及时告知医护人员。

3. 治疗过程中医护人员应及时巡视，注意观察患者的反应，患者如有不适感，应立即起罐；严重者可让患者平卧，保暖并饮热水或糖水，还可揉内关、合谷、太阳、足三里等穴。

4. 起罐后，皮肤会出现与罐口大小相当的淡红色或紫红色瘀斑，为正常表现，数日方可消除。如出现小水疱不必处理，可自行吸收，如水疱较大，消毒局部皮肤后，用注射器吸出液体，覆盖消毒敷料。

5. 嘱患者保持体位相对固定；保证罐口光滑无破损。

6. 药罐拔罐后 30min 内不宜洗澡，建议饮温开水 200ml。

（六）操作流程

药物罐技术操作流程见图 4-3-6。

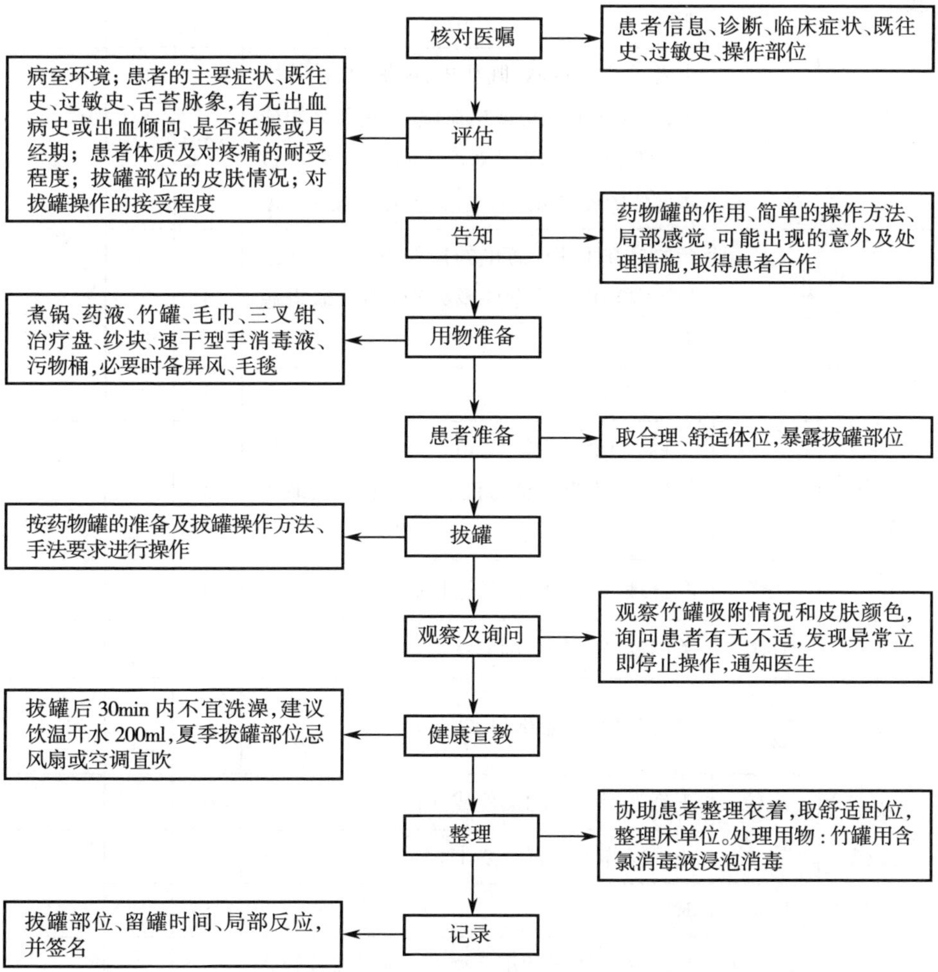

图 4-3-6　药物罐技术操作流程

（七）评分标准

药物罐技术评分标准见表 4-3-1。

表 4-3-1　药物罐技术评分标准

<table>
<tr><th colspan="2">项目</th><th>要求</th><th>分值</th><th>扣分</th><th>说明</th></tr>
<tr><td colspan="2">核对医嘱
（5 分）</td><td>患者基本信息、诊断、临床症状、既往史、操作部位等</td><td>5</td><td></td><td></td></tr>
<tr><td colspan="2" rowspan="2">评估
（5 分）</td><td>病室环境：温湿度适宜，病室整洁、光线明亮</td><td>2</td><td></td><td></td></tr>
<tr><td>患者的主要症状、既往史、过敏史、舌苔脉象，有无出血病史或出血倾向，是否妊娠或月经期；患者体质及对疼痛的耐受程度；拔罐部位的皮肤情况；对拔罐操作的接受程度</td><td>3</td><td></td><td></td></tr>
<tr><td colspan="2">告知
（5 分）</td><td>药物罐的作用、简单的操作方法、局部感觉，可能出现的意外及处理措施，取得患者合作</td><td>5</td><td></td><td></td></tr>
<tr><td rowspan="4">操作前准备
（15 分）</td><td>护士</td><td>洗手，戴口罩</td><td>4</td><td></td><td></td></tr>
<tr><td>物品</td><td>煮锅、药液、竹罐、毛巾、三叉钳、治疗盘、纱块、速干型手消毒液、污物桶，必要时备屏风、毛毯</td><td>5</td><td></td><td></td></tr>
<tr><td>患者</td><td>取合理、舒适体位，暴露拔罐部位</td><td>4</td><td></td><td></td></tr>
<tr><td>环境</td><td>关门窗，拉屏风，调节室温</td><td>2</td><td></td><td></td></tr>
<tr><td rowspan="5">操作流程
（50 分）</td><td>再次核对</td><td>患者身份、拔罐部位或穴位</td><td>6</td><td></td><td></td></tr>
<tr><td>定位</td><td>正确选择拔罐的部位或穴位</td><td>10</td><td></td><td></td></tr>
<tr><td>方法</td><td>拔罐操作方法符合要求</td><td>10</td><td></td><td></td></tr>
<tr><td>时间</td><td>时间合理</td><td>5</td><td></td><td></td></tr>
<tr><td>观察及询问</td><td>竹罐吸附情况和皮肤颜色，询问患者有无不适，发现异常立即停止操作，通知医生</td><td>7</td><td></td><td></td></tr>
</table>

续表

项目		要求	分值	扣分	说明
	健康宣教	拔罐后 30min 内不宜洗澡，建议饮温开水 200ml，夏季拔罐部位忌风扇或空调直吹	7		
	起罐	起罐手法正确，不硬行上提或旋转提拔	5		
操作后（10 分）	整理	协助患者整理衣着，取舒适卧位，整理床单位	3		
	处置	处理用物：竹罐用含氯消毒液浸泡消毒	3		
	记录	记录拔罐部位、留置时间、治疗效果及患者反应，并签名	4		
评价（10 分）	技能	整体操作流畅、熟练	5		
	理论	对于提问回答全面、正确	5		
合计			100		

第四节　五行能量罐技术

一、概述

五行能量罐是根据中医五行理论和现代纳米技术研制出的新型罐。其采用负离子能量陶土烧制和特殊的磁化水制成，磁化程度不同所制作出的罐体疗效不同，因此用五色罐体区分以对应五脏（图 4-4-1）。五行能量罐既保留普通火罐技术的负压效应，也通过罐顶凹槽加热产生远红外线，激发负离子释放，增强血管通透性，加强新陈代谢，具有逐寒祛湿、疏通经络、祛除瘀滞、行气活血、消肿止痛、拔毒泻热，调整人体阴阳平衡、解除疲劳、增强体质等功效。

五行能量罐技术适用于呼吸系统疾病如感冒、咳嗽、哮喘等；消化系统疾病如胃痛、腹痛、腹泻、消化不良、饮食不佳、便秘等；代谢、循环系统疾病如肥胖、高血压、痤疮等；痛证类疾病如头痛、关节疼痛、腰肌劳损、颈椎病、肩周炎等。

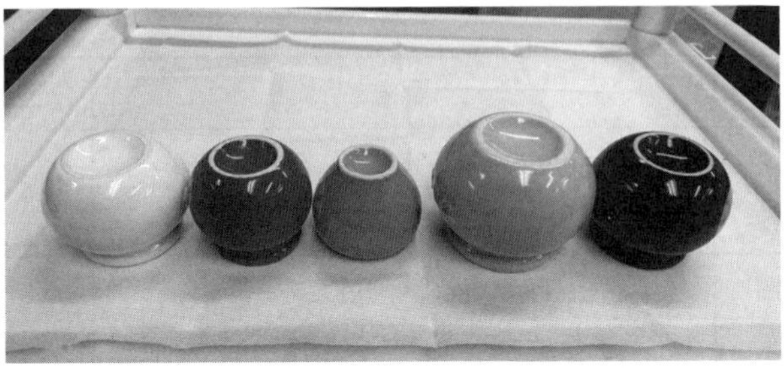

图 4-4-1 五行能量罐

二、案例介绍

（一）病史简介

患者，男，40 岁，因“感冒后出现腰背部疼痛 10d”于 2024 年 11 月 20 日初诊。

患者于 2024 年 11 月 10 日骑电动车外出淋雨受风后，出现外感症状，表现为恶寒、发热、鼻塞流涕、咽痛、咳嗽、四肢关节及腰背酸痛等，休息后无缓解，自行口服感冒药后症状减轻，但腰背部疼痛症状仍存在，尤以腰痛为明显。遂至门诊就诊。本次就诊时症见：神志清楚，精神一般，无恶寒发热，少许鼻塞，无咳嗽咳痰，肩颈部及腰背部酸痛，腰痛明显，无右下肢放射痛，伴右下肢乏力，活动轻度受限，纳眠可，小便清长，大便溏，舌淡苔白腻，脉沉迟。

既往史：患者 2022 年行 MR 平扫后诊断为“腰椎间盘突出症”，予保守治疗，病情偶有反复；颈椎退行性病变病史多年。

中医诊断：腰痛病。

西医诊断：腰椎间盘突出症。

（二）护理评估

望：神志清，精神一般，面色正常，舌淡苔白腻，舌底络脉迂曲。

闻：言语清晰，气足语速快，未闻及特殊气味，双肺无异常。

问：平素畏寒喜暖，腰背部怕冷，喜饮热饮；既往腰痛每遇阴雨天或感寒后加剧。现患者诉无恶寒、发热，少许鼻塞，无咽喉疼痛、咳嗽等症状，肩颈部及腰背部酸痛，腰痛明显，无右下肢放射痛，转侧不利，逐渐加重，右下肢活动无受限，纳眠可，小便清长，大便溏。

切：四肢末端不温，腰背部发凉，脉沉而迟缓。

专科评估：L_4~S_1 椎体棘突压痛（+），双侧腰肌紧张，右侧直腿抬高试验（+），右侧骶髂关节分离试验（+）。四肢肌张力正常，右上肢肌力 5 级，右下肢肌力 5 级，日本骨科协会腰腿痛评分（Japanese Orthopaedic Association scores，JOA）为 20 分。

三、中医临床护理思维与五行能量罐技术方案

腰痛又称“腰脊痛”，是指因外感、内伤或挫闪等，导致腰部气血运行不畅，或失于濡养，引起以腰部一侧或两侧疼痛为主要表现的病证。腰痛为患者的一种自觉症状，常是多种疾病的一个症状，亦可作为一个独立病证。现代临床常见于腰椎间盘突出症、急慢性腰肌劳损等疾病。研究发现成年人的腰痛患病率较高，80% 以上的成年人曾发生腰痛，其中 1/5 可能发展为慢性腰痛。外感外邪、不良姿势等均可引起腰部疼痛。且腰痛具有反复发作的特点，其已经成为具有全球挑战性的健康问题。

《金匮要略·五脏风寒积聚病脉证并治》曰：“肾著之病，其人身体重，腰中冷，如坐水中……腰以下冷痛，腹重如带五千钱，甘姜苓术汤主之。”对腰痛进行辨证论治，论述了寒湿腰痛的发病、症状与治法，一直为后世所重视。《诸病源候论·腰背病诸候》认为腰痛是由于“肾经虚损，风冷乘之”，又曰“劳损于肾，动伤经络，又为风冷所侵，血气击搏，故腰痛也”。在发病方面强调肾虚，风寒着于腰部，劳役伤肾，坠堕伤腰及寝卧湿地等因素，并以突然发作者称“卒腰痛”，反复发作、经久不愈者称“久腰痛”。中医认为，腰痛的病位主要在肾及腰部经络，与足太阳膀胱经、足少阴肾经及任、督、带脉密切相关。

（一）案例辨证分析

表里：现患者无恶寒、发热，无流涕、咽喉疼痛等症状，有肩颈部及腰背部酸痛，尤以腰痛明显，小便清长，属里证。

寒热：患者外感寒湿，腰府失护，寒湿之邪乘虚侵入，平素畏寒喜暖，腰腹部怕冷，喜饮热饮，四肢末端不温，小便清长，舌淡苔白腻，属寒证。

虚实：患者舌淡苔白腻，舌底络脉迂曲，气足语速快，小便清长，大便溏，属本虚标实证。

阴阳：患者平素畏寒喜暖，腰腹部怕冷，喜饮热饮，四肢末端不温，腰部及腹部凉，脉沉而迟缓，属阴证。

病位：病在肾与腰府，与肝、脾密切相关，涉及督脉、膀胱经及肾经。

证型：寒湿痹阻证。

护治原则：散寒除湿，通络止痛。

（二）五行能量罐技术方案

1. 治疗思路　患者本次是由于外感寒湿出现腰痛，有明确的感受外邪病史，舌淡苔白腻、脉沉迟为寒湿之象，病机可以归结为寒湿致经脉痹阻，腰府失养，气血运行不畅。寒湿之邪，侵袭腰部，留着筋骨肌肉，痹阻经络，气血不畅，因寒性收引，湿性凝滞，故腰部冷痛重着，转侧不利；寒湿停滞，脾阳不振，健运失司，化源不足，故四肢不温，小便清长，大便溏；舌质淡，苔白腻，脉沉而迟缓为寒湿停聚之象。本案例发病时间短，病位较浅，在经在络，故治疗上应散寒除湿，通络止痛，重点处理督脉及足太阳膀胱经等，宜选择具有逐寒祛湿、疏通经络、祛除瘀滞、行气活血的五行能量罐技术。

五行能量罐技术在保持了传统火罐技术负压效应的基础上，增加了在罐顶部点火的功能，可产生持续性远红外线温灸效应，增强血管通透性，定罐 5min，相当于普通玻璃罐 30min 的效果，除湿效果更加显著，舒适度极强，故为本案例选用技术。五行能量罐治疗取背部经络穴位，以督脉、足太阳膀胱经穴为主，选用双肺俞、心俞、肝俞、脾俞、肾俞等以散寒除湿、温通经络、行气活血、通络止痛。

2. 治疗方案

（1）操作方案：实施背部五行能量罐技术，分别进行闪罐、揉罐、抖罐、走罐、留罐操作。

（2）疗程：1 次 /3d，3 次为一个疗程。

（三）疾病转归

3 个疗程后患者自觉腰背部及肩颈部疼痛症状减轻，双侧腰肌紧张情况缓解，右侧直腿抬高试验（－），JOA 评分由 20 分升至 26 分；患者自我感觉腰腹部怕冷症状较前减轻，大便成形，掌握了腰痛的调养方法。

四、五行能量罐技术操作

（一）评估

1. 评估病室环境，保证温湿度适宜，病室整洁、光线明亮。

2. 评估患者情况，包括主要症状、既往史、过敏史、舌苔脉象，有无出血病史或出血倾向，意识、活动能力，有无感觉迟钝/障碍，女性患者是否在月经期、妊娠期，治疗部位的皮肤情况，患者心理状态，对疼痛的耐受程度及对五行能量罐的接受程度。

（二）告知

1. 告知患者五行能量罐的作用、目的及操作方法、过程。

2. 告知患者由于罐内空气负压吸引的作用，局部皮肤会出现与罐口大小相当的紫红色瘀斑，此为正常表现，数日方可消除。治疗当中如果出现不适，及时通知医护人员。

3. 告知患者拔罐过程中如出现小水疱不必处理，可自行吸收，如水疱较大，医护人员会做相应处理。

（三）用物准备

治疗盘、五行能量罐数个、95%乙醇棉球、灭火广口瓶（内盛1/2清水）、酒精灯或打火机、持物钳、姜汁或跌打万花油或其他润滑油、速干型手消毒液、纸巾或纱块、大毛巾3条、污物桶，必要时备屏风。

（四）操作步骤

1. 核对医嘱，根据拔罐部位选择适宜能量罐及数量，检查罐口周围是否光滑，有无缺损裂痕；评估患者，做好解释。

2. 备齐用物，携至床旁，再次核对确认患者身体及拔罐部位。

3. 协助患者取合理、舒适体位。

4. 充分暴露拔罐部位，注意保护隐私及保暖。

5. 五行能量罐技术操作

（1）五行能量罐技术背部操作

1）闪罐：在背部两侧膀胱经分别闪罐3个来回。

2）揉罐：在背部两侧膀胱经分别揉罐3个来回。

3）抖罐：涂少量姜汁或跌打万花油或润滑油于背部，沿膀胱经循经走向"N"形抖罐3遍，吸力适中，以皮肤起红晕为度。

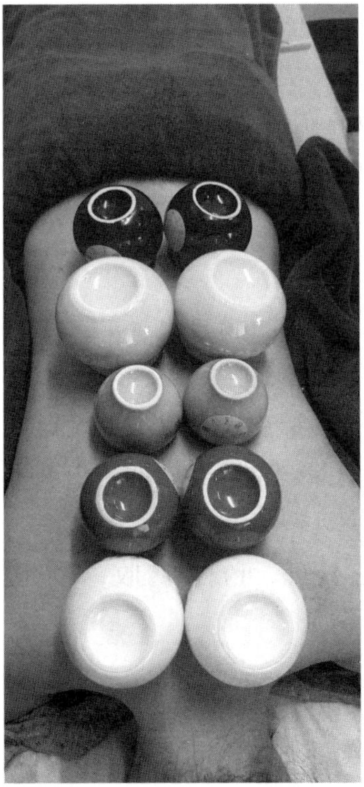

图4-4-2 五行能量罐背部留罐

4）走罐：沿督脉及膀胱经走向推罐3个来回，推罐吸力适中，顺序为先中间、后两边，以皮肤起红晕为度。

5）留罐：吸干背部润滑油，将五行能量罐留于背部五脏腧穴上（图4-4-2），95%乙醇棉球置于罐顶凹槽部，点燃至熄灭，取走棉球，留罐5min（图4-4-3）。

（2）五行能量罐技术腹部操作

1）闪罐：以神阙穴为中点，绕其一周顺时针方向闪罐3个来回，再在带脉处闪罐3个来回，重点穴位：中脘、天枢、滑肉门、关元、外陵、大横，带脉闪罐至微红。

2）走罐：以神阙穴为中心，放射状走罐3个来回，方向由外侧向内侧。再在两侧带脉上分别走罐，推罐吸力适中，以皮肤起红晕为度。

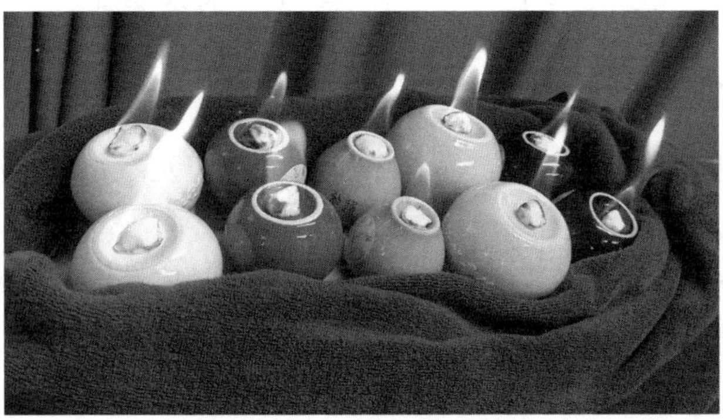

图4-4-3 点燃罐顶凹槽部

3）留罐：吸干腹部润滑油，取红罐留于腹部神阙上，神阙穴为中心、八卦阵式留罐，或神阙穴为中心、绕神阙穴一圈依次留红罐，再在两侧大横、带脉上依次留罐，并将 95% 乙醇棉球置于罐顶凹槽部，点燃至熄灭，取走棉球，留罐 5min。

6. 起罐　将罐顶部燃尽的 95% 乙醇棉球取下，一手持罐体，另一手拇指按压罐口皮肤，待空气进入，即可起罐。不可硬行上提或旋转提拔。

7. 按揉舒缓　起罐后观察皮肤有无水疱或破损，用纱块或纸巾清洁皮肤，再轻揉舒缓拔罐部位。

8. 观察及询问　观察能量罐吸附情况和皮肤颜色，询问患者有无不适，发现异常立即停止操作，通知医生。

9. 健康宣教　拔罐后可饮一杯温开水；拔罐部位忌风扇或空调直吹。

10. 整理　协助患者整理衣着，取舒适卧位，整理床单位。处理用物，能量罐用含氯消毒液浸泡消毒、清洗晾干备用，或送供应室消毒。

11. 记录　记录拔罐部位、方法，留置时间及患者皮肤情况，并签名。

（五）注意事项

1. 以下情形禁止拔罐：急性严重疾病、接触性传染病、血小板减少性紫癜、白血病及血友病等凝血机制障碍性疾病；高度神经质、抽搐、狂躁不安及不合作者；心尖区、体表大动脉、疝气处、静脉曲张处、其他大血管部位、皮肤过敏处、皮肤肿瘤（肿块）部、皮肤溃烂部、中度和重度水肿部位、孕妇腹部及腰骶部等。

2. 拔罐时要选择适当体位和肌肉丰满的部位，骨骼凹凸不平、毛发较多的部位及头面部均不适宜五行能量罐拔罐。

3. 儿童、年老体弱者拔罐的吸附力不宜过大。

4. 拔罐时根据不同部位选择五行能量罐，检查罐口周围是否光滑，罐体有无裂痕。

5. 拔罐过程中要注意观察患者的反应，患者如有不适感，应立即起罐；严重者可让患者平卧，保暖并饮热水或糖水，还可揉内关、合谷、太阳、足三里等穴。

6. 拔罐过程中嘱患者保持体位相对固定；保证罐口光滑无破损。

7. 操作中防止点燃后乙醇溶液下滴烫伤皮肤；拔罐过程中注意防火。

8. 起罐后，皮肤会出现与罐口大小相当的淡红色或紫红色瘀斑，为正常表现，数日方可消除。如出现小水疱不必处理，可自行吸收，如水疱较大，消毒局部皮肤后，用注射器吸出液体，覆盖消毒敷料。

（六）操作流程

五行能量罐技术操作流程见图 4-4-4。

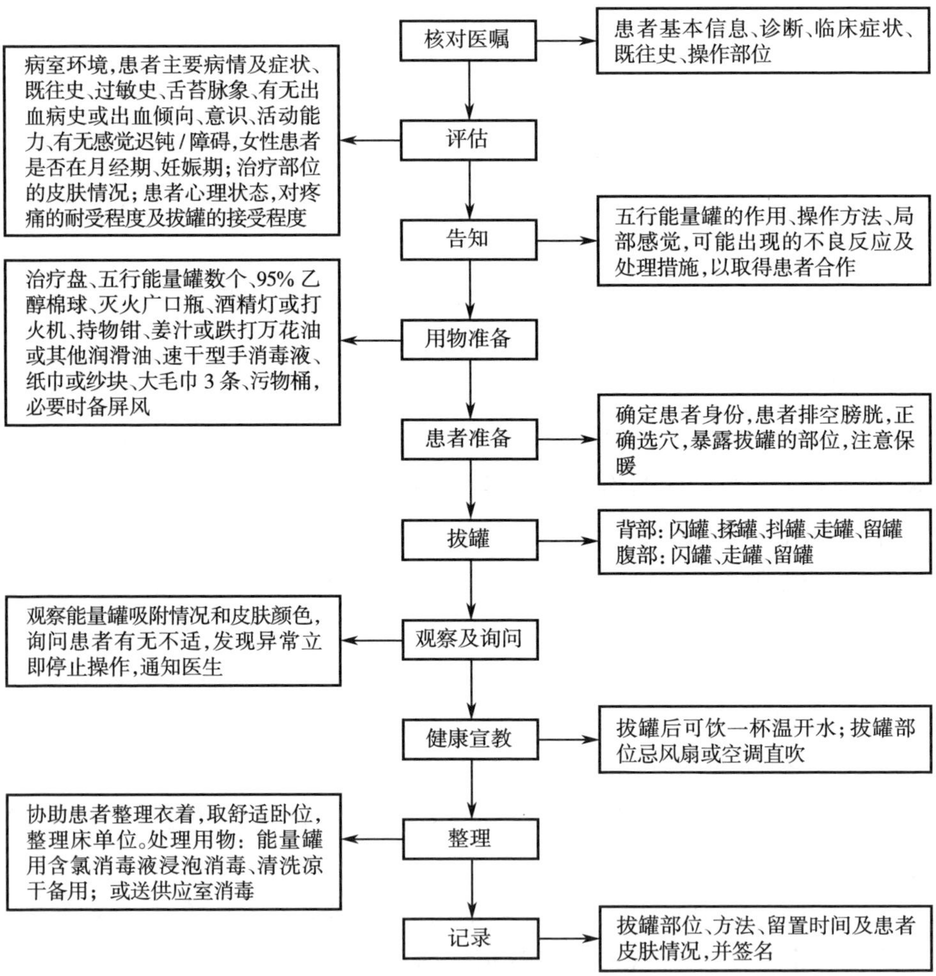

图 4-4-4　五行能量罐技术操作流程

（七）评分标准

五行能量罐技术评分标准见表 4-4-1。

表 4-4-1 五行能量罐技术评分标准

<table>
<tr><th colspan="2">项目</th><th>要求</th><th>分值</th><th>扣分</th><th>说明</th></tr>
<tr><td colspan="2">核对医嘱
（5 分）</td><td>患者基本信息、诊断、临床症状、既往史、操作部位</td><td>5</td><td></td><td></td></tr>
<tr><td colspan="2" rowspan="2">评估
（5 分）</td><td>病室环境：温湿度适宜，病室整洁、光线明亮</td><td>2</td><td></td><td></td></tr>
<tr><td>患者主要病情及症状、既往史、过敏史、舌苔脉象，有无出血病史或出血倾向，意识、活动能力，有无感觉迟钝 / 障碍，女性患者是否在月经期、妊娠期；治疗部位的皮肤情况；患者心理状态，对疼痛的耐受程度及拔罐的接受程度</td><td>3</td><td></td><td></td></tr>
<tr><td colspan="2">告知
（5 分）</td><td>五行能量罐的作用、操作方法、局部感觉，可能出现的不良反应及处理措施，以取得患者合作</td><td>5</td><td></td><td></td></tr>
<tr><td rowspan="4">操作前准备
（15 分）</td><td>护士</td><td>洗手，戴口罩</td><td>2</td><td></td><td></td></tr>
<tr><td>物品</td><td>治疗盘、五行能量罐数个（一般 8~10 个，根据部位而定，检查罐有无缺损、罐口是否光滑）、95% 乙醇棉球、灭火广口瓶（内盛 1/2 清水）、酒精灯或打火机、持物钳、姜汁或跌打万花油或其他润滑油、速干型手消毒液、纸巾或纱块、大毛巾 3 条、污物桶，必要时备屏风</td><td>6</td><td></td><td></td></tr>
<tr><td>患者</td><td>排空膀胱，取合理、舒适体位，暴露拔罐部位</td><td>4</td><td></td><td></td></tr>
<tr><td>环境</td><td>关门窗，拉屏风，调节室温</td><td>3</td><td></td><td></td></tr>
</table>

续表

<table>
<tr><th colspan="2">项目</th><th>要求</th><th>分值</th><th>扣分</th><th>说明</th></tr>
<tr><td rowspan="12">操作流程（50分）（背部及腹部拔罐方法选一即可）</td><td>再次核对</td><td>患者身份、拔罐部位或穴位</td><td>5</td><td></td><td></td></tr>
<tr><td>定位</td><td>正确选择拔罐的部位或穴位</td><td>5</td><td></td><td></td></tr>
<tr><td rowspan="5">背部拔罐方法</td><td>闪罐：在背部两侧膀胱经分别闪罐3个来回</td><td>3</td><td></td><td></td></tr>
<tr><td>揉罐：在背部两侧膀胱经分别揉罐3个来回</td><td>3</td><td></td><td></td></tr>
<tr><td>抖罐：涂少量姜汁或其他润滑油于背部，沿膀胱经循经走向“N”形抖罐3遍，吸力适中，以皮肤起红晕为度</td><td>3</td><td></td><td></td></tr>
<tr><td>走罐：沿督脉及膀胱经走向推罐3个来回，推罐吸力适中，顺序为先中间、后两边，以皮肤起红晕为度</td><td>3</td><td></td><td></td></tr>
<tr><td>留罐：吸干背部润滑油，将五行能量罐留于背部五脏腧穴上，95%乙醇棉球置于罐顶凹槽部，点燃至熄灭，取走棉球、留罐5min</td><td>8</td><td></td><td></td></tr>
<tr><td rowspan="3">腹部拔罐方法</td><td>闪罐：以腹部神阙穴为中点，绕其一周顺时针方向闪罐3个来回，再在两带脉处闪罐3个来回，重点穴位：中脘、天枢、滑肉门、关元、外陵、大横，带脉闪罐至微红</td><td>6</td><td></td><td></td></tr>
<tr><td>走罐：以神阙穴为中心，放射状走罐3个来回，方向由外侧向内侧，再在两侧带脉上分别走罐，推罐吸力适中，以皮肤起红晕为度</td><td>6</td><td></td><td></td></tr>
<tr><td>留罐：吸干腹部润滑油，取红罐留于腹部神阙上，神阙穴为中心、八卦阵式留罐，或神阙穴为中心、绕神阙穴一圈依次留红罐，再在两侧大横、带脉上依次留罐，并将95%乙醇棉球置于罐顶凹槽部，点燃至熄灭，取走棉球，留罐5min</td><td>8</td><td></td><td></td></tr>
<tr><td>时间</td><td>时间合理</td><td>3</td><td></td><td></td></tr>
</table>

续表

项目		要求	分值	扣分	说明
	观察及询问	观察五行能量罐吸附情况和皮肤颜色,询问患者有无不适,发现异常立即停止操作,通知医生	5		
	健康宣教	拔罐后可饮一杯温开水;拔罐部位忌风扇或空调直吹	7		
	起罐	起罐手法正确,不硬行上提或旋转提拔	5		
操作后（10分）	整理	协助患者整理衣着,取舒适卧位,整理床单位	2		
	处置	处置用物:五行能量罐用含氯消毒液浸泡消毒	3		
	记录	记录拔罐部位、留置时间及患者皮肤情况,并签名	5		
评价（10分）	技能	整体操作流畅、熟练	4		
	理论	对于提问回答全面、正确	6		
合计			100		

第五章　耳疗类

第一节　耳穴贴压技术

一、概述

耳穴贴压，又称为耳穴压豆、耳穴压丸，是指选用质硬而光滑的小粒药物种子或者药丸（图 5-1-1，图 5-1-2）贴压在耳穴上，以达到防治疾病作用的方法。耳穴贴压技术通过刺激耳穴，可激活经络、调节气血运行、平衡阴阳，适用于多种疾病治疗与康复，调节全身功能状态，具有操作简便、应用广泛等特点。

耳穴贴压适用病症广泛，对功能性疾病和器质性疾病均有一定疗效。适用于各种疼痛性疾病，如头痛、偏头痛、胃痛、腰腿痛等；各种炎症性疾病，如气管炎、肩周炎、面神经麻痹等；过敏与变态反应性疾病，如过敏性鼻炎、哮喘、荨麻疹等；其他疾病，如眩晕症、心律不齐、高血压、月经不调、遗尿、神经衰弱、失眠等。

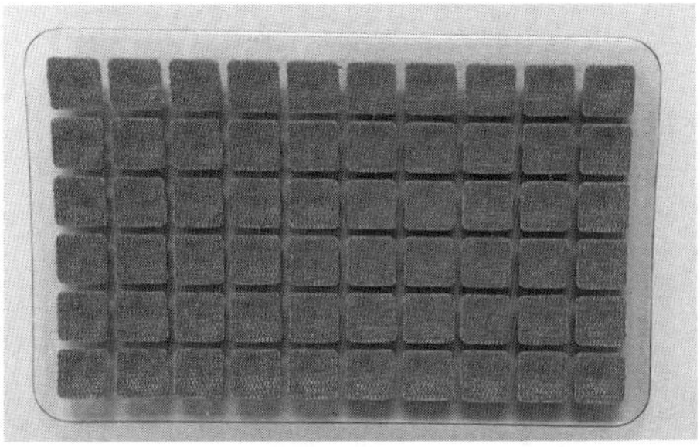

图 5-1-1　王不留行籽耳穴贴正面

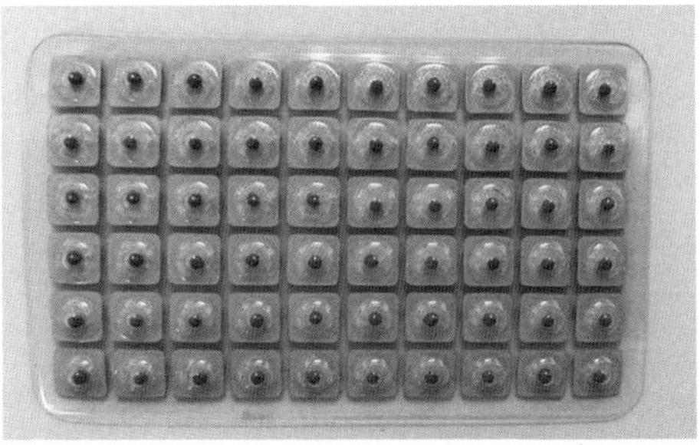

图 5-1-2　王不留行籽耳穴贴背面

二、案例介绍

（一）病史简介

患者，男，45 岁，因“失眠 2 个月余”于 2022 年 5 月 10 日初诊。

患者因工作压力大，2022 年 3 月初起出现入睡困难，每晚需辗转反侧 1~2h 方能入睡，甚至有时彻夜难眠；睡眠浅，多梦，易惊醒，醒后难再入睡，白天精神疲倦，偶感心慌，注意力不集中，记忆力下降，影响工作和生活。曾自行尝试改善睡眠方法，如睡前喝牛奶、听轻音乐等，但效果不佳。既往体健，无重大疾病史。本次就诊时症见：神志清楚，倦怠，面色晦暗无华，眼周发黑，唇色淡白，偶感心悸心慌，腰膝酸软，四肢不温，自诉近期白天容易感到困倦和疲乏，工作效率低下，精神萎靡，食欲不振，食后腹胀，大便溏稀，2~3 次 /d。舌淡，苔薄白，脉弦细。

中医诊断：不寐。

西医诊断：失眠。

（二）护理评估

望：神志清楚，倦怠，面色晦暗无华，眼周发黑，唇色淡白，眼神疲惫，舌淡，苔薄白。

闻：无异常气味，呼吸平稳，肠鸣音 2 次 /min。

问：近期工作繁忙，精神紧张，常感焦虑，每晚需辗转反侧 1~2h 方能入睡，甚至有时彻夜难眠；偶感心悸心慌，白天容易感到困倦和疲乏，畏寒怕冷、腰膝酸软，注意力不集中，记忆力下降，工作效率低下，食欲不振，食后腹胀，消化功能不佳，大便溏稀，2~3 次 /d。

切：四肢不温，脉弦细。

专科评估：PSQI 评分 15 分，睡眠质量差。

心理评估：因长期失眠，患者出现焦虑情绪，担心睡眠问题影响健康和工作。

三、中医临床护理思维与耳穴贴压技术方案

失眠是指在夜间难以入睡或睡眠维持困难，导致睡眠时间减少和睡眠

质量下降的一种睡眠障碍。通常表现为难以入睡、夜间多次醒来、过早醒来或睡眠浅等症状。失眠在当代的发病率受多种因素影响，一般而言，老年人发病率高于成年人，且女性发病率高于男性。遗传倾向、情绪问题、身体不适、外部环境以及日常行为习惯都可能成为失眠的原因。

古籍中，失眠病症常被描述为“不寐”“不得卧”或“目不瞑”，认为此病与心火旺盛、烦躁不安、思虑过度等因素密切相关。《灵枢·大惑论》中提到“阳气尽则卧，阴气尽则寤”“卫气不得入于阴，常留于阳，留于阳则阳气满，阳气满则阳跻盛，不得入于阴则阴气虚，故目不瞑矣”意味着失眠可能与人体阴阳失衡有关。《辨证录·不寐门》指出：“人有昼夜不能寐，心甚躁烦，此心肾不交也。”在中医理论中，失眠通常与心肾不交、肝气郁结、饮食不当或过度劳累等因素有关，这些因素会导致人体阴阳平衡失调，进而影响睡眠。中医在治疗失眠时，注重阴阳平衡、心脾补养、肝肾滋养和经络疏通。《黄帝内经》认为失眠与心、肝、脾、肺、肾五脏功能失调有关，提出通过调整五脏功能来治疗失眠。

（一）案例辨证分析

表里：患者失眠、腰膝酸软、食欲不振、食后腹胀、大便溏稀等症状，属里证。

寒热：患者畏寒怕冷、四肢不温、大便溏稀，舌苔薄白，脉弦细，属寒证。

虚实：患者病程长达两个月，久病必虚，精神萎靡、心悸心慌、食欲不振、腰膝酸软等皆为正气不足之虚象，属虚证。

阴阳：患者失眠伴有精神萎靡、畏寒怕冷、四肢不温、腰膝酸软、面色晦暗、大便溏稀，属阴证。

病位：主要病位在心，与肝、脾、肾等脏腑功能失调有关。

证型：心脾两虚兼肝郁证。

护治原则：补益心脾，疏肝理气。

（二）耳穴贴压技术方案

1. 治疗思路　患者惊蛰时节发病，春令肝气当旺。然工作压力致情志不遂，肝气郁结，久则化火，扰动心神；加之过度思虑，暗耗心阴，致心火偏亢，心神不宁。此二者皆为失眠之因。心主神明及血脉、脾统血，二者相济，共司气血充盈与神志安定。思虑劳心伤脾，终致心脾两虚。脾失健运，气血生化乏源，心失所养则神不守舍，最终表现为失眠症状。患者病程长，偶感心悸心慌、舌质淡，均为心脾亏虚的表现，宜选择具有通调心脾、疏肝解郁功效，循序渐进的中医护理技术。

耳穴贴压技术通过施加压力于耳部特定穴位，起到疏通经络、调和气血阴阳、补益心脾的作用，能调节机体脏腑功能，改善内分泌及神经系统状态，进而缓解失眠症状，故为本案例选用技术。选用具有补益心脾，疏肝理气，宁心安神的耳穴，如神门、心、脾、肝、肾、皮质下、内分泌、交感等，以达到调节心神、改善睡眠的目的。

2. 治疗方案

（1）取穴：主穴为神门、心、皮质下、内分泌、交感；配穴为脾、肝、肾。

（2）操作方案：双耳交替贴压，3~5d 更换 1 次，5 次为一个疗程。嘱患者每日自行按压 3~5 次，每次每穴按压 1~2min，以耳部微微发热为度。

（三）疾病转归

经过一个疗程的耳穴贴压治疗后，患者入睡时间缩短至 30~40min，睡眠深度增加，夜间惊醒次数减少，白天精神状态有所改善，焦虑情绪减轻。继续巩固治疗一个疗程后，患者睡眠基本恢复正常，PSQI 评分降至 6 分，能正常工作和生活，对治疗效果满意。

四、耳穴贴压技术操作

（一）评估

1. 评估病室环境，保证温湿度适宜，病室整洁、光线明亮。

2. 评估患者情况，包括主要症状、既往史、过敏史、舌苔脉象，女性是否妊娠，对疼痛的耐受程度、有无胶布过敏及耳部皮肤情况等。

（二）告知

告知患者耳穴贴压的目的、方法、注意事项及可能出现的反应，耳穴贴压的局部会有热、麻、胀、痛的感觉，如有不适及时通知医护人员。

（三）用物准备

治疗盘、王不留行籽或莱菔籽等丸状物、胶布、75% 乙醇溶液、无菌棉签、探棒、止血钳或镊子、弯盘、速干型手消毒液、污物桶，必要时可备耳穴模型。

（四）操作步骤

1. 核对医嘱，评估患者，做好解释。
2. 备齐用物，携至床旁。
3. 协助患者取合理、舒适体位。
4. 遵照医嘱，探查耳穴敏感点，确定贴压部位（图 5-1-3）。
5. 用 75% 乙醇溶液自上而下、由内到外、从前到后消毒耳部皮肤。
6. 选用质硬而光滑的王不留行籽或莱菔籽等丸状物黏附在 0.7cm × 0.7cm 大小的胶布中央，用止血钳或镊子夹住胶布贴敷于选好的耳穴上（图 5-1-4），并给予适当按压，使患者有热、麻、胀、痛感觉，即“得气”（图 5-1-5），常用按压手法如下。

（1）对压法：用示指和拇指的指腹置于患者耳郭的正面和背面，相对按压，至出现热、麻、胀、痛等感觉，示指和拇指可边压边左右移动，或圆形移动，一旦找到敏感点，则持续对压 20~30s。对内脏痉挛性疼痛、躯体疼痛有较好的镇痛作用。

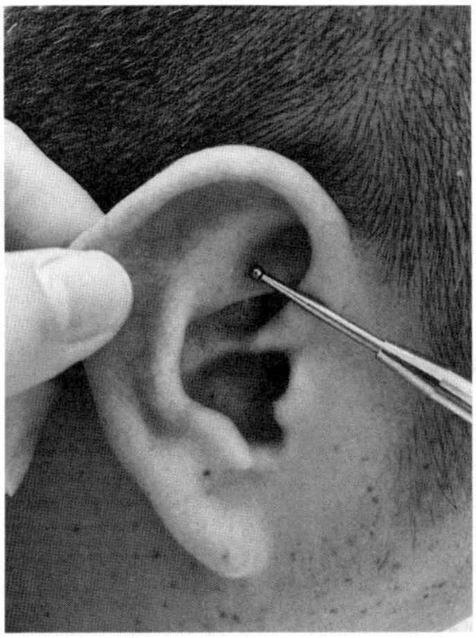

图 5-1-3　选穴

（2）直压法：用指尖垂直按压耳穴，至产生胀痛感，持续按压 20~30s，间隔少许，重复按压，每次按压 3~5min。

（3）点压法：用指尖一压一松地按压耳穴，每次间隔 0.5s。本法以患者感到胀而略沉重刺痛为宜，用力不宜过重。一般每次每穴可按压 27 下，具体可视病情而定。

7. 观察及询问　观察患者局部皮肤，询问有无不适感。

8. 健康宣教　嘱患者在耳穴贴压期间，每日自行按压 3~5 次，每次每穴 1~2min，贴压期间尽量避免耳部沾水，防止胶布脱落；

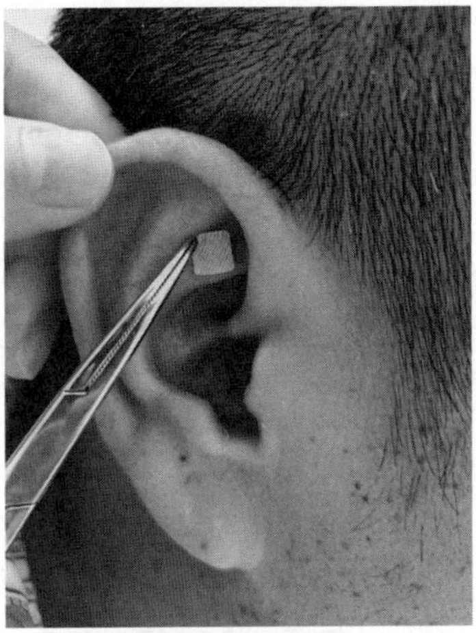

图 5-1-4　贴压

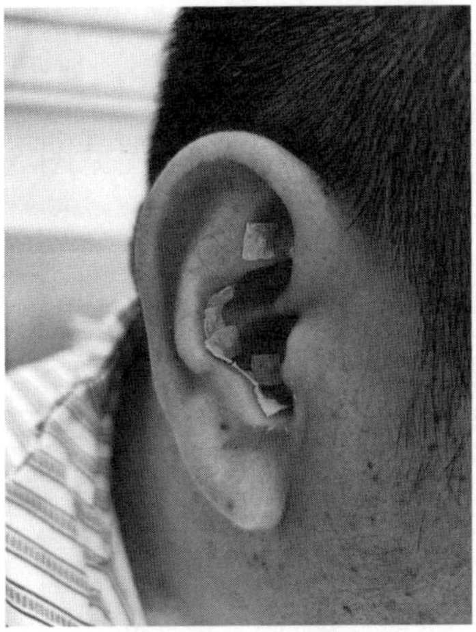

图 5-1-5　完成

耳穴贴压脱落后，应通知医护人员。保持心情舒畅，避免过度劳累和精神紧张。

9. 整理　协助患者取舒适卧位，整理床单位。处理用物，弯盘、探针、止血钳或镊子使用 75% 乙醇溶液擦拭。

10. 记录　记录耳穴贴压时间、穴位及患者的反应，并签名。

（五）注意事项

1. 如耳郭局部皮肤有炎症、冻疮等不宜贴压；孕妇慎用，尤其是耳部子宫、卵巢等穴位；过度饥饿、疲劳、精神高度紧张者不宜立即进行耳穴贴压。

2. 严格消毒，防止感染；贴压时动作要轻柔，避免损伤耳部皮肤。

3. 观察患者耳部皮肤反应，如出现过敏、红肿、疼痛加剧等情况，应及时取下贴压物，并给予相应处理。

4. 耳穴贴压可每次选择一侧耳穴，双侧耳穴轮流使用；夏季易出汗，留置时间 1~3d，冬季留置 3~7d。

5. 留置期间应防止胶布脱落或污染；对普通胶布过敏者改用脱敏胶布。

6. 患者侧卧位耳部感觉不适时，可适当调整。

（六）操作流程

耳穴贴压技术操作流程见图 5-1-6。

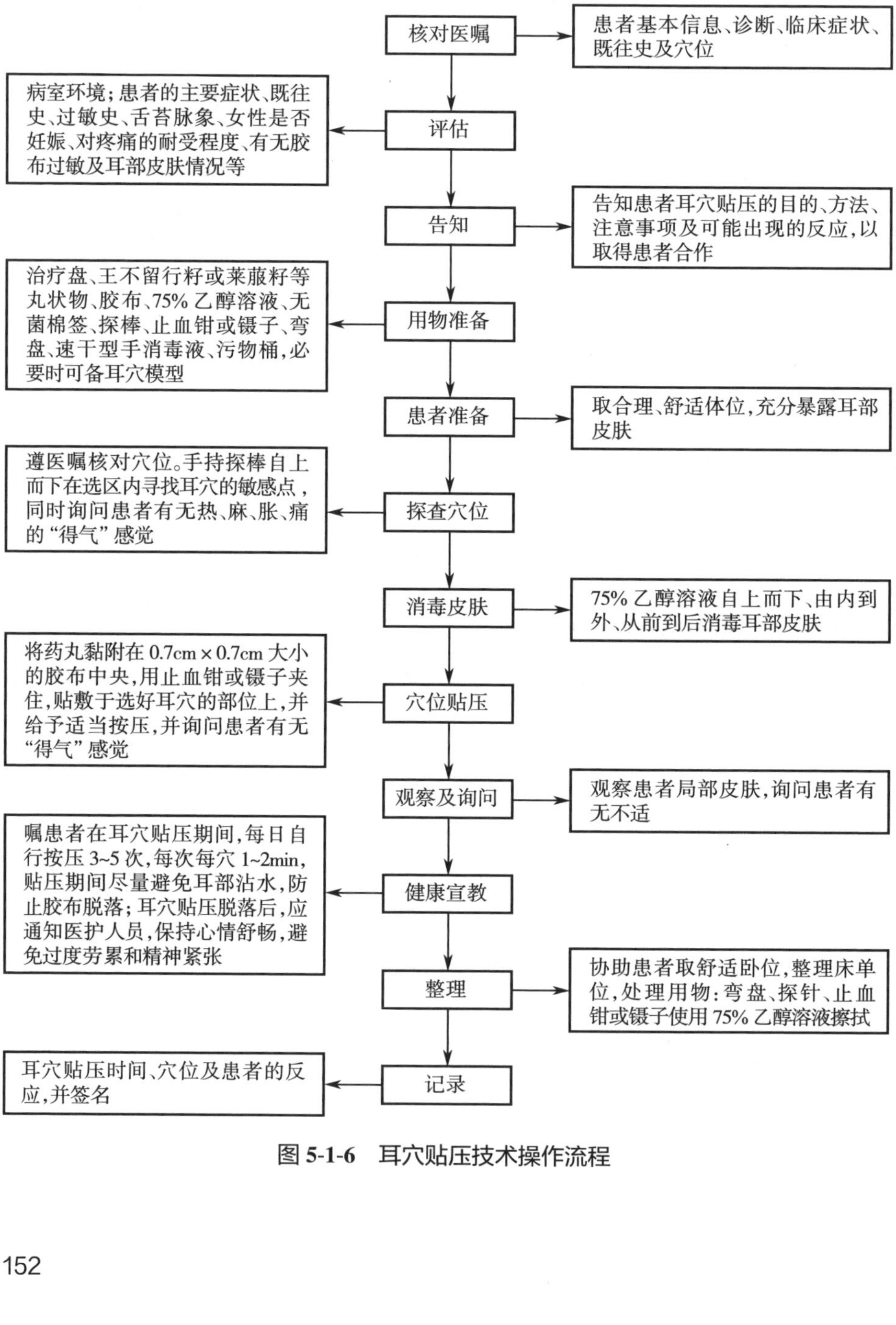

图 5-1-6 耳穴贴压技术操作流程

（七）评分标准

耳穴贴压技术评分标准见表 5-1-1。

表 5-1-1　耳穴贴压技术评分标准

<table>
<tr><th colspan="2">项目</th><th>要求</th><th>分值</th><th>扣分</th><th>说明</th></tr>
<tr><td colspan="2">核对医嘱
（5 分）</td><td>患者基本信息、诊断、临床症状、既往史及穴位</td><td>5</td><td></td><td></td></tr>
<tr><td colspan="2" rowspan="2">评估
（5 分）</td><td>病室环境：温湿度适宜，病室整洁、光线明亮</td><td>2</td><td></td><td></td></tr>
<tr><td>患者的主要症状、既往史、过敏史、舌苔脉象，女性是否妊娠，对疼痛的耐受程度，有无胶布过敏及耳部皮肤情况等</td><td>3</td><td></td><td></td></tr>
<tr><td colspan="2">告知
（5 分）</td><td>告知患者耳穴贴压的目的、方法、注意事项及可能出现的反应，以取得患者合作</td><td>5</td><td></td><td></td></tr>
<tr><td rowspan="3">操作前准备
（15 分）</td><td>护士</td><td>洗手，戴口罩</td><td>2</td><td></td><td></td></tr>
<tr><td>物品</td><td>治疗盘、王不留行籽或莱菔籽等丸状物、胶布（或王不留行籽耳贴）、75% 乙醇溶液、棉签、探棒、止血钳或镊子、弯盘、速干型手消毒液、污物桶，必要时备耳穴模型</td><td>9</td><td></td><td></td></tr>
<tr><td>患者</td><td>取合理、舒适体位，充分暴露耳部皮肤</td><td>4</td><td></td><td></td></tr>
<tr><td rowspan="4">操作流程
（50 分）</td><td>再次核对</td><td>患者身份及穴位</td><td>5</td><td></td><td></td></tr>
<tr><td>探查穴位</td><td>手持探棒自上而下在选区内寻找耳穴的敏感点，询问患者有无热、麻、胀、痛的“得气”的感觉</td><td>7</td><td></td><td></td></tr>
<tr><td>消毒</td><td>75% 乙醇溶液自上而下、由内到外、从前到后消毒耳部皮肤</td><td>8</td><td></td><td></td></tr>
<tr><td>穴位贴压</td><td>将药丸黏附在 0.7cm × 0.7cm 大小的胶布中央，用止血钳或镊子夹住胶布（或选取王不留行籽耳贴，用止血钳或镊子夹住耳贴）</td><td>5</td><td></td><td></td></tr>
</table>

续表

项目		要求	分值	扣分	说明
	位置	贴压耳穴位置正确	10		
	得气	予适当按压，询问患者有无“得气”感觉	5		
	观察及询问	观察患者局部皮肤，询问患者有无不适	5		
	健康宣教	嘱患者在耳穴贴压期间，每日自行按压 3~5 次，每次每穴 1~2min，贴压期间尽量避免耳部沾水，防止胶布脱落；耳穴贴压脱落后，应通知医护人员。保持心情舒畅，避免过度劳累和精神紧张	5		
操作后（10 分）	整理	协助患者穿衣，取舒适体位，整理床单位	2		
	处置	处理用物：弯盘、探针、止血钳或镊子使用 75% 乙醇溶液擦拭，洗手	3		
	记录	记录耳穴贴压时间、部位等，并签名	5		
评价（10 分）	技能	整体操作流畅、熟练	4		
	理论	对于提问回答全面、正确	6		
合计			100		

第二节　耳部刮痧技术

一、概述

耳部刮痧是用特制的器具，依据中医经络腧穴理论，在耳部穴位或反应点等部位进行相应手法刮拭的一种防治疾病的方法。《灵枢·口问》说“耳者，宗脉之所聚也”。耳与人体脏腑、经络有着密切的联系，通过耳部刮痧，可以刺激相应的穴位，进而调节脏腑功能，达到平衡阴阳、调和气血的目的。

耳部刮痧适用于各种内分泌代谢和泌尿系统疾病，如失眠、便秘、尿频尿急、绝经综合征、高血压等；各种疼痛性疾病，如头痛、三叉神经痛、腰腿痛、肩周炎、颈椎病等；各种炎症性疾病，如咽喉炎、扁桃体炎、牙周炎等；各种过敏与变态反应性疾病，如过敏性鼻炎等；各种消化系统疾病，如腹胀、消化不良等。

二、案例介绍

（一）病史简介

患者，女，47 岁，因“入睡困难，伴心慌心悸 1 周余”就诊。

患者既往有失眠病史，反复发作，未予重视及治疗。2022 年 10 月因左乳乳腺导管原位癌手术治疗及化疗，失眠症状加重，严重时彻夜难眠，伴有心慌心悸、头晕等不适。本次就诊时症见：神志清楚，精神疲倦，面色白，偶有头胀头痛，无天旋地转感，时有心慌心悸，健忘，口淡无味，偶有目赤口苦，无恶心呕吐；难入睡、眠差多梦，易醒；尿稍黄，大便干，舌淡红，苔黄，脉弦细。

既往史：2020 年 8 月 7 日行右乳肿物微创切除术，术后病理提示：纤维腺瘤。

手术史：2022 年 10 月 31 日行左乳单侧单纯乳房切除术 + 左腋下淋巴结标记术 + 浅表淋巴结摘除术 + 扩张器植入术。

中医诊断：不寐。

西医诊断：失眠。

（二）护理评估

望：神志清，精神疲倦，面色白，形体中等，体态自然；舌淡红，苔黄。

闻：语音清晰，对答切题，无呃逆、嗳气、哮鸣、呻吟等异常声音，未闻及特殊气味。

问：患者既往有失眠病史，未行规范治疗。2022 年确诊为左乳乳腺癌后，进行了手术治疗及化疗。化疗期间由于药物影响及担心疾病进展，急躁易怒，失眠症状明显加重，伴心慌、心悸等症。刻下症：喜冷饮，偶有头胀头痛，无天旋地转感；四肢肌力正常，无尿频、尿急，大便 2~3d 1 次，质硬偏干；时有心慌心悸，记忆力下降，口渴多饮，睡眠差，表现为难入睡、多梦、易醒，每晚平均睡眠时间为 2~3h，醒后精神不济，经常疲乏无力，偶有目赤、口苦。

切：脉弦细，腹软，无压痛及反跳痛。

专科评估：双乳房形状、大小、皮肤无异常。双乳头无内陷、溢血。双侧乳未触及明显肿物，双腋下未触及明显肿大淋巴结。

辅助检查：头部 MR 未见异常，心电图未见异常。

心理评估：患者治疗时间长，担心预后，再加上药物作用，常失眠，焦虑，SAS 评分为 68 分，中度焦虑。

三、中医临床护理思维与耳部刮痧技术方案

失眠是指在夜间难以入睡或睡眠维持困难，导致睡眠时间减少和睡眠质量下降的一种睡眠障碍，常兼有头晕、头痛、心悸、健忘以及心神不安等症状，严重影响人们的工作、生活和健康。肿瘤相关性失眠是指发生于癌症患者的睡眠障碍。据相关文献报道，失眠在乳腺癌患者中的普遍发生率高达 20%~70%，远高于同年龄阶段的健康人群，即使在临床痊愈后，失眠仍长期存在。乳腺癌相关性失眠主要表现为入睡困难、多梦、早醒、醒后不易再次入睡等。失眠可加重乳腺癌患者焦虑、抑郁、疲乏等症状，增加患者生理及心理负担，会导致其生理节律紊乱、生活质量下降和内分泌失调等，严重影响病情的康复。研究证明，乳腺癌长期的睡眠障碍与乳腺癌的复发密切相关。因此，避免或积极治疗失眠对乳腺癌术后康复期患者最终获得临床治愈有重要意义。

失眠在中医中称为“不寐”，其病因病机可概括为“阳不入阴，神不守舍”。乳腺癌患者的失眠与手术 / 化疗损伤冲任，痰瘀互结，肝郁化火有关，为本虚标实之证。

（一）案例辨证分析

表里：患者为乳腺癌术后，焦虑易怒，导致失眠、心慌心悸、健忘、头痛头胀，属里证。

寒热：患者喜冷饮，偶有目赤口苦，尿黄，大便 2~3d 1 次，质硬偏干，舌红苔黄，属热证。

虚实：患者醒后精神不济，经常疲乏无力，伴有急躁易怒、目赤口苦，脉弦细，属本虚标实之证。

阴阳：患者喜冷饮，急躁易怒，偶有目赤口苦，头痛头胀，尿黄，便干，属阳证。

病位：不寐病在心，与肝密切相关。

证型：肝火上扰证。

护治原则：疏肝泻火，宁心安神。

（二）耳部刮痧技术方案

1. 治疗思路　患者证属肝火上扰，因患者既往易烦躁、易怒，肝气郁结，肝郁化火，扰动心神则心烦不寐，肝火循经上炎则头晕、目赤、口苦；再加上疾病及药物影响，导致心神失养，神不安舍则多梦易醒、心悸健忘。故治疗上应疏肝泻火，宁心安神。

耳部刮痧兼具了刮痧和耳穴贴压的作用，借刮痧增强“气”的渗透力以及穿透力，增加微灌注，同时刺激耳穴达到疏通经络，促进睡眠的作用，故为本案例选用技术。耳部刮痧除了基础刮痧，应该按照辨证分型进行相关穴位的重点刮痧。本案例患者耳部刮痧时要重刮失眠的相关穴位，如垂前治疗失眠早醒；失眠点、催眠点是治疗失眠的经验穴；神门、枕为经验用穴，有镇静、安神、利眠的功效；皮质下利于调节大脑皮层的兴奋与抑制；配合心、肝、肝阳、耳尖等穴位，从而发挥疏通经络、疏肝泻火、宁心安神，促进睡眠的功效。

2. 治疗方案　耳部刮痧每次 20min，单耳刮痧，两耳交替轮换，每 3d 一次，3 次为一个疗程。

（1）耳部基础刮痧：予耳郭小周天、大周天按摩后进行耳部基础刮痧，刮痧部位包括耳郭的正面和背面，刮痧顺序为由下往上，由外到内，先正面后背面。

（2）耳部重点刮痧：根据辨证选择主穴和配穴进行重点刮痧。本例主穴选择心、神门、枕、垂前，失眠点、催眠点，皮质下；配穴选肝、肝阳、耳尖。重点刮拭部位每穴约 1min，每个穴区刮至皮肤发红发热为宜，不强求出痧。

（3）耳穴压豆：为加强疗效，建议刮痧后耳穴压豆。将王不留行籽贴压于以上选择的主穴及配穴，并嘱咐患者每日按压 5 次以上，每个穴位至少按压 30s，使其有酸胀感。

（三）疾病转归

经过 3 个疗程干预，患者睡眠状况较前好转，睡眠时间从 2h23min 延长至 6h51min，焦虑情绪减轻，SAS 从标准分 68 分降至标准分 43 分，学会了失眠的调养方法。

四、耳部刮痧技术操作

（一）评估

1. 评估病室环境，保证温湿度适宜，病室整洁、光线明亮。

2. 评估患者情况，包括主要症状、既往史、过敏史、舌苔脉象、对疼痛的耐受程度、出/凝血情况、是否妊娠/月经期，是否存在过度紧张、烦躁、虚弱、疲劳、饥饿状态，体质情况以及刮痧部位的评估。

（二）告知

1. 告知患者耳部刮痧的目的及过程，局部感觉，可能出现的不适，并发症及注意事项，取得患者理解与配合。

2. 告知患者刮痧部位的皮肤会有轻微疼痛、灼热感，刮痧过程中如有不适及时告知医护人员。

3. 告知患者刮痧部位出现红紫色痧点或瘀斑，为正常表现，数日可消除。

（三）用物准备

治疗盘、75% 乙醇溶液、无菌棉签、弯盘、耳穴刮痧板（检查刮具边缘是否缺损）、必要介质、一次性纱布、垫巾、头帽、速干型手消毒液、污物桶。

（四）操作步骤

1. 核对医嘱，评估患者，根据患者舌苔脉象、病情确定耳部刮痧治疗方案，嘱患者排空二便，做好解释。

2. 检查刮具边缘有无缺损。备齐用物，携至床旁。

3. 协助患者取合理体位，暴露刮痧部位，注意保护隐私及保暖。

4. 消毒皮肤　应用75%乙醇溶液消毒耳郭皮肤，由内向外，由上往下，由前到后。

5. 耳郭按摩　耳郭涂抹介质，以拇指指腹循环按摩，打开耳郭小周天及大周天，耳郭按摩时间约为1min（图5-2-1）。

（1）耳郭小周天按摩步骤：耳屏→屏间切迹→对耳屏→颈→胸→腹→对耳轮下脚至交感→外交感→沿耳轮升部下降至外耳→耳屏，循环往复30圈。

（2）耳郭大周天按摩步骤：轮4→轮3→轮2→轮1→耳尖→上耳根→耳轮前缘→耳屏前缘→耳垂前缘→耳垂下缘→向外上方与轮4汇合，循环往复30圈。

6. 耳部刮痧　刮痧部位应包括耳郭的正面和背面，刮痧顺序为由下往上，由外到内，先正面后背面。具体步骤如下。

（1）耳郭正面的刮痧：耳垂→耳轮→耳舟→对耳轮→耳甲腔→耳甲艇→三角窝→耳前（图5-2-2）。

（2）耳郭背面的刮痧：耳垂背面→耳轮尾背面→耳轮背面→对耳轮沟→对耳屏沟→耳甲腔隆起→耳轮脚沟→耳甲艇隆起→对耳轮脚沟→三角窝隆起→耳后至胸锁乳突肌（图5-2-3、图5-2-4）。

（3）根据辨证选穴，除了主穴外，根据辨证分型选择相应配穴进行重点刮拭。

7. 收尾按摩　双手搓热，用示指、中指分别置于耳前、耳后上下往返搓擦三遍；双手由耳前至耳尖单向推摩双耳，由耳背向前单向推摩双耳，从耳后翳风穴→胸锁乳突肌→锁骨上窝方向推摩，操作次数不少于3遍。

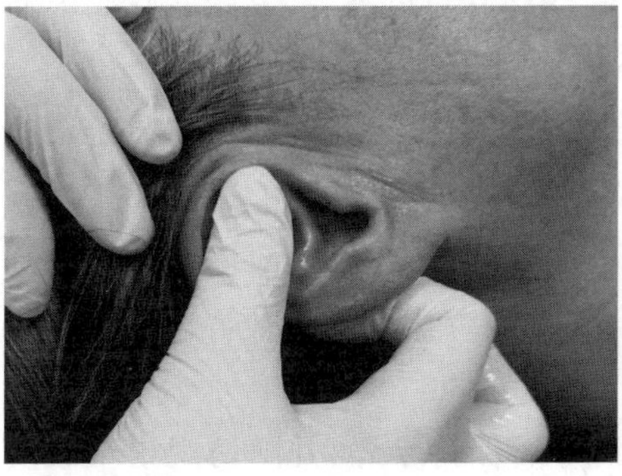

图5-2-1　耳部按摩

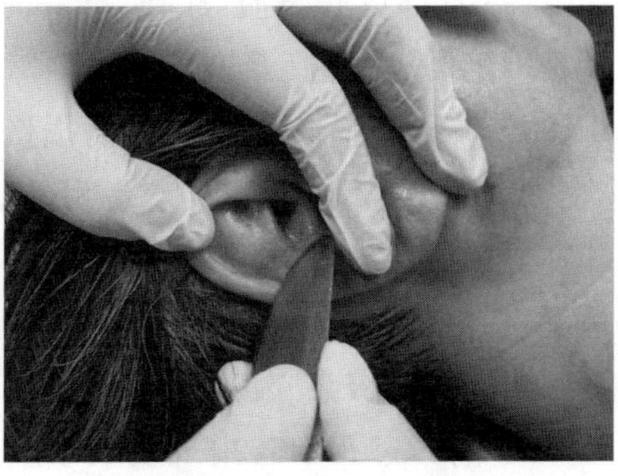

图5-2-2　耳郭正面刮痧

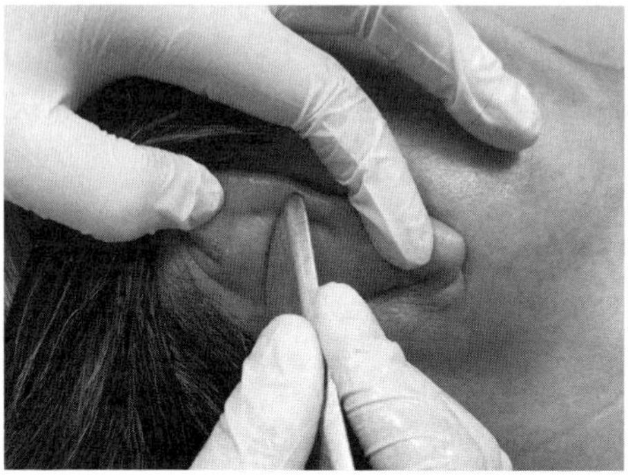

图 5-2-3 耳郭背面刮痧

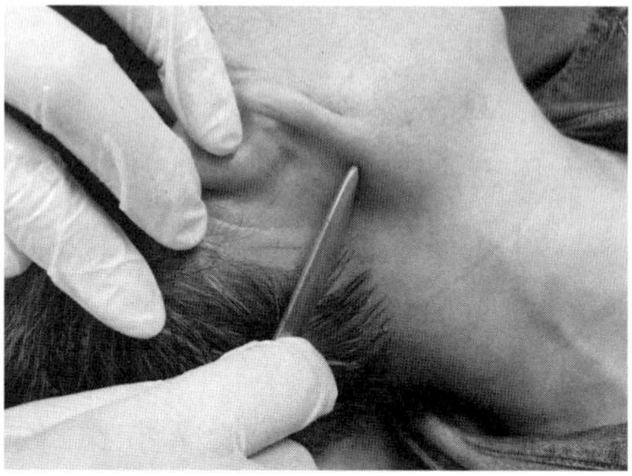

图 5-2-4 耳后至胸锁乳突肌刮痧

8. 观察及询问 应观察病情、刮痧耳郭皮肤颜色变化、是否破损、出痧情况，询问患者的耐受感，及时调整手法力度；一般刮至耳郭皮肤出现红、热，耳郭变软为度，不可强行出痧。

9. 健康宣教 嘱患者饮温开水，不宜立即食用生冷食物，出痧后4h内刮痧部位不宜碰水，避免空调、风扇直吹，注意保暖。

10. 整理 刮痧完毕，清洁局部皮肤，协助患者取舒适体位，整理床单位，清理用物。

11. 记录 记录刮痧时间、部位、出痧效果及患者的反应，并签名。

（五）注意事项

1. 操作前应了解患者病情以及配合程度，特别注意存在以下情况者不宜进行耳部刮痧：严重的心脑血管疾病、肝肾功能不全、感染性疾病、凝血功能障碍；耳部皮肤破损、红肿、过敏、冻疮、瘢痕；过度疲劳、紧张、烦躁、虚弱及精神障碍等；空腹及饱餐后。孕妇不建议刮痧。

2. 操作前应修剪指甲，以防损伤患者皮肤。

3. 刮痧过程中应询问患者耐受情况，及时调整刮痧力度。

4. 刮痧过程中若患者出现头晕、目眩、心慌、出冷汗、面色苍白等晕刮情况，应立即停止刮痧，通知医生，配合处理。可让被刮者平躺，双脚垫高，点按内关穴或极泉穴可缓解。

5. 刮痧过程中若出现皮肤破溃，消毒后保持干燥，并随访观察至破溃处愈合。

6. 耳部刮痧时间为单耳每次 15~30min，每次可以单耳刮痧，也可以双耳刮痧，如为单耳刮痧则可两耳交替使用。

（六）操作流程

耳部刮痧技术操作流程见图 5-2-5。

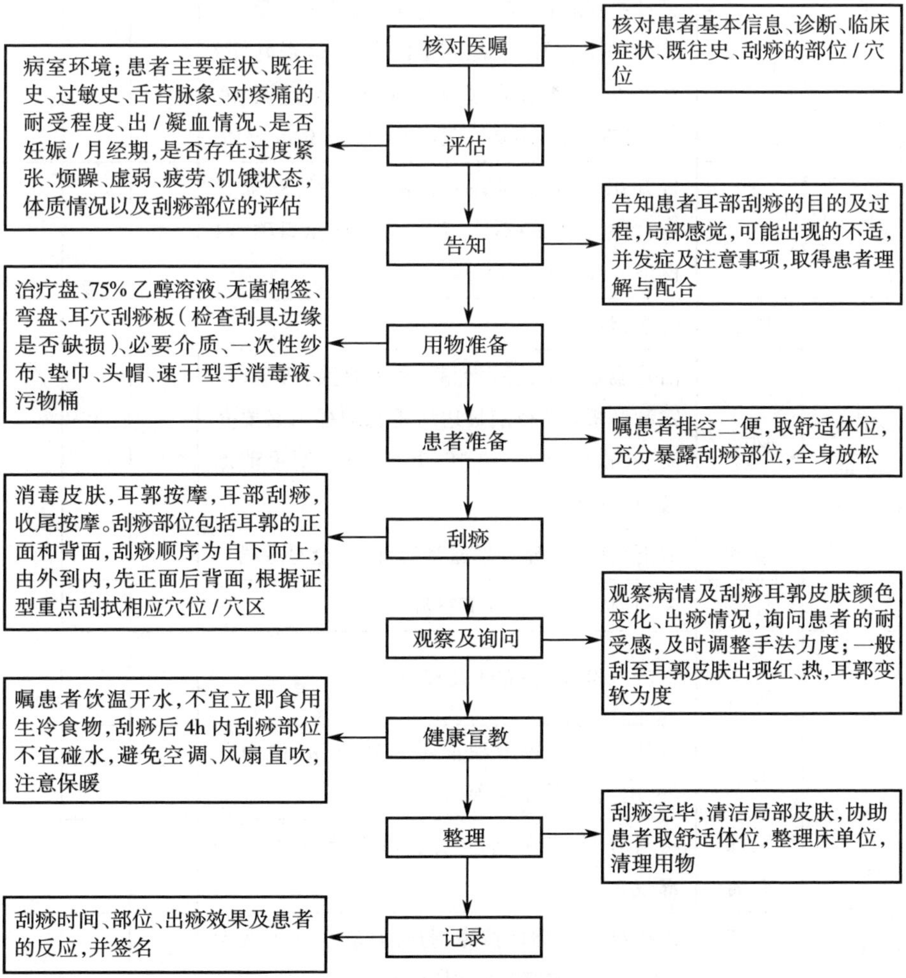

图 5-2-5　耳部刮痧技术操作流程

（七）评分标准

耳部刮痧技术评分标准见表 5-2-1。

表 5-2-1　耳部刮痧技术评分标准

项目		要求	分值	扣分	说明
核对医嘱（5分）		患者基本信息、诊断、临床症状、既往史、刮痧的部位 / 穴位	5		
评估（5分）		病室环境：温湿度适宜，病室整洁、光线明亮	2		
		患者主要症状、既往史、过敏史、舌苔脉象、对疼痛的耐受程度、出 / 凝血情况、是否妊娠 / 月经期，是否存在过度紧张、烦躁、虚弱、疲劳、饥饿状态，体质情况以及刮痧部位的评估	3		
告知（5分）		告知患者耳部刮痧的目的及过程，局部感觉，可能出现的不适，并发症及注意事项，取得患者理解与配合	5		
操作前准备（15分）	护士	洗手，戴口罩	2		
	物品	治疗盘、75% 乙醇溶液、无菌棉签、弯盘、耳穴刮痧板（检查刮具边缘是否缺损）、必要介质、一次性纱布、垫巾、头帽、速干型手消毒液、污物桶	7		
	患者	取舒适体位，充分暴露刮痧部位，全身放松	3		
	环境	关门窗，拉屏风，调节室温	3		
操作流程（50分）	再次核对	患者身份、刮痧方法及部位	3		
	消毒	应用 75% 乙醇溶液消毒耳郭皮肤，由内向外，由上往下，由前到后	2		
	涂抹介质	将介质涂抹在刮痧板上均匀涂抹于刮痧部位	2		
	耳郭按摩	以拇指指腹循环按摩，打开耳郭小周天及大周天，耳郭按摩时间约为 1min	10		
	耳部刮痧	刮痧部位应包括耳郭的正面和背面，刮痧顺序为由下往上，由外到内，先正面后背面。再根据辨证选穴，除了主穴外，应根据辨证选择相应耳穴进行重点刮拭	10		

续表

项目		要求	分值	扣分	说明
	收尾按摩	双手搓热，用示指、中指分别置于耳前、耳后上下往返搓擦三遍；双手由耳前至耳尖单向推摩双耳，由耳背向前单向推摩双耳，从耳后翳风穴→胸锁乳突肌→锁骨上窝方向推摩，操作次数不少于 3 遍	5		
	刮痧要点	刮痧部位包括耳郭的正面和背面，刮痧顺序为自下而上，由外到内，先正面后背面，根据证型重点刮拭相应穴位 / 穴区	5		
	时间	时间合理	3		
	观察及询问	观察患者病情，刮痧耳郭皮肤颜色变化及是否破损、出痧情况；一般刮至耳郭皮肤出现红、热，耳郭变软为度，不可强行出痧	5		
	健康宣教	嘱患者饮温开水，不宜立即食用生冷食物，刮痧后 4h 内刮痧部位不宜碰水，避免空调、风扇直吹，注意保暖	5		
操作后（10 分）	整理	刮痧完毕，清洁局部皮肤，协助患者取舒适体位，整理床单位，清理用物	2		
	处置	处理用物，洗手	3		
	记录	记录刮痧时间、部位、出痧效果及患者的反应，并签名	5		
评价（10 分）	技能	整体操作流畅、熟练	5		
	理论	对于提问回答全面、正确	5		
合计			100		

注：刮破皮肤，扣 20 分。

第六章　中药外用类

第一节　中药灌肠技术

一、概述

中药灌肠是将中药药液从肛门灌入直肠或结肠，使药液保留在肠道内，通过肠黏膜的吸收，达到清热解毒、软坚散结、泄浊排毒、活血化瘀等作用的一种治疗方法。

适用于慢性肾衰竭及慢性疾病所致的腹痛、腹泻、便秘、发热、带下等症状。

二、案例介绍

（一）病史简介

患者，男，56 岁，因“腹痛 6h”于 2024 年 8 月 18 日入院。

患者于 6h 前饮白酒后感上腹部胀痛不适，无恶心呕吐，未予特殊处理，后腹痛进行性加重，遂来我院急诊就诊，急诊查脂肪酶 133.0U/L↑，淀粉酶 54U/L。全腹 CT 示①胰腺尾部稍增粗，周围脂肪间隙稍模糊，左侧肾筋膜稍厚，提示轻度胰腺炎可能。②考虑弥漫性脂肪肝，必要时 MR 增强复查。③考虑阑尾粪石：部分结肠壁稍增厚伴脂肪变，考虑慢性炎症性肠病可能。④动脉硬化。为进一步治疗，急诊以“急性胰腺炎”收入院。入院症见：患者神清，精神差，上腹部疼痛剧烈，无发热，体力尚可，大便未解，小便正常，舌红，苔黄腻，脉洪数。

中医诊断：腹痛。

西医诊断：①急性胰腺炎；②酒精性肝炎。

（二）护理评估

望：神清，急性面容，表情痛苦，舌红，苔黄腻。

闻：无咳嗽，无异味。

问：本次饮酒后出现腹部疼痛，纳食一般，大便未解，小便正常，平时熬夜晚睡，睡眠质量较差，易醒；烦躁易怒，与家庭成员关系一般；嗜酒（每日500ml，40~50度白酒）。有高血压病史5~6年，最高血压180/110mmHg，未规律服用降压药；甲状腺功能障碍性眼肌麻痹病史5年余；慢性浅表性胃炎病史1年余；脂肪肝病史3年余；有吸毒史20余年，已戒断5年余；2021年及2023年均曾因腹部疼痛入院治疗。

切：腹部拒按，腹软，有压痛，无反跳痛，脉洪数。

专科评估：NRS疼痛评分为7分。

三、中医临床护理思维与中药灌肠技术方案

急性胰腺炎（acute pancreatitis，AP）是多种病因导致胰腺组织自身消化所致的胰腺水肿、出血及坏死等炎症性损伤。临床以急性上腹痛及血淀粉酶或脂肪酶升高为特点，严重者可导致多器官功能障碍综合征。引起AP的病因很多，常见病因为胆石症（包括胆道微结石）、高甘油三酯血症、过量饮酒。我国以胆石症与胆道疾病为主，占50%以上，称胆源性胰腺炎；西方国家主要与酗酒有关，约占60%。AP治疗的主要目标是寻找并祛除病因，控制炎症，防治器官功能衰竭。多数患者病情轻，预后良好；少数患者可伴发多器官功能障碍及胰腺局部并发症。

在中医理论中，胰腺被归为“脾”的范畴，王清任《医林改错》中记载“脾中有一管，体像玲珑，易于出水，故名珑管”。《脾胃论》中记载“其脾长一尺，掩太仓”。AP在中医范畴内并没有专属名称。根据胰腺的病理、生理特征还有AP相关症状的描述，人们常将AP与中医中的“脾心痛”“腹痛”“结胸”“脾实”对应。

（一）案例辨证分析

表里：患者饮食内伤脾胃致上腹疼痛，病位在里，属里证。

寒热：患者舌红，苔黄腻，脉洪数，属热证。

虚实：患者旧疾缠身，且日常饮食不节，脏腑功能受损，脾胃虚损；此次嗜食白酒等辛温之品，致中焦积热，邪热炽盛，闭阻不通，络阻血瘀，热毒血瘀互结，而致腹部疼痛拒按，属本虚标实。

阴阳：患者病位在里，热证及实证明显，故为阳证。

病位：病在脾胃，与肝密切相关。

证型：脾胃湿热证。

护治原则：清热利湿，通腑泻浊。

（二）中药灌肠技术方案

1. 治疗思路　胰归属于脾，脾主运化，主升清，患者日常饮食不节，嗜食白酒等辛辣温燥之品，导致脾胃功能受损，脾失健运，水湿内停；此外患者曾有吸毒史20余年，性格较暴躁，且经常熬夜晚睡，肝藏血不足，失于滋养，肝火旺，木旺乘土，日久湿郁化热，湿热结聚不散则酿生热毒，邪热炽盛，闭阻不通，络阻血瘀，热毒血瘀互结，而致腹部疼痛。古语云：不通则痛，通则不痛。六腑以通为用，以降为和，腹部疼痛，实乃腑气不通，实热之邪内积所致，故在治疗方案的选择上以清热利湿，通腑泻浊为法。

中医学认为，人体的五脏六腑、四肢百骸、五官九窍是通过经络相互联络、疏通气血联系起来的一个有机整体。各脏腑组织在生理上相互联系，在病理上相互影响。《素问·灵兰秘典论》曰："大肠者，传导之官，变化出焉。"大肠主传导糟粕，与胃气的通降、肺气的肃降、脾气的运化等有关。该患者证属脾胃湿热，可选择黄槐灌肠液进行保留灌肠。黄槐灌肠液主要成分是大黄、槐花。大黄味苦性寒，具有泻下攻积，清热泻火的作用；槐花味苦微寒，具有凉血止血，清肝泻火的作用，可改善患者腹痛以及其他炎症性反应。从现代医学角度来讲，灌肠药物主要是在直肠吸收。直肠有丰富的动脉、静脉和淋巴丛，回血流畅，供血充足，肠道给药后可以很快吸收进入血液。药物吸收后除产生局部治疗作用外，大部分还可以通过下腔静脉进入体循环直接发挥药效。研究认为，肠道给药比口服吸收更快捷，其生物利用度较口服的生物利用度高。所以，中药保留灌肠疗法是一种吸收更好，药理作用更强，速效、高效的治疗方法。

2. 治疗方案

（1）配合现代医学常规治疗：监测生命体征，予持续低流量氧气吸入，禁食，留置胃管行胃肠减压，使用奥曲肽及乌司他丁注射液抑制胰酶分泌及活化，补充液体，必要时肌内注射盐酸曲马多注射液止痛，针对相应的临床症状进行对应的支持治疗。

（2）中药灌肠：选用复方黄槐灌肠液 150ml，加温水至 200ml 左右保留灌肠，温度 39~41℃，1 次 /d，至病情缓解。操作前垫高臀部 10cm，液面距离肛门不超过 30cm，操作过程应轻柔，避免暴力操作，灌肠过程中时刻关注患者感受，比如有无疼痛、心慌、出冷汗等不适。保留药液期间，嘱患者可适当变换体位，尽量保留 1h 以上，利于药物吸收。

（三）疾病转归

患者每日中药保留灌肠后解大便 1~2 次，2024 年 8 月 20 日开始腹部疼痛较前减轻，停止使用曲马多注射液肌内注射；2024 年 8 月 21 日停止禁食，改为低盐低脂全流饮食；2024 年 8 月 23 日 NRS 疼痛评分为 0 分，好转出院。

四、中药灌肠技术操作

（一）评估

1. 评估病室环境，保证温湿度适宜，病室整洁、光线明亮。

2. 评估患者情况，包括主要症状、既往史、过敏史、舌苔脉象、排便情况，女性是否妊娠或月经期，肛周皮肤情况，心理状况、合作程度。

（二）告知

1. 告知患者操作前排空二便。

2. 告知患者操作时可能会有胀、满、轻微疼痛的感觉。

3. 告知患者如有便意或不适，应及时告知医护人员。

（三）用物准备

治疗盘、弯盘、煎煮好的药液、一次性灌肠袋、水温计、纱布、一次性手套、垫枕、中单、石蜡油、无菌棉签、速干型手消毒液、污物桶等，必要时备便盆、屏风。

（四）操作步骤

1. 核对医嘱，评估患者，做好解释，嘱患者排空二便。

2. 备齐用物，携至床旁。

3. 关闭门窗，用隔帘或屏风遮挡。

4. 协助患者取左侧卧位（必要时根据病情选择右侧卧位），充分暴露肛门，垫中单于臀下，置垫枕以抬高臀部 10cm。

5. 测量药液温度（39~41℃），液面距离肛门不超过 30cm，用石蜡油润滑肛管前端，排液，暴露肛门。插肛管时，可嘱患者张口呼吸以使肛门松弛，便于肛管顺利插入。插入 10~15cm，缓慢滴入药液（滴入速度视病情而定），滴注时间 15~20min。中药灌肠药量不宜超过 200ml（图 6-1-1）。

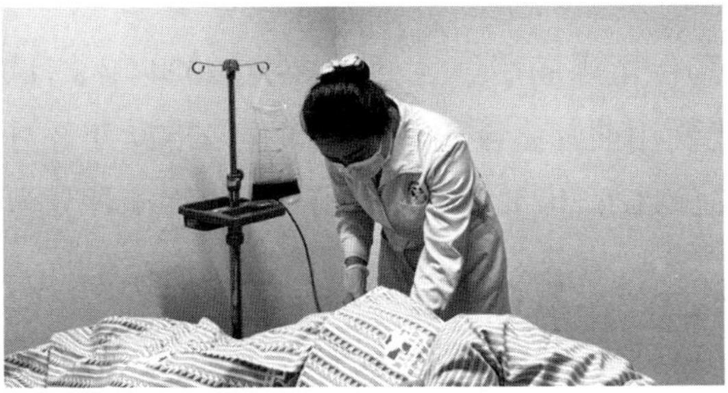

图 6-1-1　中药灌肠

6. 药液滴完，夹紧并拔除肛管，协助患者擦干肛周皮肤，用纱布轻揉肛门处，协助取舒适卧位，抬高臀部。

7. 观察及询问　随时观察并询问患者耐受情况，如有便意或不适，及时调节滴入速度，必要时终止滴入。

8. 健康宣教　嘱患者灌肠液保留 1h 以上为宜，保留时间长，利于药物吸收。

9. 整理　协助患者整理衣物及床单位，采取舒适体位。

10. 记录　记录灌肠时间、量，灌肠后排便情况，并签名。

（五）注意事项

1. 肛门、直肠、结肠术后，大便失禁患者，孕妇，急腹症和下消化道出血患者禁用。

2. 慢性痢疾病变多在直肠和乙状结肠，宜采取左侧卧位，插入深度以 15~20cm 为宜；溃疡性结肠炎病变多在乙状结肠或降结肠，插入深度 18~25cm；阿米巴痢疾病变多在回盲部，应取右侧卧位。

3. 操作应轻柔，随时观察并询问患者耐受情况。嘱患者如有便意或不适，应及时告知医护人员，暂停药液滴入。若患者出现脉搏细速、面色苍白、出冷汗、剧烈腹痛、心慌等症状，应立即停止灌肠并报告医生。

4. 灌肠液温度应使用水温计在床旁测量。

（六）操作流程

中药灌肠技术操作流程见图 6-1-2。

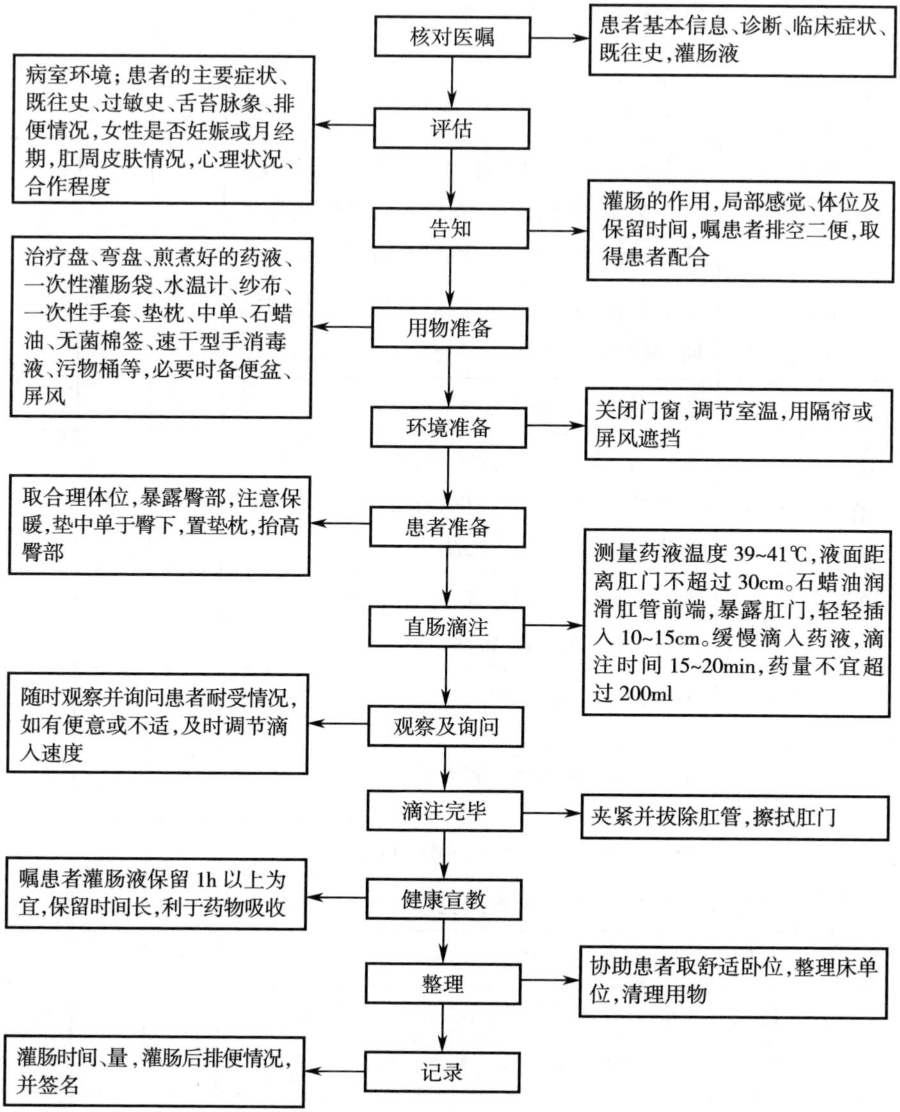

图 6-1-2　中药灌肠技术操作流程

（七）评分标准

中药灌肠技术评分标准见表 6-1-1。

表 6-1-1　中药灌肠技术评分标准

项目		要求	分值	扣分	说明
核对医嘱（5 分）		患者基本信息、诊断、临床症状、既往史，灌肠液	5		
评估（5 分）		病室环境：温湿度适宜，病室整洁、光线明亮	2		
		患者情况，包括主要症状、既往史、过敏史、舌苔脉象、排便情况，女性是否妊娠或月经期，肛周皮肤情况，心理状况、合作程度	3		
告知（5 分）		排空二便、灌肠的局部感觉、体位及保留时间，取得患者配合	5		
操作前准备（15 分）	护士	洗手，戴口罩，戴手套	2		
	物品	治疗盘、药液、一次性灌肠袋、水温计、纱布、一次性手套、垫枕、中单、石蜡油、无菌棉签、污物桶等，必要时备便盆、屏风	6		
	患者	取合理体位，暴露臀部，注意保暖，垫中单于臀下，置垫枕，抬高臀部	4		
	环境	关门窗，拉屏风，调节室温	3		
操作流程（50 分）	再次核对	患者身份、灌肠药物和液量	4		
	体位	体位正确，舒适、安全，暴露肛门	5		
	药液	灌肠液量准确，温度适宜	4		
	润管	充分润滑肛管前端	5		
	排气	排净空气方法正确，不弄湿床单、地面	5		
	插管	手法正确、轻柔，插入深度适宜	5		
	滴速	液面距肛门距离合理，速度适宜	5		

续表

项目		要求	分值	扣分	说明
	时间	时间合理	4		
	拔管	拔管方法正确，无滴液，擦净肛门	4		
	观察及询问	随时了解患者的耐受情况，如有便意或不适及时处理	5		
	健康宣教	嘱患者灌肠液保留 1h 以上为宜，保留时间长，利于药物吸收	4		
操作后（10分）	整理	协助患者取舒适卧位，整理床单位，清理用物	2		
	处置	处理用物，洗手	3		
	记录	记录灌肠时间、量，灌肠后排便情况等，并签名	5		
评价（10分）	技能	整体操作流畅、熟练	4		
	理论	对于提问回答全面、正确	6		
合计			100		

第二节　中药熏洗技术

一、概述

中药熏洗是将根据辨证选用的中药煎煮后，放入熏洗容器（图 6-2-1，图 6-2-2）中，先用其蒸汽熏疗，待温后再用其药液淋洗、浸浴全身或局部患处，借助中药药液的热力和药力，通过熏蒸、浸泡等方式作用于人体体表，以达到疏通腠理、祛风除湿、清热解毒、消肿止痛、杀虫止痒、扶正祛邪等功效的中医外治方法。中药熏洗技术具有直达病所、疗效显著、操作简便、副作用小等特点。

中药熏洗适用于多种疾病的治疗与康复，如骨伤科疾病（如骨折后期、关节疼痛等）、皮肤科疾病（如湿疹、手足癣等）、妇科疾病（如外阴炎、阴道炎等）、肛肠科疾病（如痔、肛裂等）以及内科疾病（如痹证、中风后遗症等）等。

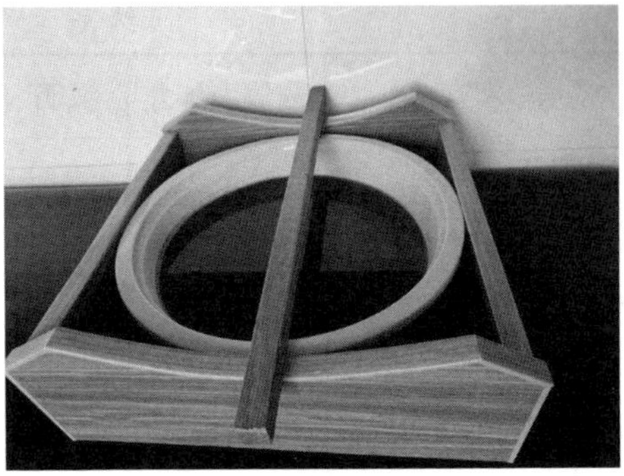

图 6-2-1　局部熏洗架

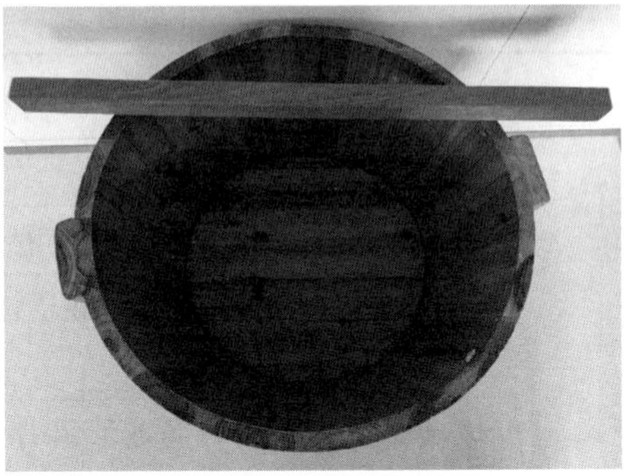

图 6-2-2　熏洗桶

二、案例介绍

（一）病史简介

患者，女，55 岁，因“双膝关节疼痛 1 年余，加重 1 周”于 2023 年 3 月 5 日门诊就诊。

患者自 2022 年 2 月起无明显诱因出现双膝关节疼痛，活动后疼痛加重，休息可缓解，未诊治。2022 年 12 月症状加重，至外院就诊，诊断为“骨性膝关节炎”，给予塞来昔布胶囊、健骨胶囊等药物治疗后，症状缓解。2023 年 2 月 26 日因劳累后疼痛加重，行走困难，上下楼梯时疼痛明显，伴有膝关节肿胀、僵硬感，遇寒加重，得温痛减。既往有骨质疏松病史，否认其他重大疾病史。舌淡暗，苔白腻，脉沉紧。

中医诊断：痹病（膝痹）。

西医诊断：骨性膝关节炎。

（二）护理评估

望：双膝关节轻度肿胀，局部皮肤无红肿破溃，关节外形正常，步态蹒跚，面色正常，舌淡暗，苔白腻。

闻：无异常气味。

问：疼痛遇寒加重，得温则减，阴雨天疼痛明显，平素怕冷，纳食尚可，二便正常。

切：双膝关节局部皮温正常，脉象沉紧。

专科评估：关节周围压痛（+），浮髌试验（-）。膝关节活动度：屈曲100°，伸直0°。美国特种外科医院（Hospital for Special Surgery，HSS）膝关节评分为45分（满分100分）。膝关节活动时NRS疼痛评分为5分，静息时NRS疼痛评分为2分。

心理评估：因膝关节疼痛影响日常生活，患者出现焦虑情绪，担心病情加重。

三、中医临床护理思维与中药熏洗技术方案

膝痹，又称为膝关节炎，是一种影响膝关节的慢性疾病，在我国发病率为8%~10%，中老年人群中尤为常见。患者常常会感受到膝关节剧烈疼痛，活动受限，局部压痛，关节弹响或摩擦音，伴随着肿胀和活动时的僵硬感，严重时甚至会导致关节变形和功能丧失，影响患者日常生活。西医治疗以非甾体抗炎药、镇痛药以及激素类药物，配合热敷、冷敷、电疗、超声波治疗等物理治疗方法为主，晚期需要进行关节置换手术。

《素问》指出“膝者筋之府，屈伸不能，行则偻附，筋将惫矣”“风寒湿三气杂至，合而为痹也”。中医认为，膝痹因肝肾亏损，气血不足，感受风寒湿邪侵袭膝关节，导致气血运行不畅，筋骨失养，日久则关节肿胀、疼痛、屈伸不利。其病机主要为肝肾亏损、气血虚弱、风寒湿邪侵袭、痰湿凝聚以及外伤劳损等。

（一）案例辨证分析

表里：患者以双膝关节局部疼痛为主，无外感表证的表现，病位在里，属里证。

寒热：疼痛遇寒加重，得温则减，平素怕冷，舌苔白腻，脉沉紧，属寒证。

虚实：患者关节疼痛剧烈、肿胀为风寒湿邪侵袭、痹阻经络，属实证；又因患者年逾半百，病程较长，正气耗伤致肝肾亏虚，筋骨失养，属虚证。故本案例属本虚标实之证。

阴阳：患者关节冷痛、平素怕冷等表现符合阴寒之象，属阴证。

病位：病位在双膝关节，与肝、肾密切相关。

证型：寒湿痹阻。

护治原则：祛风散寒除湿，通络止痛。

（二）中药熏洗技术方案

1. 治疗思路 患者发病在雨水节气，地处岭南地区，气候潮湿，膝部易感寒湿，从而引起膝痹。舌苔白腻，脉象沉紧，均为寒湿表现，寒气、湿邪入侵膝部，以致患者膝部疼痛遇寒加重，得温则减，治疗宜选用祛风散寒除湿功效的中医护理技术。

中药熏洗可利用温热药力，散寒除湿，通络止痛，同时通过皮肤吸收药物，达到局部和全身治疗作用，故为本案例选用技术。选用具有祛风散寒、除湿通络功效的中药组方，如独活寄生汤加减，通过先熏蒸，后泡洗，以改善膝关节局部血液循环，缓解疼痛、肿胀等症状，促进关节功能恢复。

2. 治疗方案

（1）中药方剂：独活 20g，桑寄生 15g，杜仲 15g，牛膝 15g，细辛 3g，秦艽 15g，茯苓 15g，肉桂 5g，防风 15g，川芎 15g，人参 10g，甘草 6g，当归 15g，芍药 15g，干地黄 15g。

此药方中，君药独活味辛苦微温，善治伏风，除久痹，且性善下行，能祛下焦与筋骨间的风寒湿邪；臣药桑寄生味苦甘平，既能祛风湿，又能补肝肾、强筋骨，与独活相配伍，祛风湿、通经络、补肝肾之力更强；杜仲、牛膝补肝肾、强筋骨，助桑寄生补益肝肾之力，且牛膝还能活血通经，引药下行，使药力直达病所；多味佐药主要功效为祛风散寒、通利渗湿、养血活血、补益肝肾；使药甘草调和诸药。整方达到祛风湿、止痹痛、益肝肾、补气血的功效。

（2）操作方案：将上述中药加水 2 000ml，浸泡 30min 后，武火煮沸，再用文火煎煮 30min，取汁 1 000ml 左右，倒入熏洗桶中，加适量温水调节温度至 50~70℃（以患者能耐受为度）。患者取坐位，将双膝关节暴露，置于木桶上方，用浴巾覆盖，熏蒸，待药液温度稍降后（38~41℃），将双膝关节浸泡于药液中，或使用小毛巾浸湿药液洗浴膝部，期间可配合膝关节伸屈活动，1 次 /d，10 次为一个疗程。

（三）疾病转归

经过一个疗程的中药熏洗治疗后，患者双膝关节疼痛明显减轻，肿胀消退，膝关节活动度改善，屈曲可达 115°，伸直 0°，HSS 膝关节评分提高至 60 分。继续进行一个疗程治疗后，患者膝关节疼痛基本消失，活动自如，HSS 膝关节评分达到 85 分，可正常进行日常活动，焦虑情绪缓解。

四、中药熏洗技术操作

（一）评估

1. 评估病室环境，保证温湿度适宜，病室整洁、光线明亮。

2. 评估患者情况，包括现病史、既往史、过敏史、舌苔脉象，评估妇科患者的胎、产、经、带情况，评估患者体质及局部皮肤情况，心理状态，对操作的认识及进食情况。

（二）告知

1. 告知患者中药熏洗的作用及操作方法、治疗时间、局部感受；熏洗过程中如出现不适及时告知医护人员。

2. 告知患者全身熏洗时，在熏洗前适量饮水可防出汗过多而虚脱，熏洗时间 20~30min。

（三）用物准备

治疗盘、药液、中单、熏洗容器（根据熏蒸部位的不同选用）、水温计、治疗巾或浴巾、速干型手消毒液、污物桶，必要时备屏风、支架及其他专科用具。

（四）操作步骤

1. 核对医嘱，评估患者情况，遵医嘱确定熏洗的部位，嘱患者排空二便。

2. 严格遵医嘱准确配制中药药液。

3. 准备好所有熏洗用物，携至患者床边，协助患者采取舒适的体位，充分暴露熏洗部位。

4. 测量药液温度，将 50~70℃药液倒入熏洗容器内；将熏洗容器放置在合适位置，对准熏蒸部位（图 6-2-3）。

5. 利用蒸汽对熏洗部位进行熏蒸，用浴巾或治疗巾盖住熏蒸部位及容器，使药液蒸汽熏蒸患处，在熏蒸过程中，防止烫伤（图 6-2-4）。

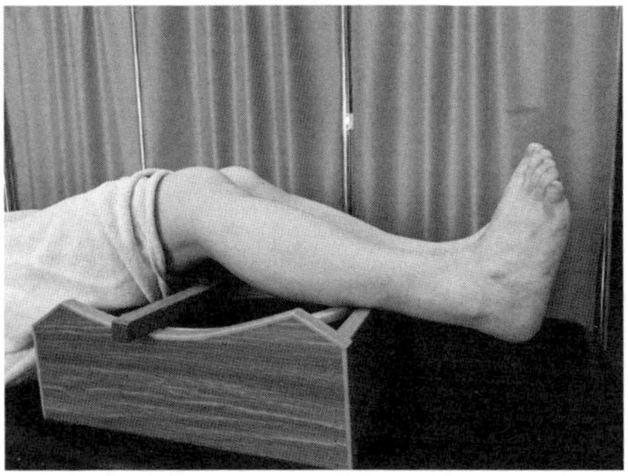

图 6-2-3 熏蒸架使用

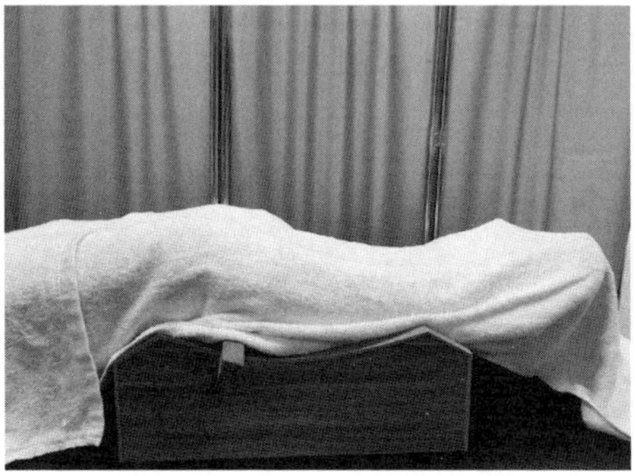

图 6-2-4 浴巾覆盖

6. 当药液温度降至 38~41℃时（图 6-2-5），协助患者将熏洗部位浸泡在药液中，或用毛巾蘸取药液淋洗局部，以增强疗效（图 6-2-6）。

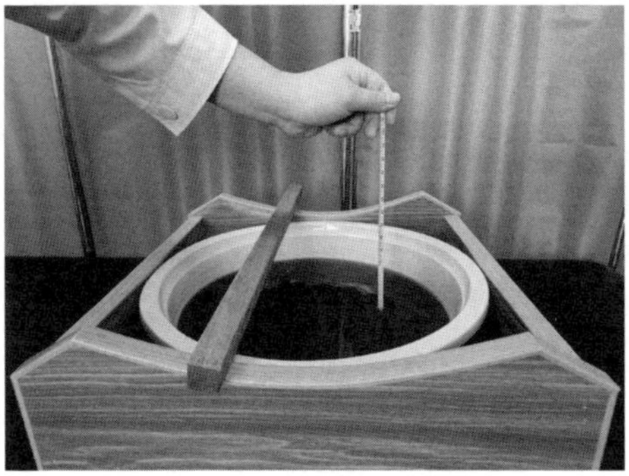

图 6-2-5 测量药液温度

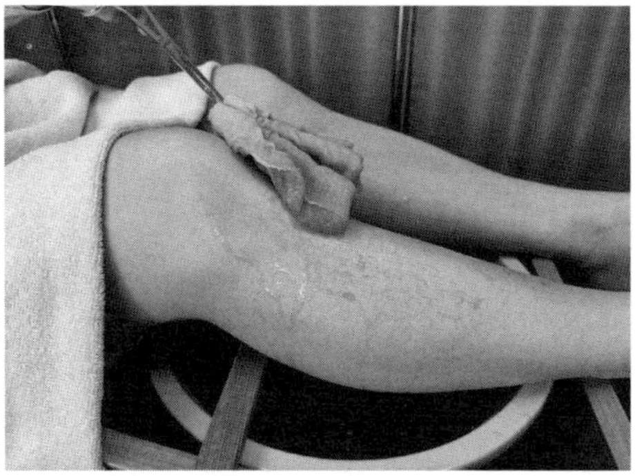

图 6-2-6 药液淋洗

7. 观察及询问 密切观察患者反应，询问患者感受，并及时调整熏洗液的温度。

8. 健康宣教 嘱患者治疗结束应注意保暖，避免直接吹风；颜面部熏洗后 30min 才可外出，以防感冒；眼部熏洗后，闭目休息 5~10min。

9. 整理 熏洗治疗结束后，用浴巾或毛巾轻轻擦干熏洗部位，协助患者整理衣着，取舒适体位，整理床单位，清理用物。

10. 记录 记录熏洗时间、部位，皮肤情况，并签名。

（五）注意事项

1. 饭前、饭后 30min 内不宜熏洗。在熏洗前，必须仔细检查熏洗部位的皮肤状况。若发现有破损、溃疡、皮疹等情况，应禁止熏洗，或在遵循医嘱的前提下，选择避开病变部位进行熏洗。

2. 对于孕妇、月经期妇女、严重心血管疾病患者以及体质虚弱者，应谨慎使用中药熏洗，必要时需在医生指导下进行。

3. 应根据不同证型及部位辨证用药，如头面部及某些敏感部位，不宜选用刺激性太强的药物，孕妇忌用麝香等药物，以免引起流产等后果。

4. 煎好的药液用干净纱布过滤，以免药中杂质在熏洗时刺激皮肤。

5. 熏洗药液温度适宜，以防烫伤。熏蒸时一般以 50~70℃为宜；浸泡时，一般控制在 38~41℃。操作中应随时询问患者感觉，老年人、小儿熏洗温度宜稍低。

6. 局部熏蒸时，局部应与药液保持适当的距离，以温热舒适，不烫伤皮肤为度；颜面部熏洗后 30min 才可外出，以防感冒；局部有伤口者，按无菌操作进行；包扎部位熏洗时，应揭去敷料，熏洗完毕后，更换消毒敷料。

7. 熏洗过程中，要保持室内空气流通良好，避免患者因长时间处于蒸汽环境中而出现头晕、心慌等不适症状。若患者出现心慌、气促、面色赤热或苍白、大汗等情况，应立即停止操作，并做相应的处理。

8. 熏洗过程注意室内避风，冬季注意保暖。中药熏洗后，患者皮肤毛孔扩张，应及时擦干药液和汗液，暴露部位尽量加盖衣被，避免立即吹风或接触冷水，以防受寒。

9. 治疗中如发现患者有过敏现象或治疗无效时，应及时与医生联系，调整治疗方案。

10. 所用物品需清洁消毒，用具一人一份一消毒，避免交叉感染。

（六）操作流程

中药熏洗技术操作流程见图 6-2-7。

（七）评分标准

中药熏洗技术评分标准见表 6-2-1。

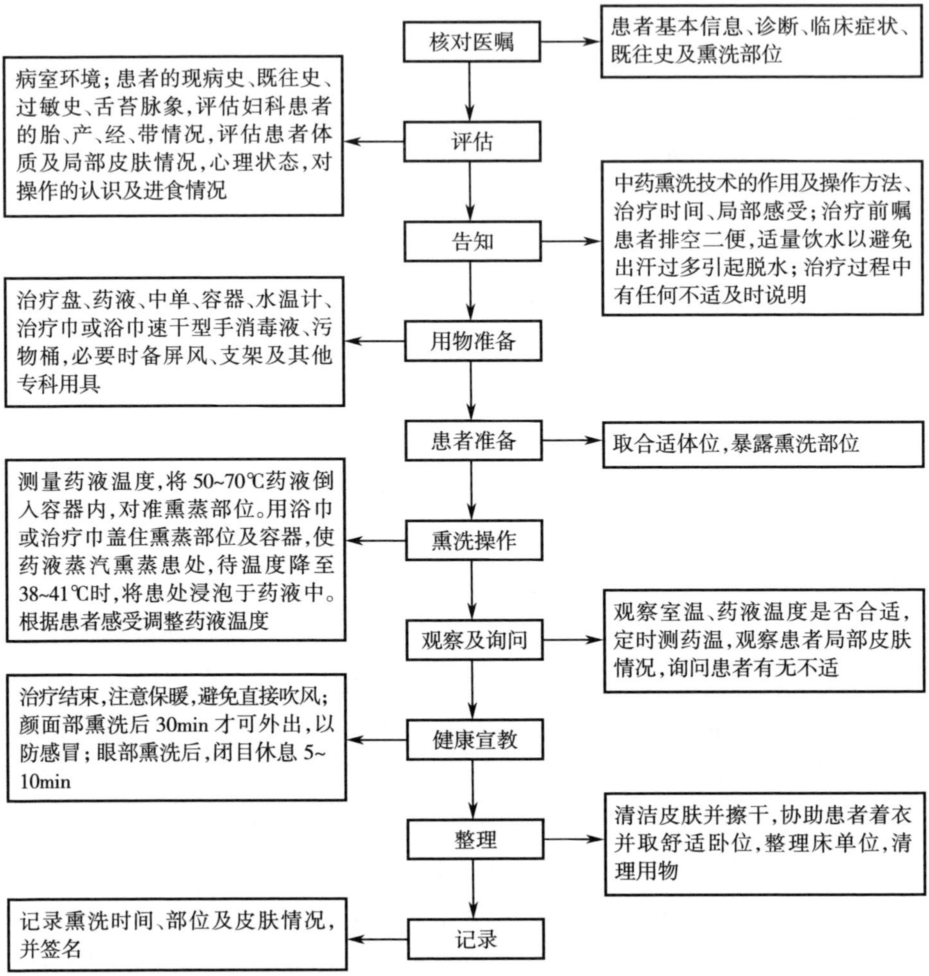

图 6-2-7　中药熏洗技术操作流程

表 6-2-1　中药熏洗技术评分标准

项目	要求	分值	扣分	说明
核对医嘱（5分）	患者基本信息、诊断、临床症状、既往史及熏洗部位	5		
评估（5分）	病室环境：温湿度适宜，病室整洁、光线明亮	2		
	患者的现病史、既往史、过敏史、舌苔脉象，评估妇科患者的胎、产、经、带情况，评估患者体质及局部皮肤情况，心理状态，对操作的认识及进食情况	3		

续表

项目		要求	分值	扣分	说明
告知（5分）		中药熏洗技术的作用及操作方法、治疗时间、局部感受；治疗前嘱患者排空二便，适量饮水以避免出汗过多引起脱水；治疗过程中有任何不适及时说明	5		
操作前准备（15分）	护士	洗手，戴口罩	2		
	物品	治疗盘、药液、熏洗容器、中单、水温计、治疗巾或浴巾、速干型手消毒液、污物桶，必要时备屏风、支架及其他专科用具	6		
	患者	取合理体位，暴露熏洗部位，必要时屏风遮挡，冬季注意保暖	4		
	环境	关门窗，调节室温	3		
操作流程（50分）	再次核对	患者身份、熏洗部位	5		
	药液	将配制好50~70℃的药液倒入适当容器内	5		
	部位	药液对准患部	5		
	保暖	用浴巾或治疗巾遮盖熏蒸部位及容器	5		
	熏蒸	药液蒸汽充分熏蒸患处	5		
	浸泡	待药液温度下降至38~41℃时，将患处浸泡于药液中	5		
	观察及询问	询问患者有无不适，观察局部皮肤情况	5		
	时间	时间合理，每次熏洗时间为20~30min	5		
	清洁	清洁局部皮肤，擦干	5		
	健康宣教	治疗结束，注意保暖，避免直接吹风；颜面部熏洗后30min才可外出，以防感冒；眼部熏洗后，闭目休息5~10min	5		

续表

项目		要求	分值	扣分	说明
操作后（10分）	整理	协助穿衣，取舒适体位，整理床单位	2		
	处置	处理用物，洗手	3		
	记录	记录熏洗时间、部位，皮肤情况，并签名	5		
评价（10分）	技能	整体操作流畅、熟练	4		
	理论	对于提问回答全面、正确	6		
合计			100		

第三节　中药外敷技术

一、概述

中药外敷是将一种或几种中药研成粉末并调成糊状，直接敷贴于患处或穴位的中医外治法（图6-3-1，图6-3-2）。其功效取决于药物组成，根据患者病情的不同，选择不同药性和功效的药物，临床常使用具有消肿止痛，通经活血功效的中药进行外敷。

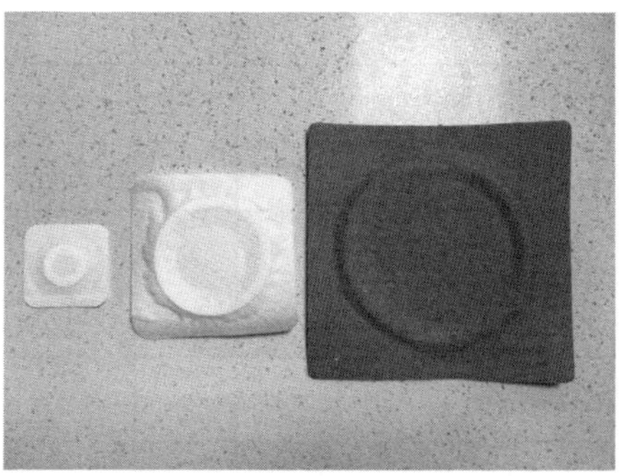

图6-3-1　中药外敷贴纸

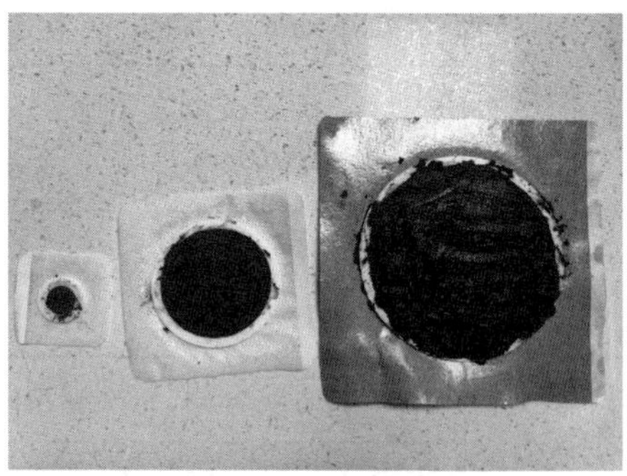

图6-3-2　中药外敷药物

中药外敷适用于以下各类病症：①各种病因引起的关节炎，如类风湿性、骨性关节炎、强直性脊柱炎、痛风性关节炎、系统性红斑狼疮、肩周炎等；

②各种病因引起的软组织疼痛，如腰痛、肌肉酸痛、腹痛、肋间神经痛等；③疮疡及跌打损伤等引起的局部肿胀、疼痛，但体表无溃烂或伤口者。

二、案例介绍

（一）病史简介

患者，女，27岁，因“跌倒致左大腿肿痛、活动受限2周”于2024年10月24日初诊。

患者于2周前不慎摔倒后出现左大腿疼痛、肿胀伴活动受限，遂于当地医院就诊。左股骨CT显示：左股骨中下段病变伴病理性骨折，骨纤维异常增殖症可能；左膝关节腔、髌上囊积液。左大腿MR显示：考虑左股骨中下段骨纤维异常增殖症伴病理性骨折；大腿皮下及肌肉软组织弥漫水肿；左膝关节少至中等量积液。左侧下肢动静脉彩超（不含髂外动、静脉）显示：左侧下肢动脉超声未见异常改变，左侧下肢静脉超声未见明显血栓形成。今为进一步治疗来我院就诊，门诊以“左股骨下段骨折”收入院。入院症见：患者神清，精神可，左下肢疼痛（卧床休息可缓解），睡眠一般，纳可，二便调。舌暗红，苔薄白，脉沉。

中医诊断：骨折病。

西医诊断：左股骨病理性骨折。

（二）护理评估

望：神志清，精神良好，面色苍白，形体中等，营养良好，轮椅推入病房。舌暗红，苔薄白。

闻：双肺呼吸音清晰，语言清晰，未闻及特殊气味。

问：睡眠一般，难入睡，易醒。13岁曾行左股骨骨囊肿刮除手术。

切：腹平坦，左大腿肿胀（图6-3-3），脉沉。

专科评估：左大腿腿围55cm，右大腿腿围48cm，可及骨摩擦感，左髋、左膝关节活动受限，踝关节活动正常，足背动脉搏动清晰，各足趾活动、感觉及血运正常。左大腿疼痛拒碰，活动时NRS疼痛评分8分，卧床休息时NRS疼痛评分3分。

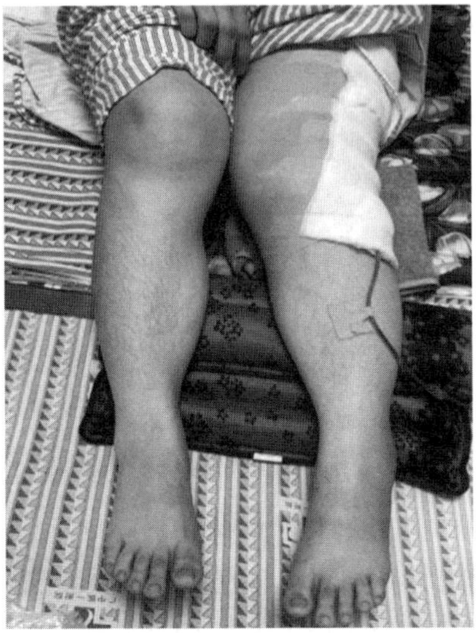

图 6-3-3　患者左大腿外观照

三、中医临床护理思维与中药外敷技术方案

骨折所致肢体肿胀发生机制较复杂。现代医学认为与创伤性出血导致局部血肿形成、静脉回流及淋巴循环障碍、肿胀压迫微循环造成组织缺氧，形成缺血、水肿恶性循环，以及严重骨折可能伴有血管损伤等因素有关。

中医学中将骨折术后肿痛归属于“水肿”“瘀血”范畴中。《圣济总录》提到“若因伤折，内动经络，血行之道，不得宣通，瘀积不散，故为肿为痛”。《景岳全书》认为“跌扑伤而腰痛者，此伤在筋骨而血脉凝滞也”。骨折后气血运行不畅，气滞则不通则痛，血瘀水停聚则发为肿为胀。骨损则筋伤，伤筋亦能损骨，骨损筋伤累及气血伤于内，故气滞血瘀是骨折术后肿痛的主要病机，治法当以活血化瘀、利水消肿为主。

（一）案例辨证分析

表里：患者左股骨骨折，病位在骨，属里证。

虚实：患者左股骨骨折，致经脉受损，气血运行不畅，气滞则不通则痛，气滞导致血瘀，两者相互影响，血瘀水停聚则发为肿为胀，致左大腿肿胀，持续疼痛，为实证。

阴阳：患者舌暗红，脉沉，为阴证。

证型：气滞血瘀证。

护治原则：活血化瘀。

（二）中药外敷技术方案

1. 治疗思路　患者因跌倒创伤导致左股骨骨折，使经脉受损，气血运行失衡。血为气之母，骨折导致大量血液的流失，故见面色苍白；血液的流失又导致气虚，气虚则血不行，加重血瘀，《素问·举痛论》言“痛而闭不通矣”，故见患处疼痛不止。治疗上应以活血化瘀、行气止痛为法，通过调整气血促进骨折愈合、缓解肿痛。可予中药外敷，将活血化瘀、行气止痛的中药研成粉末、调成糊状，直接敷贴于患处，使中药成分直接透皮吸收，是最直接有效的外治方法之一。

本案例选用院内制剂加味双柏散进行中药外敷治疗左大腿肿胀。双柏散主要由黄柏、侧柏叶、大黄、泽兰、薄荷5味中药组成，混合打成粉末。方中大黄、侧柏叶为君药，大黄破血瘀、清血热、消肿毒；侧柏叶清热凉血、止血敛疮；黄柏清热燥湿、解毒疗疮、祛瘀散结；泽兰活血化瘀、行水消肿；薄荷清风热、消肿痛、止痛痒。诸药合用，共奏活血化瘀、清热凉血、利水通络等功效。

2. 治疗方案　取加味双柏散200g，加入适量热水、蜂蜜调制成干湿适中，厚薄均匀的外敷药膏，厚度0.2~0.5cm，大小超过左大腿肿胀处1~2cm。1次/d，每次敷药时间为4~6h。

（三）疾病转归

5d后患者肿胀明显消退，左大腿腿围50cm，右大腿腿围48cm，诉疼痛较前减轻，睡眠较前有好转。

四、中药外敷技术操作

（一）评估

1. 评估病室环境，保证温湿度适宜，病室整洁、光线明亮。

2. 评估患者情况，包括主要症状、既往史、过敏史、舌苔脉象，是否妊娠，患者体质及敷药部位的皮肤情况。

（二）告知

1. 告知患者外敷药物的作用、基本的操作方法及可能出现的局部感觉。

2. 告知患者一般敷药2~4h，最短不少于2h。需根据病情、年龄、药物特性及季节因素调整时间，儿童应适当缩短敷药时间。

3. 告知患者外敷药物可能污染衣物。

（三）用物准备

配制的药物、开水、容器（如治疗碗）、药膏刀、治疗盘、中药外敷贴纸或玻璃纸、胶布或绷带、棉花、0.9%氯化钠溶液、介质（蜂蜜或醋）、速干型手消毒液、污物桶，必要时备屏风、大毛巾。

（四）操作步骤

1. 核对医嘱，评估患者，遵照医嘱确定敷药部位，做好解释，嘱患者排空二便，注意保暖。

2. 调药　将药粉倒入容器内，加入介质（蜂蜜或醋）、开水，用药膏刀调匀（图6-3-4）。

3. 摊药　将药物摊开在中药外敷贴纸上（图6-3-5），或者在玻璃纸上摊开，周围用棉花围绕。

4. 协助患者取合适体位，充分暴露敷药部位，注意保暖。注意保护隐私，必要时屏风遮挡患者。

5. 0.9%氯化钠溶液棉球擦去原药渍，测试药膏温度，试敷于患处，询问患者感受。温度合适后，将药物贴敷于患处或穴位处，以胶布或绷带妥善固定；为避免药物受热溢出污染衣物，可加敷料或棉垫覆盖，确保固定松紧适宜、美观牢固（图6-3-6）。告知患者敷药时间。

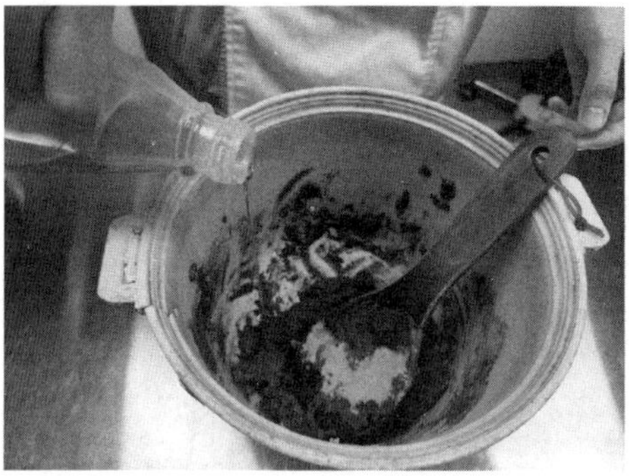

图6-3-4　调药

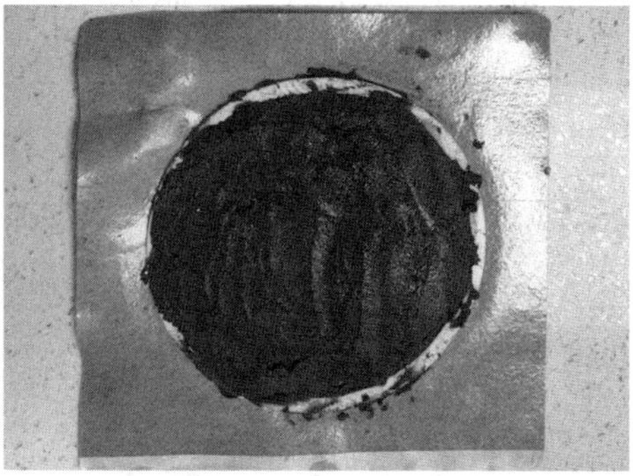

图6-3-5　摊药

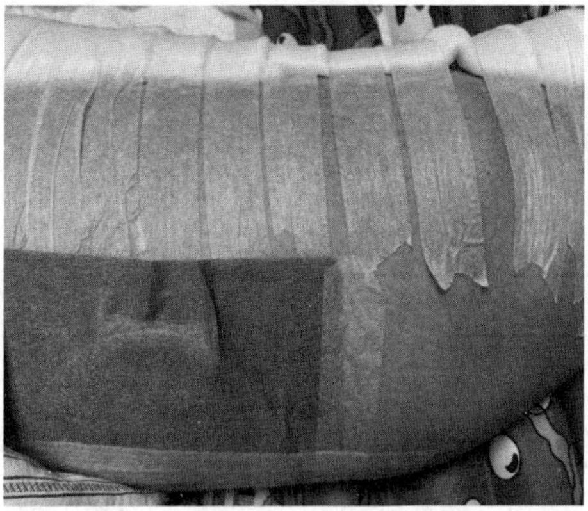

图 6-3-6　贴药

6. 观察及询问　观察患者局部皮肤，询问患者有无不适感。

7. 健康宣教　敷药过程中如出现皮肤微红为正常现象，如出现红疹、水疱、瘙痒、疼痛等过敏现象，立即停止治疗，报告医生处理，敷药时间一般 2~4h，如发现敷料松动或脱落，应及时告知医护人员。

8. 整理　治疗结束协助患者取下药物，清洁局部皮肤，协助患者穿衣，安置舒适体位，整理床单位。

9. 记录　记录敷药时间、部位，敷药后患者反应，并签名。

（五）注意事项

1. 皮肤破损或严重水肿的部位、对药物过敏者不宜行中药外敷治疗。

2. 孕妇的脐部、腹部、腰骶部及某些敏感穴位，如合谷、三阴交等处都不宜敷贴。

3. 调药时注意掌握好药物的干湿度，以既不至于流淌，又不至于脱落为适宜。摊药的面积应大于治疗部位，药物应均匀涂抹于外敷贴纸中央，厚薄一般以 0.2~0.5cm 为宜。

4. 敷药的温度因人而异，注意试温，防止烫伤。

5. 敷药过程中，如出现红疹、水疱、瘙痒、疼痛等过敏现象时，应立即停止治疗，去除药物并清洁皮肤。

6. 对于残留在皮肤上的药物不宜采用肥皂水或刺激性物品擦洗。可以使用温水或 0.9% 氯化钠溶液清洁皮肤上的药渍。

（六）操作流程

中药外敷技术操作流程见图 6-3-7。

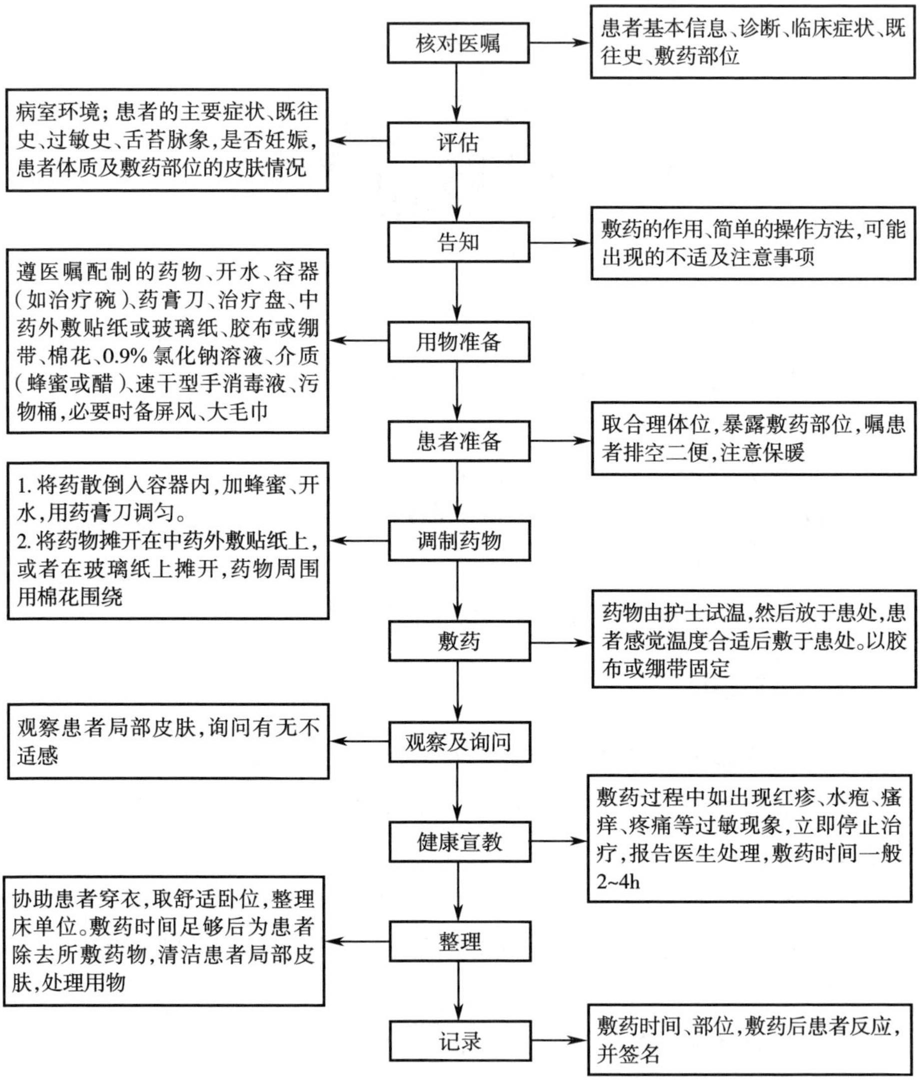

图 6-3-7　中药外敷技术操作流程

（七）评分标准

中药外敷技术评分标准见表 6-3-1。

表 6-3-1　中药外敷技术评分标准

项目		要求	分值	扣分	说明
核对医嘱（5分）		患者基本信息、诊断、临床症状、既往史、敷药部位	5		
评估（5分）		病室环境：温湿度适宜，病室整洁、光线明亮	2		
		患者的主要症状、既往史、过敏史、舌苔脉象，是否妊娠，患者体质及敷药部位的皮肤情况	3		
告知（5分）		敷药的作用、简单的操作方法及局部感觉，取得患者配合	5		
操作前准备（15分）	护士	洗手，戴口罩	2		
	物品	配制的药物、开水、容器（如治疗碗）、药膏刀、治疗盘、中药外敷贴纸或玻璃纸、胶布或绷带、棉花、0.9%氯化钠溶液、介质（蜂蜜或醋）、速干型手消毒液、污物桶，必要时备屏风、大毛巾	8		
	患者	体位合理，充分暴露患处	2		
	环境	关窗保暖，遮挡	3		
操作流程（40分）	再次核对	患者身份、药物、治疗部位	2		
	清洗皮肤	取下原敷料操作方法正确	4		
		0.9%氯化钠溶液棉球擦去原药渍	5		
		观察伤口情况	2		
	摊药	摊药方法正确，不污染他物	5		
		摊药均匀，厚薄适中	5		
	敷药	护士试温，试放于患者患处，询问温度感觉	3		
		敷药部位正确	4		
		敷药面积大于患处	3		

续表

项目		要求	分值	扣分	说明
	包扎	松紧适宜、固定正确	3		
	观察及询问	观察贴敷局部皮肤有无过敏情况，询问患者有无不适	2		
	健康宣教	如出现红疹、瘙痒、水疱等过敏现象，发现敷料松动或脱落，应报告医护人员	2		
操作后（15分）	整理	协助患者穿衣，取舒适卧位，整理床单位。敷药时间足够后为患者除去所敷药物，清洁患者局部皮肤	5		
	处置	恰当处理物品，洗手	5		
	记录	记录敷药时间、部位，敷药后患者反应，并签名	5		
评价（15分）	技能	整体操作流畅、熟练	5		
	理论	对于提问回答全面、正确	10		
总分			100		

第四节　中药热熨技术

一、概述

中药热熨是指将中药加热后装入布袋，在人体局部或一定穴位上移动熨烫的治疗方法。其通过热力作用使药性通过体表透入经络、血脉，从而发挥温经通络、行气活血、散寒止痛、祛瘀消肿等作用。

中药热熨适用于风湿痹证引起的关节冷痛、酸胀、沉重、麻木；跌打损伤等引起的局部瘀血、肿痛；扭伤引起的腰背不适、行动不便；脾胃虚寒所致的胃脘疼痛、腹冷泄泻、呕吐等症状。

二、案例介绍

（一）病史简介

患者，女，58岁，因“反复上腹隐痛4年余，加重1周”于2024年4月25日入院。

患者4年前无明显诱因出现阵发性上腹部隐痛，餐后加重，夜间明显，影响睡眠，饮食不慎易腹泻，不伴腹胀、反酸、嗳气、恶心呕吐等不适。2021年外院行胃镜检查提示：慢性浅表性胃炎伴糜烂。门诊服药治疗后可缓解，但症状反复。1周前患者受凉后出现上腹痛加重，为求进一步治疗拟“腹痛查因”收入院。入院症见：患者神清，精神一般，阵发性上腹部疼痛，纳差，大便不成形，3~4次/d，无腹胀、泛酸、嗳气、恶心呕吐等不适，眠差，小便多，舌淡苔白，边有齿痕，脉弦细。患者自诉10年前因甲状腺功能亢进症行手术治疗，具体不详。

中医诊断：胃痛。

西医诊断：慢性浅表性胃炎伴糜烂。

（二）护理评估

望：患者神清，精神一般，面色少华，舌淡苔白，边有齿痕。

闻：语音清晰，呼吸如常，无异味。

问：阵发性上腹部疼痛，喜按，餐后加重，夜间明显，疼痛时影响睡眠；平素怕冷，喜饮热水，四肢倦怠，手足不温，口淡不渴，眠差，无恶寒发热，无自汗盗汗，大便不成形，3~4次/d，小便多。患者为个体户，日常饮食欠规律。

切：腹软，腹痛喜按，无压痛、反跳痛，脉弦细。

专科评估：腹部疼痛，NRS疼痛评分4分。

三、中医临床护理思维与中药热熨技术方案

慢性胃炎是指由多种病因引起的慢性胃黏膜炎性病变，其患病率一般随年龄增长而增加，特别是中年以后更为常见。幽门螺杆菌（Helicobacter pylori，Hp）感染是其最常见的病因。目前，胃镜及活检组织病理学检查是诊断和鉴别诊断慢性胃炎的主要手段。大多数患者无明显症状，即便有症

状也多为非特异性，可表现为中上腹不适、饱胀、钝痛、烧灼痛等，也可表现为纳差、嗳气、泛酸、恶心等消化不良症状。体征多不明显，有时表现为上腹轻压痛。大多数成人胃黏膜均有轻度非萎缩性胃炎（浅表性胃炎），如 Hp 阴性且无糜烂及无症状，可不予药物治疗。如慢性胃炎波及黏膜全层或呈活动性，出现癌前情况如肠上皮化生、胃幽门腺化生、萎缩及异型增生，可予短期或长期间歇治疗。

胃脘痛是指以剑突下、上腹部近心窝处疼痛为主要临床表现的病证。其病因多为外邪侵袭、恼怒、过劳、饮食不节、起居失宜致气机阻滞、胃失和降。现代医学中，急性胃炎、慢性胃炎、胃溃疡、十二指肠溃疡、功能性消化不良、胃黏膜脱垂等病以上腹部疼痛为主要症状者，均属于中医学胃脘痛范畴。胃脘痛，病位在胃，与肝、脾密切相关。

（一）案例辨证分析

表里：患者反复上腹痛 4 年余，病程长，久病及里；本次发病为寒邪入体，直中脏腑，导致上腹痛加重，属里证。

寒热：患者感受寒邪，且喜饮热水，手足不温，口淡不渴，舌淡苔白，为寒证。

虚实：患者久病，脾胃功能受损致脾胃虚弱，纳差，气血生化不足，不能濡养四肢百骸，故见面色少华、四肢倦怠、上腹隐痛等，脉弦细，属虚证。患者本次腹痛加重为受凉引发，寒气凝滞所致，病程尚短，属实证。综上属虚实夹杂证。

阴阳：久病，面色少华、四肢倦怠、手足不温等属阴证。

病位：病在胃，与肝、脾密切相关。

证型：脾胃虚寒证。

护治原则：温中健脾，疏肝和胃止痛。

（二）中药热熨技术方案

1. 治疗思路　患者主诉上腹部疼痛加重入院，其病因可以从三方面考虑。一方面，古语云“不通则痛”“不荣则痛”。患者为个体经营者，既往生活不规律，饮食不节，导致脾胃功能受损，脾胃运化失司，气血生化乏源，故见纳差，面色少华。长此以往，久病伤阳，致脾阳虚衰，脏腑失其濡养而致胃痛，在治疗方面需要温中健脾和胃。另一方面，患者受凉，感受寒邪，寒为阴邪，其性凝滞收引，寒邪直中脏腑，寒气客于肠胃之间，膜原之下，血不得散，小络急引则痛，在治疗方面需要温阳散寒，通络止痛。此外，患者长期反复上腹隐痛，严重时影响睡眠，情绪较焦虑，肝主情志，肝失疏泄，易横逆犯脾，导致胃失和降，胃气壅滞，气机不畅引起胃痛，不通则痛，治疗方面需要疏肝健脾，调畅气机。

中药热熨技术源于《黄帝内经》，是指加热药物后直接或间接敷熨于患部，药物借热力从肌表毛窍随经络渗透至脏腑筋骨，从而起到温阳散寒、温通经络、畅达气血、消肿镇痛的作用，是临床中最为常用的外治法之一。《灵枢·经筋》记载“在内者熨引饮药”。《黄帝内经太素·经筋》提出：“痛在皮肤筋骨外者，可疗以燔针；病在胸腹内者，宜用熨法及道引并饮汤液药等也。”热熨以经络为径，通过对腧穴及十二经皮部施术，激发经气，调动经脉的功能，由经络气血输送药力和热力，循皮部—络脉—经脉—脏腑的路线，由表及里，直至病所，或作用于皮肉脉筋骨，或作用于功能失调之脏腑，而最终达到温通经络、调和气血和扶正祛邪的整体功效。

本病例患者辨证属脾胃虚寒，病位在胃，涉及肝、脾两脏，可选用吴茱萸进行热熨。吴茱萸辛、苦，性热，归肝、脾、胃、肾经，具有散寒止痛、降逆止呕的功效。经络所过，主治所及，在治疗部位的选择上，可选择腹部、足阳明胃经及足太阴脾经经过的部分区域，同时对重要穴位重点熨烫，如中脘，胃之募穴，有和胃健脾之功效；关元，小肠募穴，有补肾培元之功效；气海，肓之原穴，有益气助阳之效；天枢，大肠募穴，有理气止痛之功效；滑肉门，足阳明胃经穴位，主治胃痛；腹结，足太阴脾经穴位，有理气调肠之功效等。结合子午流注理论，辰时胃经气血最盛，此时采用中药热熨，效果会更佳。

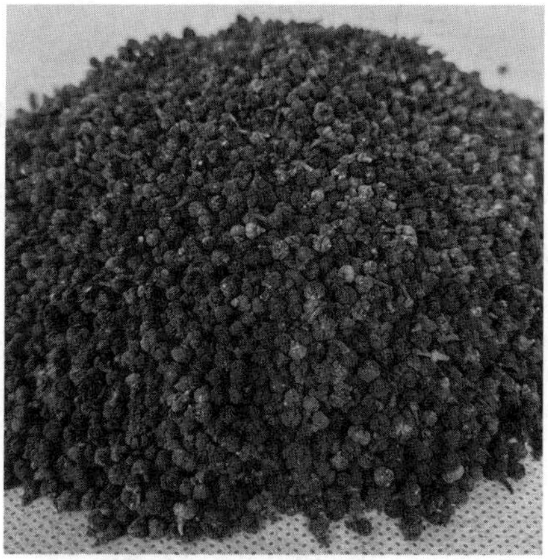

图 6-4-1　吴茱萸

2. 治疗方案　选择辰时（07：00—09：00）给予胃脘部中药热熨，1 次 /d，每次 15~30min，干预 7d。具体操作方法为：选取吴茱萸 500g（图 6-4-1），加热至 60~70℃后用纱布袋包裹，先在中脘、滑肉门、天枢、腹结、关元、气海穴位点按，再在胃脘部区域来回推熨，以患者能耐受为宜，力量均匀，开始时用力稍轻，速度稍快，随着药袋温度的降低，力量增大，同时速度减慢。热熨过程中，密切观察患者感受，当药袋温度过低时，及时更换药袋或加温。此外，重视患者不良情绪的疏导。

（三）疾病转归

一周后患者上腹部疼痛症状较前减轻，NRS 疼痛评分为 2 分，疼痛减轻；大便次数减少，1~2 次 /d；患者情绪较前缓和。

四、中药热熨技术操作

（一）评估

1. 评估病室环境，保证温湿度适宜，病室整洁、光线明亮。

2. 评估患者情况，包括主要症状、既往史、药物过敏史、舌苔脉象，女性是否妊娠或月经期，热熨部位的皮肤情况，对热及疼痛的耐受程度等。

（二）告知

1. 告知患者中药热熨的作用、操作方法，嘱患者中药热熨前，排空二便。

2. 告知患者感觉局部温度过高或出现红肿、丘疹、瘙痒、水疱等情况，应及时告知医护人员。

（三）用物准备

治疗盘、遵医嘱准备药物及器具、凡士林、无菌棉签、纱布袋 2 个、大毛巾、纱布或纸巾、速干型手消毒液、污物桶，必要时备屏风、毛毯、温度计等。

（四）操作步骤

1. 核对医嘱，评估患者，做好解释。

2. 备齐用物，携至床旁。协助患者取适宜体位，暴露中药热熨部位，必要时屏风遮挡患者。

3. 根据医嘱，将药物加热至 60~70℃，装入药袋。

4. 先用棉签在中药热熨部位涂一层凡士林，将药袋放到患处或相应穴位处来回推熨，以患者能耐受为宜（图 6-4-2）。力量要均匀，开始时用力要轻，速度可稍快，随着药袋温度的降低，力量可增大，同时速度减慢。药袋温度过低时，及时更换药袋或加温，每次热熨时间 15~30min。

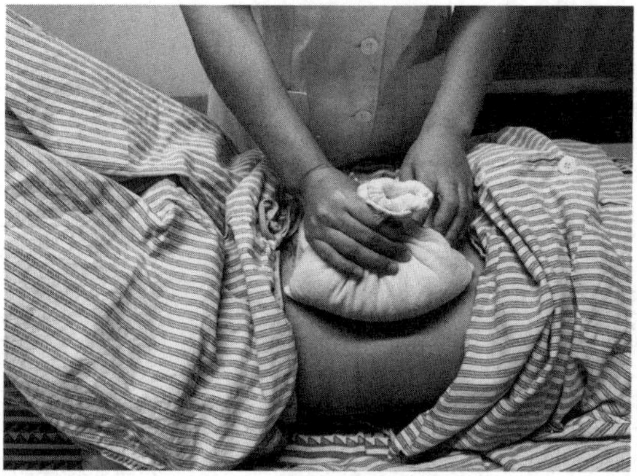

图 6-4-2　中药热熨

5. 观察及询问　中药热熨操作过程中注意观察局部皮肤的颜色情况，及时询问患者对温度的感受。

6. 健康宣教　嘱患者避风保暖，多饮温开水，勿食辛辣、腥发、生冷等食物。

7. 整理　操作完毕擦净局部皮肤，协助患者着衣，安置舒适体位。

8. 记录　记录治疗时间、部位、温度及局部皮肤情况，并签名。

（五）注意事项

1. 孕妇腹部及腰骶部、大血管处，皮肤破损及炎症、局部感觉障碍处禁用。

2. 操作过程中应保持药袋温度，温度过低则需及时更换或加热，操作中注意保暖。

3. 中药热熨温度适宜，一般保持 50~60℃，不宜超过 70℃，年老者、婴幼儿及感觉障碍者，药熨温度不宜超过 50℃。

4. 中药热熨过程中应随时听取患者对温度的感受，观察皮肤颜色变化，一旦出现水疱或烫伤时应立即停止，并给予适当处理。

（六）操作流程

中药热熨技术操作流程见图 6-4-3。

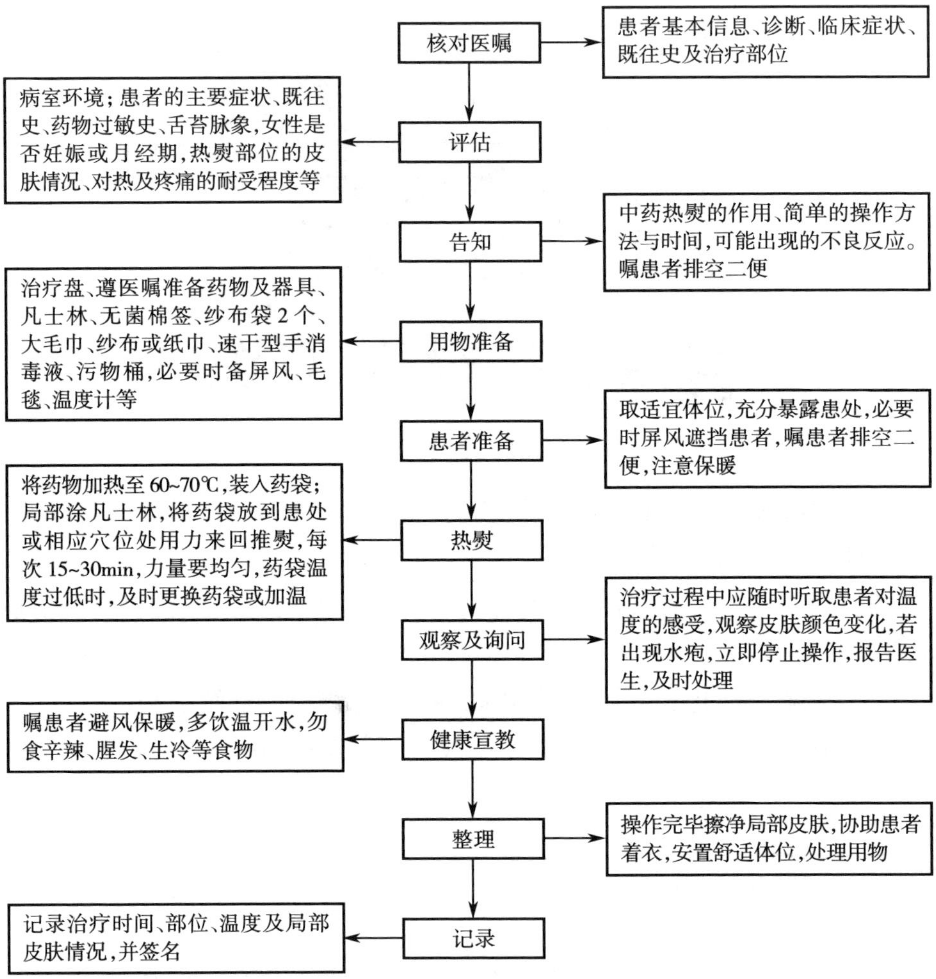

图 6-4-3　中药热熨技术操作流程

（七）评分标准

中药热熨技术评分标准见表 6-4-1。

表 6-4-1　中药热熨技术评分标准

<table>
<tr><th colspan="2">项目</th><th>要求</th><th>分值</th><th>扣分</th><th>说明</th></tr>
<tr><td colspan="2">核对医嘱
（5 分）</td><td>患者基本信息、诊断、临床症状、既往史及治疗部位</td><td>5</td><td></td><td></td></tr>
<tr><td colspan="2" rowspan="2">评估
（5 分）</td><td>病室环境：温湿度适宜，病室整洁、光线明亮</td><td>2</td><td></td><td></td></tr>
<tr><td>患者的主要症状、既往史、药物过敏史、舌苔脉象，女性是否妊娠或月经期，热熨部位的皮肤情况，对热及疼痛的耐受程度等</td><td>3</td><td></td><td></td></tr>
<tr><td colspan="2">告知
（5 分）</td><td>中药热熨的作用、简单的操作方法与时间，可能出现的不良反应。嘱患者排空二便</td><td>5</td><td></td><td></td></tr>
<tr><td rowspan="4">操作前准备
（15 分）</td><td>护士</td><td>洗手，戴口罩</td><td>2</td><td></td><td></td></tr>
<tr><td>物品</td><td>治疗盘、遵医嘱准备药物及器具、凡士林、无菌棉签、纱布袋 2 个、大毛巾、纱布或纸巾、速干型手消毒液、污物桶，必要时备屏风、毛毯、温度计等</td><td>6</td><td></td><td></td></tr>
<tr><td>患者</td><td>取适宜体位，充分暴露患处</td><td>4</td><td></td><td></td></tr>
<tr><td>环境</td><td>关门窗，调节室温，必要时屏风遮挡</td><td>3</td><td></td><td></td></tr>
<tr><td rowspan="9">操作流程
（50 分）</td><td>再次核对</td><td>患者身份、药物、治疗部位</td><td>5</td><td></td><td></td></tr>
<tr><td>加热药物</td><td>将药物加热至 60~70℃，装入药袋</td><td>4</td><td></td><td></td></tr>
<tr><td>清洁</td><td>用纱块或毛巾进行皮肤清洁</td><td>4</td><td></td><td></td></tr>
<tr><td>热熨</td><td>局部涂凡士林，将药袋放到患处或相应穴位处用力来回推熨，热熨温度适宜</td><td>10</td><td></td><td></td></tr>
<tr><td>力度</td><td>力量均匀，以患者能耐受为宜</td><td>5</td><td></td><td></td></tr>
<tr><td>加温</td><td>药袋温度过低时，及时更换药袋或加温</td><td>5</td><td></td><td></td></tr>
<tr><td>时间</td><td>时间合理，每次 15~30min</td><td>5</td><td></td><td></td></tr>
<tr><td>观察及询问</td><td>观察局部皮肤的颜色情况，若出现水疱或烫伤，立即停止操作，及时处理，询问患者对温度的感受，有无不适</td><td>7</td><td></td><td></td></tr>
<tr><td>健康宣教</td><td>嘱患者避风保暖，多饮温开水，勿食辛辣、腥发、生冷等食物</td><td>5</td><td></td><td></td></tr>
</table>

续表

项目		要求	分值	扣分	说明
操作后 （10分）	整理	擦净局部皮肤，协助患者着衣，取舒适体位，整理床单位	2		
	处置	清理用物，洗手	3		
	记录	记录治疗时间、部位、温度及局部皮肤情况，并签名	5		
评价 （10分）	技能	整体操作流畅、熟练	4		
	理论	对于提问回答全面、正确	6		
合计			100		

第五节　穴位贴敷技术

一、概述

穴位贴敷是一种传统的中医特色疗法，也是中医外治法的重要组成部分。以中医经络学说为理论依据，根据病情需要把不同药物研成细末，加入水、姜汁、醋、酒、蜂蜜、植物油等各种赋形剂制成软膏、丸剂或饼剂（图 6-5-1），贴敷于人体体表的穴位上（图 6-5-2），通过药物对穴位的刺激以及穴位吸收药物后所产生的局部和全身反应，来达到治疗疾病的目的。

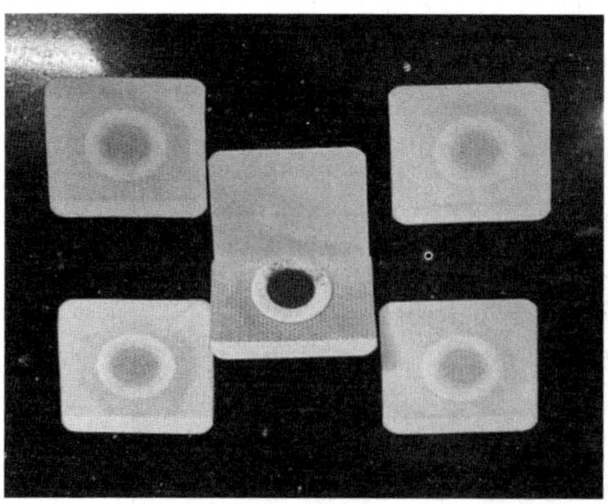

图 6-5-1　制作药膏

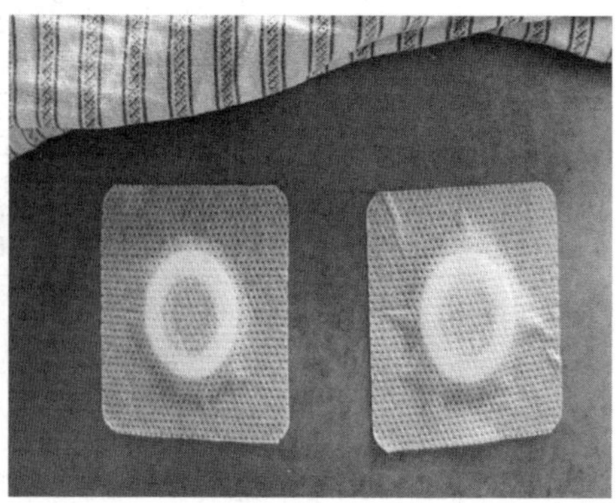

图 6-5-2　穴位贴敷

穴位贴敷适用于多种疾病：①心血管系统疾病，如冠状动脉粥样硬化性心脏病（简称冠心病）心绞痛、心力衰竭、高血压、心律失常等；②呼吸系统疾病，如感冒、咳嗽、哮喘、慢性支气管炎等；③消化系统疾病，如胃脘痛、腹泻、便秘等；④儿科疾病，如小儿感冒、咳嗽、腹泻、厌食等。

二、案例介绍

（一）病史简介

患者，男，55 岁，因"反复胸闷痛 2 周，加重 2d"于 2024 年 11 月 20 日入院。

患者 2024 年 11 月 18 日晨起活动时出现胸痛，为胸前区压榨样疼痛，伴冷汗出，无明显放射痛，口服药物 30min 后可缓解（具体不详），伴头晕、乏力，患者未予重视，未行诊疗。2024 年 11 月 19 日患者再次出现胸痛，性质同前，持续约 15min，遂至当地医院就诊，肌钙蛋白 0.002ng/ml，大致正常心电图。当地医院建议至上级医院就诊，现为求进一步治疗，由急诊拟"胸痛查因"收入我科。入院症见：患者神清，精神一般，体力尚可，胸闷胸痛，劳累后加重，平素易多虑，无明显气促，偶有咳嗽咳痰，偶有头晕，无腹胀腹痛等不适，纳可，眠差，大便调。舌暗红，苔薄白，脉弦涩，近期体重无明显异常。

中医诊断：胸痹真心痛。

西医诊断：冠心病 不稳定型心绞痛。

（二）护理评估

望：患者神清，精神良好，形体中等，营养良好，舌暗红，苔薄白。

闻：语音清晰，对答切题，无呃逆、嗳气、哮鸣、呻吟等异常声音，未闻及特殊气味。

问：胸闷胸痛，平素易多虑，无明显气促，偶有咳嗽咳痰，偶有头晕，无腹胀腹痛等不适，纳可，眠差，大便调。

切：脉弦涩。

三、中医临床护理思维与穴位贴敷技术方案

心绞痛是冠心病的主要临床表现之一，在《黄帝内经·素问》中称作"卒心痛""厥心痛"，《金匮要略》中称之为"胸痹心痛"，是指以胸部闷痛，

甚则胸痛彻背、背痛彻心等为主要表现的一种疾病，轻者仅感胸闷如室，呼吸欠畅，重者则有胸痛，严重者心痛彻背，背痛彻心。心绞痛反复发作，常常严重影响患者的工作与生活，甚至会威胁到患者的生命安全。

关于胸痹心痛的病因，中医认为胸痹心痛多因情志不遂、气滞血瘀、饮食不节等所致。《金匮要略》中指出“阳微阴弦，即胸痹而痛”，认为胸痹心痛的病机为“阳微阴弦”，即胸中阳气不足，阴寒内盛迫及心阳，心阳受损，经脉不行，故见胸痹而痛。本病病位在心，与其余脏腑密切相关，为本虚标实之证。

（一）案例辨证分析

表里：患者胸闷痛、眠差，无明显怕冷等症状，脉象弦涩，为瘀血内阻之证，属里证。

寒热：患者不怕冷热，舌暗红，苔薄白，脉弦涩，寒热偏性不明显。

虚实：患者体力尚可，胸闷痛劳累后加重，脉象弦涩，沉按之力稍弱，属虚实夹杂。

阴阳：患者无明显怕冷怕热，舌暗红，脉弦涩，体力尚可，为阳证。

病位：病位在心，与脾、肺、肾三脏密切相关。

证型：气滞血瘀证。

护治原则：理气活血，化瘀通络。

（二）穴位贴敷技术方案

1. 治疗思路　患者本多思虑，气机不畅，久而成滞，“气为血之帅”，气滞于内则血行不畅则血瘀，气滞血瘀则脉道受阻，心失所养故心痛。患者发病节气又在冬至，冬季天气寒冷，寒邪最易侵袭人体，寒为阴邪，易伤阳气，寒性凝滞，故伤人则易致气血瘀滞，不通则痛，亦可引发胸闷痛等症状。对于此类的治疗关键应该是理气活血，化瘀通络。

穴位贴敷可使不同的药物经皮肤吸收，极少通过肝脏代谢，也不经过消化道，保留了更多有效成分，结合了对穴位的刺激达到治疗目的。本案例为气滞血瘀型胸痹，选用具有行气活血功效的河间舒心膏进行穴位贴敷，可起到理气活血，化瘀通络的作用，故为本案例选用技术。

2. 治疗方案

（1）药物准备：河间舒心膏。

河间舒心膏方药组成：延胡索 5g，当归 10g，赤芍 10g，三棱 10g，莪术 10g，川楝子 10g，肉桂 10g，姜厚朴 10g，木香 10g，川芎 10g，桔梗 6g，黄芩 10g，大黄 10g，甘草 6g，槟榔 10g，冰片 1g。本方具有活血行气、清热解毒、舒心止痛的功效。

以上方药磨粉备用，每次取适量药末，加入蜂蜜、适当温水，调成膏状。

（2）取穴：内关、膻中、心俞。内关是手厥阴心包经穴，是治疗心血管疾病的重要穴位。其位于前臂掌侧，腕横纹上 2 寸，掌长肌腱与桡侧腕屈肌腱之间。刺激内关穴可以起到调节心气、宁心安神、理气止痛之效，对缓解冠心病引起的胸闷、胸痛、心悸等症状有帮助。膻中为任脉穴位，位于胸部前正中线上，平第 4 肋间，两乳头连线的中点。此穴为诸气之会，刺激此处穴位有宽胸理气、活血通络、舒畅心胸之效，能改善冠心病患者憋闷、胸痛等不适。心俞为心之背俞穴，在背部，当第 5 胸椎棘突下，旁开 1.5 寸。心俞穴为心气所聚，与心脏气血相通，贴敷于此穴可调节心脏功能，起到益气养心、活血化瘀等功效。

（3）操作方案：取蚕豆大小的药膏，置于 5cm × 5cm 的透气胶贴中，贴于选定的穴位上。

（4）疗程：每次贴敷 4~6h，1 次 /d，每 3 次为一疗程。

（三）疾病转归

一周后患者神清，精神可，胸闷胸痛明显减轻，无气促，无头晕，无恶寒发热、腹胀腹痛等不适，纳可，眠一般，大便调。

四、穴位贴敷技术操作

（一）评估

1. 评估病室环境，保证温湿度适宜，病室整洁、光线明亮。

2. 评估患者情况，包括主要症状、既往史、过敏史、舌苔脉象，女性是否妊娠或月经期，穴位贴敷部位的皮肤情况等。

（二）告知

1. 告知患者穴位贴敷的作用、操作方法，取得患者的配合。

2. 告知患者穴位贴敷时间一般为 4~6h。可根据病情、年龄、药物、季节调整时间，小儿酌减。

3. 告知患者局部贴药后可出现药物颜色、油渍等污染衣物。

（三）用物准备

治疗盘、定制的透气胶贴、遵医嘱配制的药物、压舌板、无菌棉垫或纱布、胶布或绷带、0.9% 氯化钠溶液棉球、速干型手消毒液、污物桶，必要时备屏风、毛毯。

（四）操作步骤

1. 核对医嘱，评估患者，做好解释。

2. 备齐用物，携至床旁。根据穴位贴敷部位，协助患者取适宜的体位，充分暴露患处，必要时屏风遮挡患者。

3. 遵医嘱准确选取穴位，观察患者皮肤完整性，以 0.9% 氯化钠溶液或温水擦洗皮肤。

4. 制作药膏贴，取定制的透气胶贴，用压舌板将所需药膏均匀地涂抹于透气胶贴中，大小厚薄适中，将药膏贴贴于穴位上。

5. 观察及询问　观察患者局部皮肤，询问有无不适感。

6. 健康宣教　告知患者若出现贴敷松动或脱落，及时告知医护人员，出现皮肤微红为正常现象，若出现皮肤瘙痒、丘疹、水疱等，应立即告知医护人员。

7. 整理　操作完毕后擦净局部皮肤，协助患者着衣，安置舒适体位，整理床单位，清理用物。

8. 记录　记录所敷药物、时间、部位及皮肤情况，并签名。

（五）注意事项

1. 孕妇的脐部、腹部、腰骶部及某些敏感穴位，如合谷、三阴交等处都不宜贴敷，以免局部刺激引起流产。

2. 除拔毒膏外，患处有红肿及溃烂时不宜贴敷药物，以免发生化脓性感染。

3. 贴敷部位应交替使用，不宜单个部位连续贴敷。

4. 对于残留在皮肤上的药物不宜采用肥皂水或刺激性物品擦洗。

5. 如出现红疹、瘙痒、水疱等过敏现象，应暂停使用，报告医生，配合处理。

（六）操作流程

穴位贴敷技术操作流程见图 6-5-3。

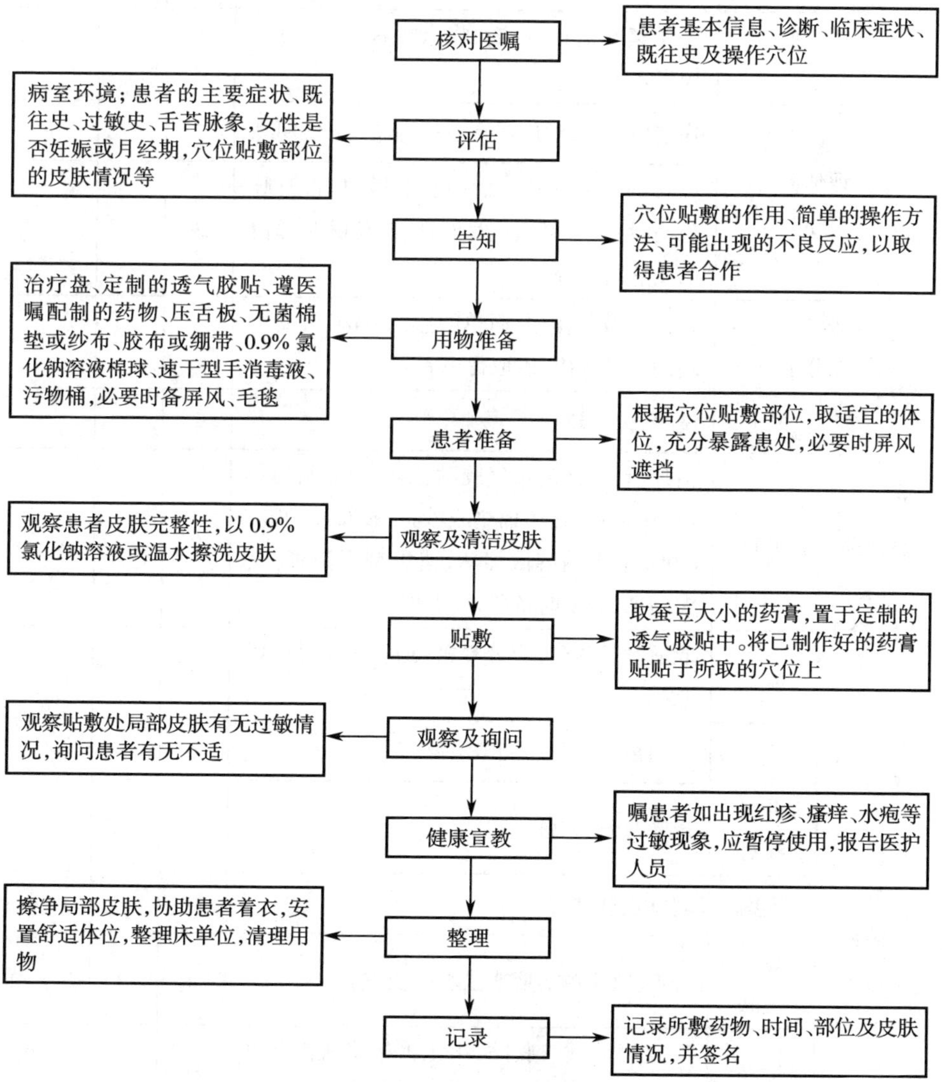

图 6-5-3　穴位贴敷技术操作流程

（七）评分标准

穴位贴敷技术评分标准见表 6-5-1。

表 6-5-1　穴位贴敷技术评分标准

<table>
<tr><th colspan="2">项目</th><th>要求</th><th>分值</th><th>扣分</th><th>说明</th></tr>
<tr><td colspan="2">核对医嘱
（5 分）</td><td>患者基本信息、诊断、临床症状、既往史及操作穴位</td><td>5</td><td></td><td></td></tr>
<tr><td colspan="2" rowspan="2">评估
（5 分）</td><td>病室环境：温湿度适宜，病室整洁、光线明亮</td><td>2</td><td></td><td></td></tr>
<tr><td>患者的主要症状、既往史、过敏史、舌苔脉象，女性是否妊娠或月经期，穴位贴敷部位的皮肤情况等</td><td>3</td><td></td><td></td></tr>
<tr><td colspan="2">告知
（5 分）</td><td>穴位贴敷的作用、简单的操作方法、可能出现的不良反应，以取得患者合作</td><td>5</td><td></td><td></td></tr>
<tr><td rowspan="4">操作前准备
（15 分）</td><td>护士</td><td>洗手，戴口罩</td><td>2</td><td></td><td></td></tr>
<tr><td>物品</td><td>治疗盘、定制的透气胶贴、遵医嘱配制的药物、压舌板、无菌棉垫或纱布、胶布或绷带、0.9% 氯化钠溶液棉球、速干型手消毒液、污物桶，必要时备屏风、毛毯</td><td>6</td><td></td><td></td></tr>
<tr><td>患者</td><td>取适宜的体位，充分暴露患处，必要时屏风遮挡</td><td>4</td><td></td><td></td></tr>
<tr><td>环境</td><td>关门窗，拉屏风，调节室温</td><td>3</td><td></td><td></td></tr>
<tr><td rowspan="5">操作流程
（50 分）</td><td>再次核对</td><td>患者身份、穴位</td><td>5</td><td></td><td></td></tr>
<tr><td>观察</td><td>观察皮肤情况</td><td>4</td><td></td><td></td></tr>
<tr><td>清洁皮肤</td><td>0.9% 氯化钠溶液或温水擦洗皮肤</td><td>4</td><td></td><td></td></tr>
<tr><td>摊药</td><td>取定制的透气胶贴，用压舌板将所需药膏均匀地涂抹于透气胶贴中，厚薄适中</td><td>10</td><td></td><td></td></tr>
<tr><td>贴敷</td><td>将已制作好的药膏贴贴于所取的穴位上</td><td>10</td><td></td><td></td></tr>
</table>

续表

项目		要求	分值	扣分	说明
	时间	时间合理	5		
	观察及询问	观察贴敷局部皮肤有无过敏情况，询问患者有无不适	5		
	健康宣教	告知患者若出现贴敷松动或脱落，及时告知医护人员，出现皮肤微红为正常现象，若出现皮肤瘙痒、丘疹、水疱等，应立即告知医护人员	7		
操作后（10分）	整理	擦净局部皮肤，协助患者着衣，安置舒适体位，整理床单位	2		
	处置	处理用物，洗手	3		
	记录	记录所敷药物、时间、部位及皮肤情况，并签名	5		
评价（10分）	技能	整体操作流畅、熟练	4		
	理论	对于提问回答全面、正确	6		
合计			100		

第七章　推拿类

第一节　小儿推拿技术

一、概述

小儿推拿，又称小儿按摩，是指通过特定手法作用于小儿特定部位，达到扶正祛邪，疏通经络，调和脏腑阴阳气血，防治疾病的一种非药物治疗方法。小儿推拿是推拿疗法中的一大派系，自明代以后自成体系。这种疗法简单、方便、有效，不受设备及医疗条件的限制，且比服药打针给患儿带来的痛苦小，因此深受患儿及其家长的欢迎。

小儿推拿的对象一般是 6 岁以下的小儿，尤其适用于 3 岁以下的婴幼儿。常用于感冒、咳嗽、发热、腹痛、腹泻、呕吐、咽炎、肥胖、消化不良、少食厌食、哮喘、支气管炎、夜啼、惊风、肌性斜颈、脑瘫、佝偻病、近视等治疗，以及小儿保健与疾病预防。

二、案例介绍

（一）病史简介

患儿，男，2 岁，因“脘腹胀满，大便难解”于 2024 年 10 月 5 日儿科门诊就诊。

患儿神志清，精神可，面色偏黄，其母代诉患儿自从母乳改为奶粉后，反复便秘，现已便秘 3 个月有余，曾就诊于儿童医院儿科，嘱口服益生菌调理 1 个月，开始大便有所缓解，后大便又恢复如初，一周前因进食饼干后便秘情况加剧，大便粗、干，状如羊屎，质地硬，排解费力，用开塞露 1 次 /d，小便黄。近 1 周食欲较前明显减少，脾气大，易哭闹，睡不实，睡后易出汗，夜间易醒，怕热，手心潮热，晨起有口气，舌苔厚腻，嗳气。

中医诊断：便秘（实秘），积食，呃逆。

西医诊断：功能性便秘。

（二）护理评估

望：面色偏黄，山根青筋浮暗，形态稍偏瘦，舌质淡红起刺，苔厚黄腻，示指络脉紫浮于风关。

闻：无咳嗽，口腔有酸腐味。

问：近 1 周来，脾气大，易哭闹，不欲饮食，睡不实，睡后易出汗，夜间易醒，怕热，手心潮热，小便黄，大便如羊屎状。

切：脘腹胀满，左下腹可扪及 1 包块。腹肌紧张，脐周压痛拒按。

专科评估：腹稍胀，无腹壁静脉曲张及异常隆起，有压痛、无反跳痛，肝脏肋下未触及，脾脏肋下未触及，墨菲征阴性，肝区无叩击痛，肾区无叩击痛，无移动性浊音；肠鸣音未见异常，4 次 /min。

三、中医临床护理思维与小儿推拿技术方案

小儿便秘是指患儿大便干燥坚硬、秘结不通，排便次数减少、间隔时间延长或虽便意频而排出困难的一种疾病，亦称“便闭”“秘结”。便秘既可作为一种独立的疾病，也可继发于其他疾病。本病在儿科发病率较高，与排便有关的问题占小儿消化门诊患者的 25%。小儿便秘的发生率为 0.13%~8%，其中 90% 以上属于功能性便秘。便秘日久，常常会引起其他症状，部分患儿由于腑气不通，浊阴不降，可引起腹胀，甚至腹痛、头晕、食欲减退、睡眠不安等。个别患儿由于便时努挣，引起肛裂或脱肛。

《四圣心源》认为：“粪若羊矢，结涩难下，甚或半月一行，虽系肝与大肠之燥，而根缘土湿。以脾不消磨，谷精堙郁而化痰涎，肝肠失滋，郁陷而生风燥故也。”《素问·灵兰秘典论》曰：“大肠者，传道之官，变化出焉。”《诸病源候论·小儿杂病诸候论》曰：“小儿大便不通者，腑脏有热，乘于大肠故也。”故粪便的排出与大肠功能关系密切。而小儿脾常不足，一方面是因为小儿生而未全、全而未壮，故其脏腑功能较弱，另一方面还因其处于旺盛的生长发育期，对水谷精气的需求比成人相对高，而小儿脾气尚弱，存在着运化功能不

健的现象。若饮食调摄不当、情志变化，则易造成脾胃虚弱、运化无权，脾升胃降失常，浊阴不降，影响大肠气机，致传导功能低下，糟粕内留而便秘。

（一）案例辨证分析

表里：患儿因饮食不节导致大便难排出，大便粗、干，主要病位在大肠，不欲饮食，睡后易出汗，与脾胃虚弱、运化无权有关，属于里证。

寒热：舌质淡红起刺，苔厚黄腻，示指络脉紫，属肠胃积热，为热证。

虚实：患儿有伤食史，并兼有脘腹胀、不欲饮食等食滞中焦之证，病程短，病情浅轻，属实证。

阴阳：患儿手心潮热，晨起有口气，舌苔厚腻，大便粗、干，状如羊屎，质地硬，为阳证便秘。

病位：病位在大肠，与肺、肝、脾、肾等脏相关。

证型：燥热便秘、乳食积滞证。

护治原则：清热润肠，健脾助运。

（二）小儿推拿技术方案

1. 治疗思路　小儿脾常不足，且饮食难如成人一般有所节制，若饮食不当，如过食油腻、甜食或冷硬食物，就很容易损伤脾胃。饮食入于胃，而运化在于脾，若脾胃调和，则水谷易腐；若脾胃受损，胃的容纳功能和脾的运化功能就会失常，脾胃升降失调，大肠的传化就会受到影响，从而导致大便闭结难解，甚至大便不通的症状。小儿为“纯阳之体”，体质偏热，容易出现“阳盛火旺”现象，加之小儿多食母乳或奶制品，饮水较少，致使燥热内结，大肠传导失常，糟粕内停。大便燥结没有及时排出或内热长期不清，日久耗伤津液，加重肠燥津枯，大便干燥如羊粪状。本案因饮食失调致胃肠积热，损伤津液，大肠干燥，而发便结。小便短赤、身热、苔黄、脉弦、指纹色紫皆为热盛津伤表现。大便干结，腑气不通，气滞不行，故见纳食减少、口臭等。结合本病病因病机，小儿胃肠积热属热秘，是实秘证型，实热便秘，以通为用。辨证选穴以大肠、下七节骨、六腑、内八卦和足三里等穴位为主。

小儿推拿运用推、拿、揉、摩等手法治疗疾病，根据辨证论治原则选择不同穴位，通过手法与穴位的结合，达到补泻的不同治疗作用。清补脾经以健脾和胃消食；摩腹以理气降气、化痰消积；推下七节骨以泻热通便；清大肠可以荡涤下焦邪热积滞；运内八卦自乾卦经坎、艮、震、巽、离、坤运至兑卦，能安和五脏，通和六腑；退六腑能清热凉血、解毒通便而治肠热便秘。

2. 治疗方案　清大肠，退六腑，清补脾土（先清后补），运内八卦，摩腹，按揉足三里，推下七节骨。1 次 /d，5d 为 1 个疗程，治疗 1~2 个疗程。

（三）疾病转归

推拿 5 次后，患儿大便改善，1 次 /d，质较前变软，食欲增加；推拿 2 个疗程后，患儿大便质软，每日可自行排 1 次，排便通畅，睡后无再夜醒，汗出也较之前少。

四、小儿推拿技术操作

（一）评估

1. 评估病室环境，保证温湿度适宜，病室整洁、光线明亮。

2. 评估患儿情况，包括患儿现病史、既往史、过敏史、舌苔脉象；意识、活动能力、有无感觉迟钝或障碍；体质及局部的皮肤情况；对疼痛的耐受程度，认知能力、心理状况、依从性、大小便情况。

（二）告知

1. 告知患儿 / 家属本次治疗所需时间、作用、操作方法，推拿过程中可能出现的问题，取得患儿 / 家属的理解与合作。

2. 告知患儿 / 家属治疗过程中出现头晕、眼花、恶心、心慌出汗等不适现象及时告知医护人员。

（三）用物准备

治疗盘、推拿用介质如清水、滑石粉、葱汁、姜汁、油类等，无菌棉签、速干型手消毒液、污物桶，必要时准备大毛巾。

（四）操作步骤

1. 核对医嘱，评估患儿，做好解释。

2. 备齐用物，携至床旁，遵医嘱确定推拿的部位及穴位，腰腹部推拿时嘱患儿排空二便。

3. 协助患儿取合理体位，暴露治疗部位，注意保护隐私及保暖。

4. 遵医嘱确定腧穴部位，选用适宜的推拿手法及强度。常用手法如下。

（1）清大肠 300 次（2min）

部位：示指桡侧缘，自示指尖至虎口成一直线。

操作：操作者以左手托住患儿之手，以右手拇指桡侧从患儿虎口推向示指尖。

（2）退六腑 200 次（2min）

部位：前臂尺侧，阴池穴至肘成一直线。

操作：操作者以右手托住患儿手，以左手拇指腹或示、中指腹自肘推向腕部（图 7-1-1）。

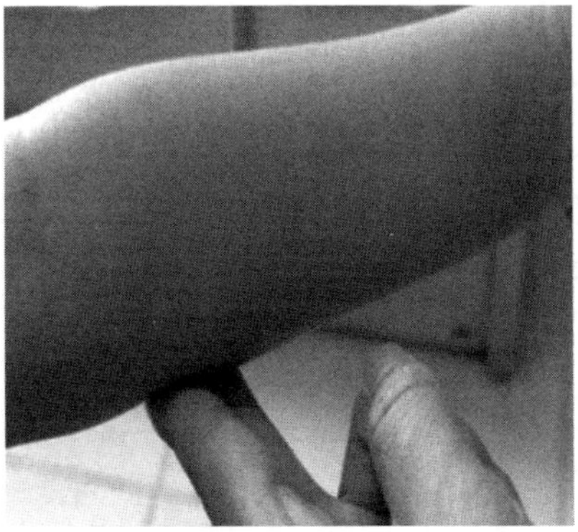

图 7-1-1　退六腑

（3）清补脾土，先清后补各 150 次（2min）

部位：操作者以左手拇、示指固定患儿拇指，使螺纹面向上，再以右手拇指螺纹面置于患儿螺纹面上，旋推为补，由指尖向指根方向直推为清。

（4）运内八卦 300 次（2min）

部位：手掌面，以掌心为圆心，以圆心至中指根横纹约 2/3 处为半径所作圆圈，手掌心内劳宫四周，分乾、坎、艮、震、巽、离、坤、兑八宫，即内八卦。

操作：操作者以患儿右手四指掌心向上握住，另手拇指自乾开始运起，呈逆时针进行（图 7-1-2）。

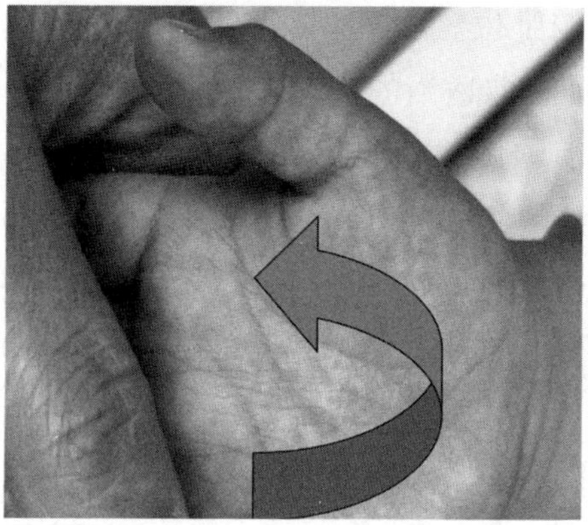

图 7-1-2　运内八卦

（5）摩腹 200 次（2min）

部位：腹部。

操作：患儿仰卧，操作者用掌或四指在腹部顺时针作摩法。

（6）按揉足三里 100 次（2min）

部位：膝下 3 寸，胫骨前缘外一横指处。

操作：操作者用双手拇指分别按揉双侧足三里穴。

（7）推下七节骨 30 次（2min）

部位：第四腰椎至尾椎端成一直线。

操作：操作者用拇指桡侧面或示、中指面自上向下直推。

5. 推拿一般宜在饭后 1~2h 进行。每个穴位施术 2~3min，以局部穴位透热为度。

6. 观察及询问　操作过程中询问患儿的感受。若有不适，应及时调整手法或停止操作，以防发生意外。

7. 健康宣教　嘱患儿家长推拿后避免直接吹风扇、空调，3~6h 后方可洗澡，且水温要适宜，洗后立即擦干，防止风寒之邪入侵，引发感冒或其他不适。

8. 整理　操作后清洁推拿部位皮肤，协助患儿穿衣。整理操作用物。

9. 记录　记录推拿时间、部位及皮肤情况，并签名。

（五）注意事项

1. 环境清洁卫生，室内安静，温度适宜，避免吹风受凉。

2. 选择患儿舒适、能暴露操作部位、便于操作者操作的治疗体位，如坐位、仰卧位、侧卧位、俯卧位。

3. 根据病症辨证选取适当的治疗穴位。

4. 操作者操作前须修剪指甲，刚剪过的指甲要用指甲锉锉平，可按证候选择介质涂抹。

5. 操作时操作者双手温暖，精神专注，态度和蔼，争取患儿的配合。

（六）操作流程

小儿推拿技术操作流程见图 7-1-3。

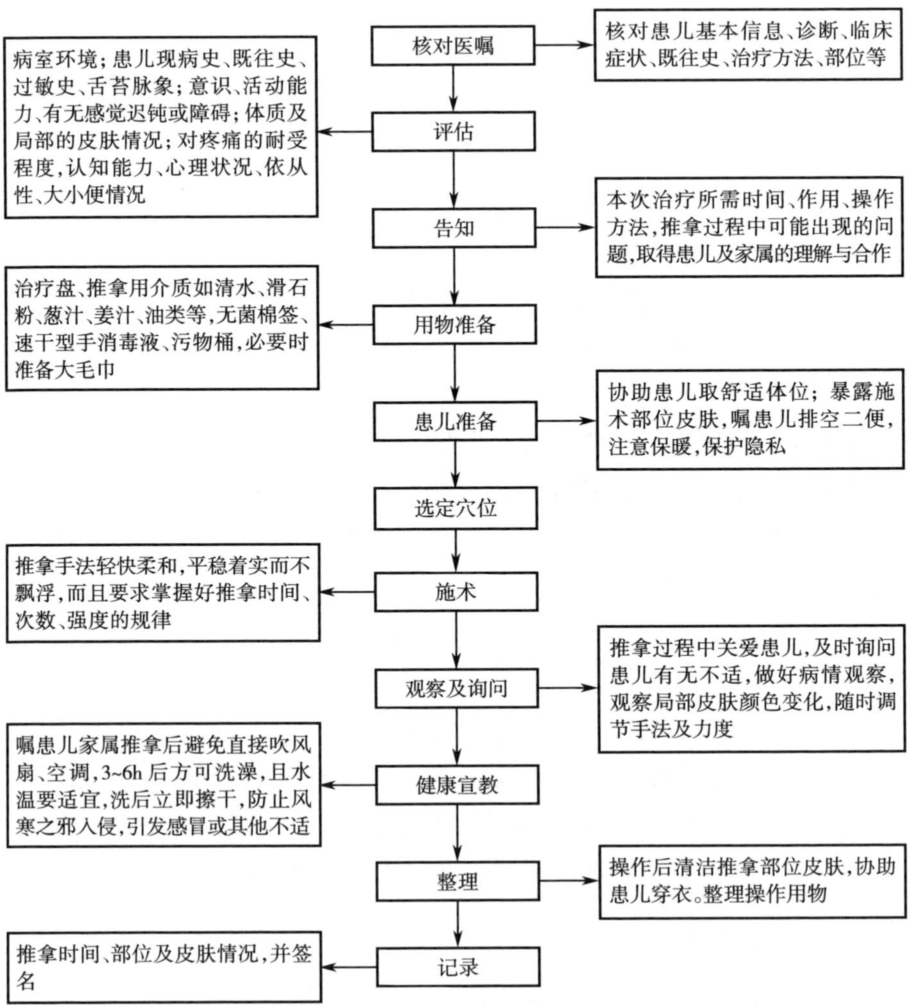

图 7-1-3　小儿推拿技术操作流程

（七）评分标准

小儿推拿技术评分标准见表 7-1-1。

表 7-1-1　小儿推拿技术评分标准

项目		要求	分值	扣分	说明
核对医嘱（5 分）		核对患儿基本信息、诊断、临床症状、既往史、治疗方法、部位等	5		
评估（5 分）		病室环境：温湿度适宜，病室整洁、光线明亮	2		
		患儿现病史、既往史、过敏史、舌苔脉象；意识、活动能力、有无感觉迟钝或障碍；体质及局部的皮肤情况；对疼痛的耐受程度，认知能力、心理状况、依从性、大小便情况	3		
告知（5 分）		治疗所需时间、作用、操作方法，推拿过程中可能出现的问题，取得患儿及家属的理解与合作	5		
操作前准备（10 分）	护士	洗手，戴口罩	2		
	物品	治疗盘、相应介质 / 润滑油、无菌棉签、速干型手消毒液、污物桶，必要时准备大毛巾	3		
	患者	取合理体位，暴露推拿部位	2		
	环境	关门窗，拉屏风，调节室温，保暖，保护隐私	3		
操作流程（55 分）	再次核对	患者身份、治疗方法及部位	5		
	介质	在治疗部位涂抹润滑油等相应介质	5		
	定位	准确选择腧穴部位	5		
	方法	推拿手法要求轻快柔和，平稳着实而不飘浮，而且要求掌握好推拿时间、次数、强度的规律	10		

续表

项目		要求	分值	扣分	说明
	手法	根据手法要求和腧穴部位的不同，正确运用手法	10		
	力度	用力均匀，禁用暴力	5		
	时间	时间合理，整个过程保持在 20min 左右	2		
	观察及询问	观察推拿部位皮肤情况，询问患儿感受，随时调节手法及力度	8		
	健康宣教	告知患儿及家属小儿推拿后的注意事项并做好健康指导	5		
操作后（10 分）	整理	清洁推拿部位皮肤，协助患儿穿衣。整理操作用物	2		
	处置	处理用物（大毛巾），洗手	3		
	记录	记录治疗时间、部位、效果及患儿反应，并签名	5		
评价（10 分）	技能	整体操作流畅、熟练	5		
	理论	对于提问回答全面、正确	5		
合计			100		

第二节　头部推拿技术

一、概述

头部推拿技术是操作者运用推法、拿法、按法、揉法等手法，作用于患者的头、面及颈部腧穴及经络的中医技术操作。通过扶正祛邪、疏经通络的作用，调整阴阳、调和气血、调节脏腑、防病治病。

头部推拿技术适用于各种急慢性疾病所致的头面颈部的痛症、失眠、头晕等。

二、案例介绍

（一）病史简介

患者，男，64 岁，因“失眠 2 个月余，加重 3d”于 2024 年 11 月 10 日步行入院。

患者于 2024 年 9 月 1 日中风 1 周后开始出现入睡困难，梦多，易醒，劳累后加重。遂至外院门诊就诊，诊断为“睡眠障碍”，予口服安眠药治疗后效果不佳。2024 年 11 月 7 日出现彻夜不眠，今为进一步治疗来我院就诊。本次就诊时症见：患者神志清楚，精神倦怠，眠差，多梦易醒，严重时彻夜不眠；头晕头胀，目赤耳鸣，口干口苦，偶有潮热盗汗；右侧肢体乏力；舌红，苔黄，脉弦数。

中医诊断：不寐。

西医诊断：睡眠障碍。

（二）护理评估

望：面色稍黄，皮肤油腻，目赤；右侧肢体上举无力；舌红，苔黄。

闻：无咳嗽，无异味。

问：中风后夜间出现睡眠障碍；耳鸣，口干口苦，急躁易怒，纳差，小便黄，大便 3d 未解。

切：腹平软；脉弦数。

专科评估：右侧上肢肌力 3– 级，右侧下肢肌力 3 级；夜间难入睡，入睡时间超过 1h，入睡后夜间易醒，多梦，每日平均睡眠时间小于 5h，持续时间 2 个月余，口服安眠药后改善不明显，白日见乏力、疲惫。PSQI 评分为 17 分，符合睡眠障碍表现。

三、中医临床护理思维与头部推拿技术方案

不寐是以睡眠时间不足、深度不够为主要特征的病症，在西医中相当于睡眠障碍、神经症等疾病。轻者表现为入睡困难、易醒、时睡时醒，或醒

后不能再睡；重者甚至会彻夜不眠。不寐虽不会立即危及生命，但也会影响人的正常生活工作，可能会诱发心悸、胸痹、眩晕、头痛等病症。在西医方面，均以对症治疗为主，主要包括药物及非药物治疗，目前临床常用治疗失眠的药物以苯二氮草类和非苯二氮草类为主；非药物治疗以放松疗法、认知行为疗法等心理治疗为主。但由于药物治疗方法的不良反应，以及心理治疗存在操作复杂、经济成本高等问题，在临床上难以满足患者的治疗需求。

《诸病源候论·大病后不得眠候》提到"大病之后，脏腑尚虚，荣卫未和，故生于冷热。阴气虚，卫气独行于阳，不入于阴，故不得眠。若心烦不眠者，心热也"。《普济本事方》曰："平人肝不受邪，故卧则魂归于肝，神静而得寐。今肝有邪，魂不得归，是以卧则魂扬若离体也。"中医认为久病之人，耗气伤血，易致阴虚；情志失调，易导致肝失疏泄，肝郁化火。阴虚不可制阳，风火之气循足厥阴肝经上扰头部经络至督脉，督脉在头部"上至风府，入脑上巅"，与手、足三阳经分支会合，起着调节全身阳气的作用，最终导致阳不入阴，经络功能失调。阴阳失衡是本病的病机，与督脉、手足三阳经、足厥阴肝经密切相关。

（一）案例辨证分析

表里：患者情志失调，急躁易怒，暴怒伤肝，肝郁化火，风火之气上扰心神，致神魂不安，属里证。

寒热：患者急躁易怒，头晕头胀，目赤耳鸣，口干口苦，小便黄，舌红，苔黄，属热证。

虚实：患者中风后久病阴虚，气血虚衰，阴虚阳亢，阳盛火旺，上扰清窍，潮热盗汗，脉弦数，属虚实夹杂。

阴阳：久病后阴虚，阴消阳长，阳胜则热，潮热盗汗，尿黄，目赤，属阴虚阳亢。

病位：病位主要在心，与肝、脾、肾有关，涉及头面部督脉、手足三阳经、足厥阴肝经。

证型：肝火扰心，阴虚火旺证。

护治原则：疏肝泻火，引阳入阴。

（二）头部推拿技术方案

1. 治疗思路　患者发病节气在白露，因担忧病情预后致情志失调，急躁易怒，肝阳暴亢，引动心火，上扰清窍，是明确的内伤致病；中风日久耗气伤津，潮热盗汗、口干口苦，为阴虚之象。肝主疏泄，主藏血，气血充养，则脑清神聪。《黄帝内经》提出“百病生于气也”，叶天士亦指出“肝为传病之源”。足厥阴肝经联系肝脏及头部督脉，肝火循经上扰清窍，患者目赤、头晕、头胀与之相关。督脉为“阳脉之海”，与手足三阳经在大椎、百会等穴位相交会，总督全身阴阳气血，肝阳火邪通过经脉影响全身气机，故患者兼有纳差、便秘、尿黄的症状。故治疗上应疏肝泻火，引阳入阴。重点治疗头面部督脉、足厥阴肝经，可配合头部三阳经及阳维脉同治，宜选用有疏肝泻火，引阳入阴功效的中医护理技术。

头部推拿作用于头面部经脉，“经脉所过，主治所及”。王冰注释《素问·血气形志篇》言：“夫按摩者，所以开通闭塞，导引阴阳”。头部推拿使用按法、点法、推法、揉法等手法作用于头面部腧穴，通过经脉调节脏腑气机，达到驱邪理气，引阳入阴功效，故本案选取此技术。头部推拿“引阳入阴”具体操作以推揉督脉及手足三阳经上的印堂、头维、太阳、上星、百会、风池穴为主，以调理气机，使阴阳和谐。

2. 治疗方案　安排患者分别在午睡和晚睡前治疗，每次 15~20min，15d 为 1 个疗程。分别进行推上星、推头维、推坎宫、梳太阳经、叩印堂、叩百会、揉太阳穴、轻拍头部、按风池操作。

从印堂穴推至上星穴 36 次（图 7-2-1）；从印堂穴推至头维穴 36 次；从攒竹穴推至太阳穴 36 次；两手指端交替，利用指腹的力量梳推头额部太阳经运行之处 10~20 次；手指自然弯曲，以手腕力量，以中指轻敲印堂穴 36 下；手指自然弯曲，以手腕的力量，中指垂直敲打百会穴 36 下；双手拇指腹顺时针、逆时针揉太阳穴各 10 次（图 7-2-2）；从前额—左侧太阳穴—前额—右侧太阳穴—前额—额顶轻拍 3min；轻轻揉按双侧风池穴 5~10 次。

在治疗时应在督脉穴位上重点处理。可在印堂、神庭、百会、风府、大椎穴位自上而下，结合一指禅推、揉捏、掌推、点按等手法，行平补平泻法进行穴位按摩，每个穴位持续按摩 2min。

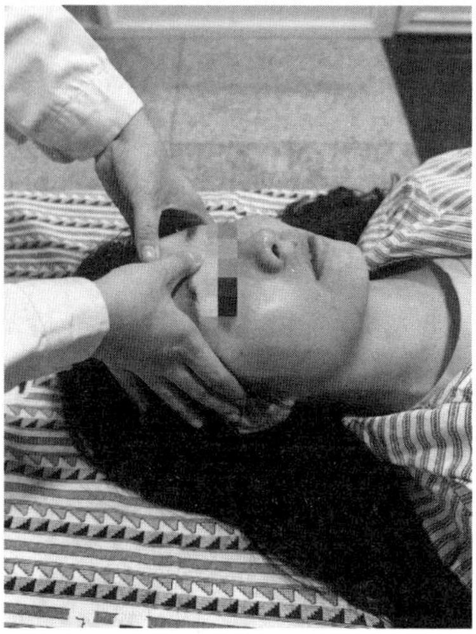

图 7-2-1　推上星

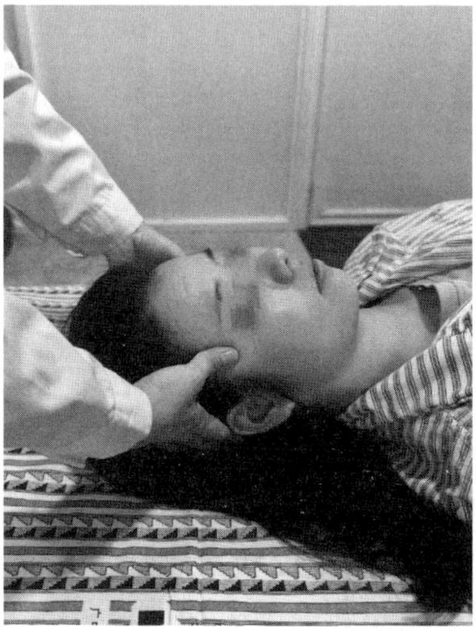

图 7-2-2　揉太阳穴

（三）疾病转归

15d 后患者可在不使用安眠药情况下，0.5~1h 内入睡，睡眠时间可维持在 5h 以上，睡眠期间苏醒减少，PSQI 评分为 6 分，学会不寐的日常调养方法。

四、头部推拿技术操作

（一）评估

1. 评估病室环境，保证温湿度适宜，病室整洁、光线明亮。

2. 评估患者情况，包括主要症状、既往史、过敏史、是否妊娠或月经期（女性）、推拿部位皮肤情况、对疼痛的耐受程度。

（二）告知

1. 告知患者推拿时及推拿后局部可能出现酸痛的感觉，如有不适及时告知医护人员。

2. 告知患者推拿前后局部注意保暖，可饮温开水。

（三）物品准备

速干型手消毒液、治疗巾，必要时备纱块、介质、屏风、污物桶。

（四）操作步骤

1. 核对医嘱，评估患者，做好解释，嘱患者排空二便。
2. 备齐用物，携至床旁。
3. 协助患者取合理、舒适体位，充分暴露按摩部位。
4. 遵医嘱确定腧穴部位、选用适宜的推拿手法及强度实施头部推拿。
5. 推拿时间一般宜在饭后 1~2h 进行。每个穴位施术 1~2min，以局部穴位透热为度。
6. 观察及询问　操作过程中询问患者的感受。若有不适，应及时调整手法或停止操作，以防发生意外。
7. 健康宣教　嘱患者注意局部保暖，可适当饮用温开水。
8. 整理　协助患者着衣，取舒适卧位，整理床单位，清理用物。
9. 记录　记录治疗时间、手法、部位及患者的反应，并签名。

（五）注意事项

1. 操作前应修剪指甲，以防损伤患者皮肤。
2. 操作时用力要适度。
3. 操作过程中，注意保暖，保护患者隐私。
4. 使用叩击法时，有严重心、脑、肺病患者禁用，有出血倾向的血液病患者禁用。

（六）操作流程

头部推拿技术操作流程见图 7-2-3。

（七）评分标准

头部推拿技术评分标准见表 7-2-1。

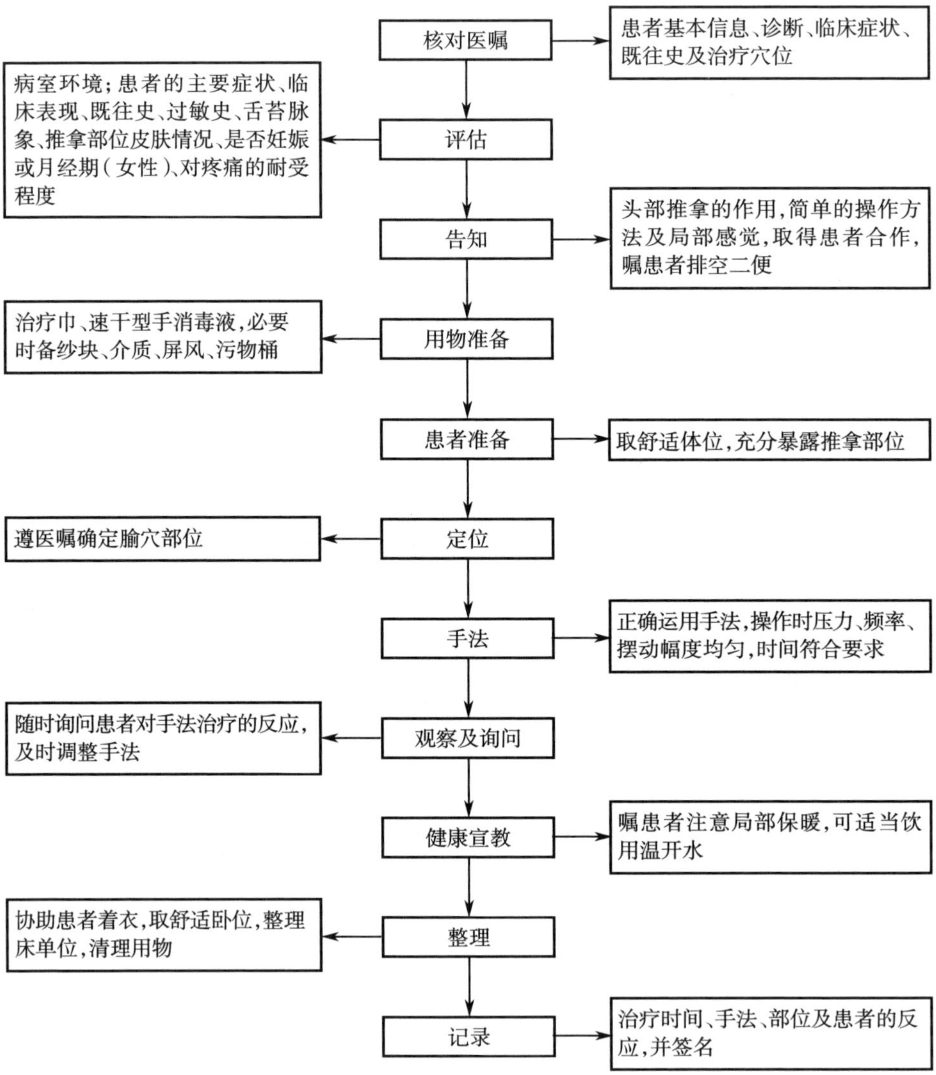

图 7-2-3　头部推拿技术操作流程

表 7-2-1　头部推拿技术评分标准

项目		要求	分值	扣分	说明
核对医嘱（5 分）		患者基本信息、诊断、临床症状、既往史及治疗穴位	5		
评估（5 分）		病室环境：温湿度适宜，病室整洁、光线明亮	2		
		患者的主要症状、临床表现、既往史、过敏史、舌苔脉象、推拿部位皮肤情况、是否妊娠或月经期（女性）、对疼痛的耐受程度	3		
告知（5 分）		头部推拿的作用，简单的操作方法及局部感觉，取得患者合作，嘱患者排空二便	5		
操作前准备（15 分）	护士	洗手，戴口罩	2		
	物品	治疗巾、速干型手消毒液，必要时备纱块、介质、屏风、污物桶	6		
	患者	取合理体位，暴露推拿部位	4		
	环境	关门窗，拉屏风，调节室温	3		
操作流程（50 分）	再次核对	患者身份、推拿手法及部位	5		
	取穴	取穴方法正确，定位准确	5		
	清洁	用纱块进行皮肤清洁	4		
	介质	根据医嘱选用不同的介质涂于推拿部位	4		
	手法	推拿操作手法符合要求	5		
	顺序	推拿顺序符合要求	5		
	力度	推拿压力、频率、摆动幅度符合要求	5		
	时间	时间合理	5		
	观察及询问	观察局部皮肤情况，询问有无不适，调节手法力度	5		
	健康宣教	嘱患者注意局部保暖，可适当饮用温开水	7		

续表

项目		要求	分值	扣分	说明
操作后（10分）	整理	协助穿衣，取舒适体位，整理床单位	2		
	处置	处理用物，洗手	3		
	记录	记录推拿时间、部位、效果及患者反应，并签名	5		
评价（10分）	技能	整体操作流畅、熟练	4		
	理论	对于提问回答全面、正确	6		
合计			100		

注：损伤皮肤，扣20分。

第三节　腹部推拿技术

一、概述

腹部推拿又称腹部按摩，是在中医辨证论治理论指导下，于患者腹部施术，以按法、点法、推法、揉法、摩法、拿法等手法作用于腹部经络腧穴，达到减轻疼痛、调节胃肠功能、温经通络等作用的一种操作方法。

腹部推拿的适应证广泛，主要包括以下几类：①胃肠疾病，如慢性胃炎、慢性结肠炎、习惯性便秘、腹胀、胃肠功能紊乱、胃下垂、胃痉挛、胃肠神经症等；②妇科疾病，如月经不调、痛经等；③精神疾病，如神经衰弱等；④小儿消化不良以及亚健康状态人群等。

二、案例介绍

（一）病史简介

患者，男，68岁，因“反复咳嗽咳痰8年，加重3d”于2024年10月25日步行入院。

患者2016年因咳嗽咳痰、活动后气喘至外院诊断为“慢性阻塞性肺疾病（重度）”，规律长期氧疗及吸入抗炎平喘喷雾治疗后症状反复，间断住院治疗。2024 年 10 月 24 日与家人在自家小区楼下散步时出现气促明显伴咳嗽咳痰，10 月 25 日患者气喘加重伴咳嗽痰多，遇冷加重，于我院急诊就诊，急诊予头孢曲松抗感染、氨溴索化痰、吸入沙丁胺醇仍未好转，以“重症肺炎”收入院。入院症见：患者神清，神疲懒言，反复咳嗽咳痰，痰多色白泡沫样，稍胸闷气促，活动后加重，腹胀如鼓，纳呆，眠差，小便正常，大便 7d 未行，舌淡苔白滑。

中医诊断：肺胀。

西医诊断：慢性阻塞性肺疾病急性加重。

（二）护理评估

望：神清，精神倦怠，面色萎黄无华，腹胀如鼓，舌淡苔白滑。

闻：咳嗽咳痰，痰多稀白，咳出不爽，无特殊气味。

问：胸闷气短，活动后加重，平素怕冷怕风，易汗出，纳呆，眠差，小便正常，大便 7d 未行。

切：腹部膨隆，脉弱。

专科评估：双肺叩诊过清音，双肺听诊呼吸音粗，可闻及湿啰音。

辅助检查：血气分析示 SPO_2 93%，PaO_2 90mmHg，$PaCO_2$ 45mmHg，pH 7.38。X 线胸片示肺气肿，双肺慢性支气管炎，双肺下叶少许炎症感染。腹围 108cm。

心理评估：患者反复咳嗽咳痰 8 年，长期氧疗，治疗时间长，病程缠绵，迁延难愈，本次急性加重，担心预后，心理压力大，眠差，焦虑状态。

三、中医临床护理思维与腹部推拿技术方案

慢性阻塞性肺疾病（简称慢阻肺）是一种以持续存在的气流受限为特征的慢性气道疾病，主要表现为慢性咳嗽、咳痰和进行性加重的呼吸困难，具有患病率高、致残率高、病死率高的“三高”特点，是世界三大死因之一。慢阻肺在中医学中归属于“喘证”“肺胀”等范畴。“肺胀”一词首见于《黄帝内经》。《灵枢·经脉》云“肺手太阴之脉……是动则病肺胀满，膨膨而喘咳”，指手太阴肺经之经气异常变动时，肺部胀满，气喘，咳嗽。中医认为肺胀的病因病机首先是肺部受邪，肺主气，开窍于鼻，外合皮毛，职司卫外，为

人身之藩篱，故外邪从口鼻、皮毛入侵，以致肺之宣降功能不利，气逆于上而为咳嗽，升降失常则为气喘，久则肺虚，肺之主气功能失常，影响呼吸出入，肺气壅滞，还于肺间，导致肺气胀满，张缩无力，不能敛降。若肺病及脾，则脾失健运；若久病肺虚及肾，致肾不纳气，则气喘日益加重，动则更甚。故本病与脾、肾关系密切。

慢阻肺由于其肺功能下降，常合并缺氧及二氧化碳潴留，导致胃肠道黏膜充血、水肿，蠕动减慢，故更易并发便秘。研究证实，便秘是慢阻肺常见并发症，会对患者生活质量造成显著影响。根据中医基础理论，肺与大肠相表里，大肠传导功能正常有助于肺气肃降，而肺气肃降正常反过来有助于大肠传导功能的正常发挥，因此，针对慢阻肺患者，采用肺肠同治具有重要意义。

（一）案例辨证分析

表里：患者肺气虚衰，胸闷气短，脾虚失运，面色萎黄无华，属里证。

寒热：患者咳嗽咳痰，痰多色白，平素怕冷怕风，舌淡苔白，属寒证。

虚实：患者年高久病，肺、脾、肾三脏亏虚，气血津液不足，大便传导无力，为气虚便秘；患者痰浊壅肺，咳嗽咳痰，此为实证，舌淡脉弱为虚证。属虚实夹杂。

阴阳：患者喘息气短，精神疲倦，舌淡脉弱，属阴证。

病位：病位在肺，累及大肠，与脾、肾密切相关。

证型：肺脾气虚证。

护治原则：补肺健脾，行气化痰。

（二）腹部推拿技术方案

1. 治疗思路　患者年高久病，素有肺胀缠绵，复感风寒，致气机不畅，肺气上逆，故见胸闷气促。久病脾虚，脾虚失运，痰湿蕴中，故见咳嗽咳痰。脾失健运，胃失和降，故见纳呆、倦怠。肺与大肠相表里，大肠为传导之腑，若肺气不达，则传导失司，故见腹胀、便秘。而大肠运转失常，就可能引发肺失清肃而上逆等症状。因此，治疗上宜通其腑气，使大便通畅，则不治肺而喘自平。

给予患者腹部推拿，基础腹部推拿后重点推拿穴位中脘、神阙、关元、气海、天枢、大横。中脘为胃之募穴，八会穴之腑会，可增强脾胃功能，消食导滞；神阙可调节胃肠蠕动、改善便秘；关元可补虚、调节脾胃，缓解便秘症状；气海属于任脉的穴位，是人一身元气汇集之处，若百川交汇之海，该穴位的补益精气作用较强；天枢属于足阳明胃经，又是大肠经的募穴，有调节胃肠道功能，能缓解便秘；大横可温中散寒，调理脾胃，缓解腹胀、便秘。通过腹部推拿，刺激上述穴位可达到疏理肠腑、行气消滞的作用，调节大肠经、脾经、胃经的经络、气血运行，从而促进排便，以期达到从肠治肺、肺肠同调之功效。

2. 治疗方案

（1）操作方案

第一步：患者排空小便，取仰卧位，身体自然放松，暴露腹部，注意保暖。取适量润肤油置于掌心，双手互搓，待手心微微发热后两手重叠交叉，以脐为中心，由中脘穴顺时针分别经过右侧天枢、关元穴，再到左侧天枢穴，用按法、摩法推拿全腹约 10min，手法柔和、均匀，动作由轻到重，由重到轻，不得使用蛮力，使局部有明显温热感，至深部透热为宜（图 7-3-1）。

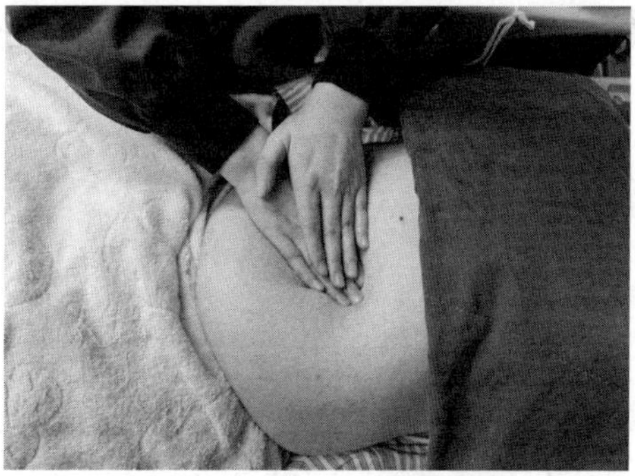

图 7-3-1　腹部顺时针推拿

第二步：双手示指或中指相叠，或使用拇指，运用点法、揉法，揉中脘、神阙、关元、双天枢、双大横穴位。患者为气虚秘，故采用补法，先顺时针旋转式向下按揉至底部，停顿 2s，再缓缓回收悬空，手指始终紧贴穴位处皮肤，如此反复进行，每个穴位 1~2min，注意手法要持久，柔和、均匀、有力（图 7-3-2）。

第三步：重复第一步骤。操作结束后，协助患者饮温水 100~150ml，以促进胃肠蠕动，湿润肠道，软化大便。

（2）疗程：早餐后 2h 进行，1 次 /d，连续 5d 为 1 疗程。

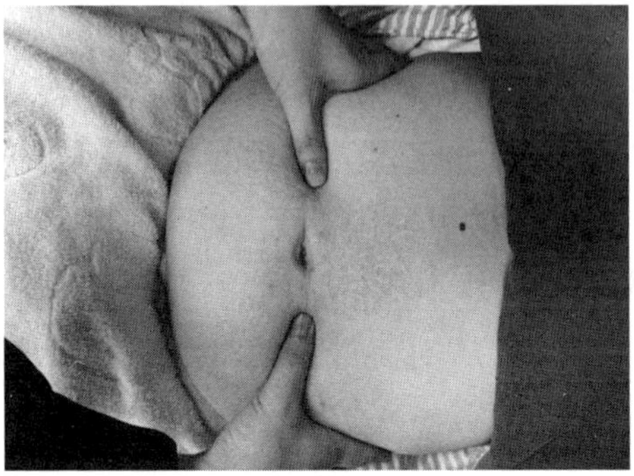

图 7-3-2　腹部手指点穴

（三）疾病转归

2024 年 10 月 26 日患者自解黄褐色硬便，约 250ml，自觉腹胀不适症状较前稍减轻；10 月 28 日解出黄色先硬后软便，共 300ml，腹胀不适、胸闷气促较前继续缓解，焦虑情绪较前减轻，测量腹围降至 105cm；10 月 31 日患者大便可恢复至 1 次 /d，咳嗽咳痰、胸闷气促症状明显减轻，焦虑情绪明显减轻，腹围降至 99cm，胃纳可，眠可，家属学会简单的腹部推拿手法。

四、腹部推拿技术操作

（一）评估

1. 评估病室环境，保证温湿度适宜，病室整洁、光线明亮。

2. 评估患者情况，包括主要症状、既往史、过敏史、舌苔脉象，女性是否妊娠或月经期，按摩部位皮肤情况，对疼痛的耐受程度。

（二）告知

告知患者推拿时及推拿后局部可能出现酸痛的感觉，如有不适及时告知医护人员。

（三）用物准备

治疗盘、治疗巾、介质、纱块、棉签、速干型手消毒液、两条大毛巾、污物桶，必要时备屏风。

（四）操作步骤

1. 核对医嘱，评估患者，做好解释，调节室温。嘱患者排空二便。

2. 备齐用物，携至床旁。

3. 协助患者取合理、舒适体位。

4. 遵医嘱确定腹部腧穴部位，选用适宜的推拿手法及强度。腹部常用穴位为中脘、下脘、气海、关元、天枢、大横等。常用的推拿手法如下。

（1）点法：用指端或屈曲的指间关节部着力于施术部位，持续地进行点压，称为点法。此法包括拇指端点法、屈拇指点法和屈示指点法等，临床以拇指端点法常用。

1）拇指端点法：手握空拳，拇指伸直并紧靠于示指中节，以拇指端着力于施术部位或穴位上。前臂与拇指主动发力、进行持续点压。

2）屈拇指点法：屈拇指，以拇指指间关节桡侧着力于施术部位或穴位，拇指端抵于示指中节桡侧缘以助力。前臂与拇指主动施力，进行持续点压。

3）屈示指点法：屈示指，其他手指相握，以示指第一指间关节突起部着力于施术部位或穴位上，拇指末节尺侧缘紧压示指指甲部以助力。前臂与示指主动施力，进行持续点压。

（2）揉法：以一定力按压在施术部位，带动皮下组织做环形运动的手法。

1）拇指揉法：以拇指螺纹面着力按压在施术部位，带动皮下组织做环形运动的手法。以拇指螺纹面置于施术部位上，余四指置于其相对或合适的位置以助力，腕关节微屈或伸直，拇指主动做环形运动，带动皮肤和皮下组织，操作频率 120~160 次 /min。

2）中指揉法：以中指螺纹面着力按压在施术部位，带动皮下组织做环形运动的手法。中指指间关节伸直，掌指关节微屈，以中指螺纹面着力于施术部位上，前臂做主动运动，通过腕关节使中指螺纹面在施术部位上做轻柔灵活的小幅度环形运动，带动皮肤和皮下组织，操作频率 120~160 次 /min。为加强揉动的力量，可以示指螺纹面搭于中指远侧指间关节背侧进行操作，也可用无名指螺纹面搭于中指远侧指间关节背侧进行操作。

3）掌根揉法：以手掌掌面掌根部位着力按压在施术部位，带动皮下组织做环形运动的手法。肘关节微屈，腕关节放松并略背伸，手指自然弯曲，以掌根部附着于施术部位上，前臂做主动运动，带动腕掌做小幅度的环形运动，使掌根部在施术部位上做环形运动，带动皮肤和皮下组织，操作频率120~160次/min。

在临床治疗的实际运用中，上述这些基本操作方法可以单独或复合运用，也可以选用其他手法，比如按法、点法、弹拨法、叩击法、拿法、掐法等，视具体情况而定。

5. 腹部按摩时间一般宜在饭后2h进行。每个穴位施术1~2min，以局部穴位透热为度。

6. 观察及询问 操作过程中询问患者的感受。若有不适，应及时调整手法或停止操作，以防发生意外。

7. 健康宣教 嘱患者注意局部保暖，可适当饮用温开水。

8. 整理 操作结束协助患者着衣，安置舒适卧位，整理床单位，清理用物。

9. 记录 记录治疗时间、手法、部位及患者的反应，并签名。

（五）注意事项

1. 肿瘤或感染患者、女性月经期腰腹部慎用，妊娠期腰腹部禁用。
2. 使用叩击法时，有严重心血管疾病患者禁用，心脏搭桥患者慎用。
3. 操作前应修剪指甲，以防损伤患者皮肤。
4. 操作时用力要适度。
5. 操作过程中，注意保暖，保护患者隐私。

（六）操作流程

腹部推拿技术操作流程见图7-3-3。

（七）评分标准

腹部推拿技术评分标准见表7-3-1。

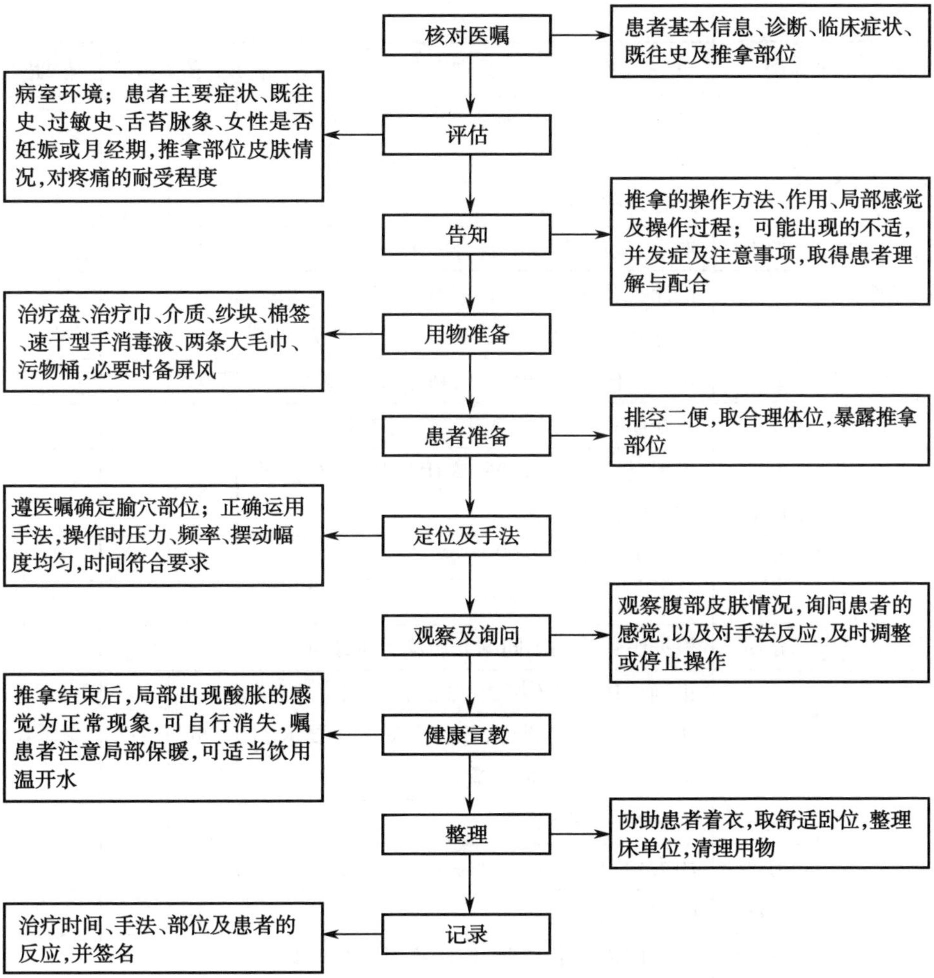

图 7-3-3　腹部推拿技术操作流程

表 7-3-1　腹部推拿技术评分标准

项目	要求	分值	扣分	说明
核对医嘱 （5分）	患者基本信息、诊断、临床症状、既往史及推拿部位	5		
评估 （5分）	病室环境：温湿度适宜，病室整洁、光线明亮	2		
	患者主要症状、既往史、过敏史、舌苔脉象、女性是否妊娠或月经期，推拿部位皮肤情况，对疼痛的耐受程度	3		

续表

项目		要求	分值	扣分	说明
告知（5分）		操作方法、作用、局部感觉及操作过程，可能出现的不适，并发症及注意事项，取得患者理解与配合	5		
操作前准备（15分）	护士	洗手，戴口罩，指甲符合要求	2		
	物品	治疗盘、治疗巾、介质、纱块、棉签、速干型手消毒液、两条大毛巾、污物桶，必要时备屏风	6		
	患者	排空二便，取合理体位，暴露推拿部位	4		
	环境	光线明亮，关门窗，拉屏风，调节室温	3		
操作流程（50分）	再次核对	患者基本信息、诊断、临床症状、既往史及推拿部位	5		
	取穴	取穴方法正确，定位准确	5		
	清洁	用纱布进行皮肤清洁	4		
	介质	根据医嘱选用不同的介质涂于推拿部位	4		
	手法	正确运用手法（按法、摩法、推法、拿法、揉法、捏法、颤法、打法等），根据手法要求和腧穴部位的不同，正确运用	5		
	顺序	推拿顺序符合要求	5		
	力度	用力均匀，频率、摆动幅度均匀，禁用暴力	5		
	时间	时间合理	5		
	观察及询问	观察腹部皮肤情况，询问患者的感觉以及对手法的反应，及时调整或停止操作	5		
	健康宣教	嘱患者注意局部保暖，可适当饮用温开水	7		
操作后（10分）	整理	协助穿衣，取舒适体位，整理床单位	2		
	处置	处理用物，洗手	3		
	记录	记录推拿时间、部位、效果及患者反应，并签名	5		
评价（10分）	技能	整体操作流畅、熟练	4		
	理论	对于提问回答全面、正确	6		
合计			100		

注：损伤皮肤，扣20分。

第八章　其　他

第一节　刮痧技术

一、概述

刮痧是应用边缘钝滑的器具，蘸取刮痧油、水或药液等介质，运用面刮法、角刮法、点按法等手法在体表一定部位或穴位的皮肤上反复刮动，使局部皮肤出现瘀斑或痧痕，使脏腑秽浊之气经腠理通达于外，从而促使气血流畅，防治疾病的一种中医外治技术。

刮痧板根据材质的不同，除了常见的牛角刮痧板外，金属刮痧板、玉石刮痧板等也被临床广泛应用（图 8-1-1）。虎符铜砭刮痧法从整体观念出发，以十二经络及腧穴理论为依据，通过徐而和的手法，用铜砭在体表皮肤相关部位刮拭，调动阳气，扶正祛邪，是一种以通为治，以通为补，以通为泄

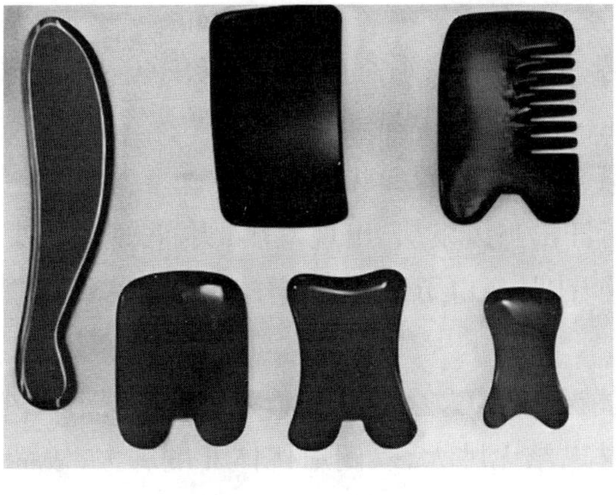

图 8-1-1　刮痧板

的治疗方法。全息刮痧法运用生物全息理论对头、手、足、面部、耳部、脊椎等局部器官的不同区域进行刮拭刺激来达到治疗和保健的目的，也称为反射区刮痧。全息刮痧法适用于外感性疾病病症，如高热头痛、恶心呕吐、腹痛腹泻等；还适用于各类骨关节病引起的疼痛，如腰腿痛、肩关节疼痛等。

二、案例介绍

（一）病史简介

患者，男，28岁，因“发热、头痛2d，加重伴咽痛1d”于2024年11月7日步行入院。

患者2024年11月5日因劳累汗出当风后出现发热，体温波动在38℃左右，头痛（以前额及太阳穴处为甚），呈胀痛，自行服用“柴葛感冒退热颗粒”后效果不佳。11月6日发热加重，体温高达39℃，头痛加剧如裂，且出现咽痛，遂至急诊就诊，予解热镇痛药口服及静脉输液等处理后仍反复高热，头痛及咽痛见缓解，故急诊以“发热、头痛”收住院。入院症见：患者神志清，精神疲倦，发热，体温39.2℃，头胀痛如裂，咽痛，伴有口干，微恶风，少许咳嗽，咳黄黏痰，无鼻塞及流涕等不适，纳差，眠一般，二便正常，舌边尖红，苔薄黄，脉浮数。

中医诊断：感冒。

西医诊断：急性上呼吸道感染。

（二）护理评估

望：精神疲倦，面色潮红，形态自如，全身皮肤黏膜无黄染、皮疹及出血点，口腔黏膜充血，舌边尖红，苔薄黄。

闻：少许咳嗽，痰液无特殊异味。

问：因劳累后汗出当风发病，出现发热、头痛，现发热头痛加重，咳嗽，痰少黄黏难咯，且伴有咽痛、口干，微恶风，纳差，睡眠一般，二便正常。

切：脉浮数。

专科评估：体温39.2℃，全头胀痛，以前额及太阳穴处为甚，VAS疼痛评分9分，颈部淋巴结无肿大，双侧扁桃体Ⅱ度肿大，表面可见脓点。符合外感热病表现。

三、中医临床护理思维与刮痧技术方案

感冒是以头痛、发热、恶寒、鼻塞、流涕、喷嚏、全身不适等为主症的病证，是因感受触冒风邪，邪犯卫表而导致的常见外感疾病。相当于西医的上呼吸道感染、流行性感冒等疾病，成人每年患普通感冒平均2~3次，儿童为5~7次。西医多以抗病毒、对症治疗为主。本病四季均可发生，尤以冬春季为多见，一般病程为3~7d，通常病情较轻，预后良好，在整个病程中很少传变；少数可传变入里，变生他病。

《仁斋直指方》云"感冒风邪，发热头痛，咳嗽声重，涕唾稠黏"。《素问·骨空论》认为"风者百病之始也……风从外入，令人振寒，汗出头痛，身重恶寒"。《丹溪心法》中提出"伤风属肺者多"。《类证治裁》中明确提出了"时行感冒"之名。中医认为外感六淫或时行疫毒，客于肺卫，致肺卫功能失调，卫表不和，肺失宣肃是本病的病机，与手太阴肺经、足太阳膀胱经、督脉等密切相关。

（一）案例辨证分析

表里：患者为风邪外袭上焦肺卫，微恶风，脉浮数，属表证。

寒热：头胀痛，咽痛，咳黄黏痰，伴有口干，舌边尖红，苔薄黄，属热证。

虚实：风邪外袭上焦肺卫，卫表不和，舌边尖红，苔薄黄，脉浮数，属实证。

阴阳：发热，头胀痛，咽痛，口干，舌边尖红，苔薄黄，脉浮数，属阳证。

病位：病在肺卫，与手太阴肺经、足太阳膀胱经、督脉密切相关。

证型：风热犯表证。

护治原则：疏风清热解表。

（二）刮痧技术方案

1. 治疗思路　患者发病节气在立冬，因劳累汗出后脉络空虚、腠理疏松，感受风邪，有明确的感受外邪病史。舌边尖红，苔薄黄，脉浮数，为风热犯表之象。此次发病主因风邪夹热，侵袭肌表，风热之邪侵袭人体，使得体表经络气血运行加快。足太阳膀胱经主一身之表，邪客于此，经气亢奋，阳气郁而化热，导致体温升高。而肺与皮毛相表里，风热犯肺，肺经的气血被热邪扰乱，不能正常地调节体温，使得热邪在体内积聚，体温波动在较高水

平，从起初的38℃渐渐升至39.2℃。头为诸阳之会，督脉总督一身之阳气，其经气也会上行至头部。当风热之邪扰动，督脉经气不畅，导致整个头部的气血不通畅，加剧头痛症状。咽喉为肺之门户，风热上攻咽喉，致手太阴肺经所主之咽喉部位气血壅滞，发为咽痛。本病涉及足太阳膀胱经、手太阴肺经及督脉三条经脉，证属风热犯表，经筋受扰。治疗当以疏风清热解表、通络和筋为要，重点调治足太阳膀胱经、手太阴肺经及督脉，宜选择具有清热通络功效的中医护理技术。

刮痧可解表祛邪、疏通经络、调和气血，故为本案例选用技术。头部刮痧主要作用于头部全息穴区（头部—额中带，患侧顶颞前/后斜带下1/3），刮拭头部经络、穴位，以开腠理、行气血、通经络、散邪毒，达到疏风泄热、通络解表的作用；背部刮痧主要作用于督脉和足太阳膀胱经，有疏通经络、祛邪排毒的作用；手部刮痧作用于手太阴肺经，起清肺通络、泻热解毒的作用。

2. 治疗方案

（1）头部全息刮痧治疗：选用玉石刮痧梳，每次不超过20min，1次/d，5次为1个疗程。头部刮痧一般不涂抹刮痧油，选穴及刮痧路线如下。

1）循经选取刮痧部位：头部—额中带，患侧顶颞前/后斜带下1/3。

2）操作方案：刮拭全头，有结节、疼痛的部位重点刮拭。按照从上到下、从前到后的顺序进行，首先刮面部，以印堂穴为起点，分别向左向右刮至攒竹、丝竹、鱼腰、太阳穴，每处刮拭20~30次；其次到头顶部，按顺序梳理督脉、左右内膀胱经三条经路，从前发际线梳到后发际线，每条刮拭10次；随后到头部两侧，从前发际头维穴与耳上方开始刮拭，并向后刮至耳后的发际线，从左往右，每侧刮拭20~30次；再到百会，以放射状方式刮拭全头，按照先左后右顺序，两侧均刮拭20~30次；最后用点穴法点按太阳、风池和风府，每处各10次。头部全息穴区采用厉刮法，一般部位采用面刮法，在有疼痛或阳性反应点的部位进行揉刮加推刮相结合，患者属于实证，且为青壮年，采用泻法。

（2）背部刮痧治疗：选用虎符铜砭刮痧板，每次不超过20min，间隔3~5d刮痧1次，需等痧消退后才能进行下一次。取刮痧油薄涂背部皮肤，在督脉和左右两侧内膀胱经反复刮拭，先上后下、先左后右，重点刮拭大椎、风门、肺俞穴。

（3）手部刮痧治疗：选用水牛角刮痧板，每次不超过20min，每个部位刮 20~30 次，间隔 3~5d 刮痧 1 次。取刮痧油薄涂手部皮肤，在手太阴肺经反复刮拭，重点刮中府、云门、天府、侠白、尺泽、孔最、列缺、经渠、太渊、鱼际、少商穴，每个穴位重点刮 30s。

（三）疾病转归

1 周后患者体温降至正常，无头痛、咳嗽咳痰、咽痛、口干、恶风等症状，焦虑情绪明显减轻，掌握了自我保健知识。

四、刮痧技术操作

（一）评估

1. 评估病室环境，保证温湿度适宜，病室整洁、光线明亮。

2. 评估患者情况，包括主要症状、既往史、过敏史、舌苔脉象，是否有出血性疾病，是否妊娠或月经期（女性），患者体质及对疼痛的耐受程度、刮痧部位皮肤情况。

（二）告知

1. 告知患者刮痧的作用、简单的操作方法。

2. 告知患者刮痧部位的皮肤可有轻微疼痛、灼热感，刮痧过程中如有不适及时告知医护人员。

3. 告知患者刮痧部位出现红紫色痧点或瘀斑，为正常表现，数日可消除。

（三）用物准备

治疗盘、刮痧板（牛角类、玉石类、虎符铜砭等刮板或匙）、介质（刮痧油、水、药液等）、卷纸、纱布、弯盘、速干型手消毒液、污物桶，必要时备浴巾、屏风等。

（四）操作步骤

1. 核对医嘱，评估患者，根据患者舌苔脉象、病情确定刮痧治疗方案，嘱患者排空二便，做好解释。

2. 检查刮具边缘有无缺损。备齐用物，携至床旁。

3. 协助患者取合理体位，暴露刮痧部位，注意保护隐私及保暖。

4. 涂抹介质。将刮痧油滴在刮具上均匀涂抹于刮痧部位。

5. 进行刮痧操作。

（1）虎符铜砭刮痧法

1）刮拭手法：包括刮法和摩法。

刮法：采用徐而和的手法，铜砭与皮肤呈 45°，先轻轻刮拭表皮，将卫气拨开后，稍用力由上到下进行刮拭。一板刮下去，提上来再刮下一板，频率稳定，不紧不慢，力才能透达，避免反复上下刮拭。

摩法：刮板贴近皮肤，角度接近 0°，压板下去，顺时针打磨挤压。

2）刮拭顺序：首刮大椎（图 8-1-2）、大杼、膏肓、神堂穴，再刮其他经脉线和患处局部。年纪大的患者、长期虚弱卧床患者首刮心经、心包经、肺经稳定上焦。先阳后阴，先上后下，先左后右。

3）刮拭力度：下板力度均匀，板压 300~500g/cm^2，以受刮者不受惊、能忍受为度。

4）出痧：刮至皮肤紫红，或出现粟粒状、丘疹样斑点，或条索状斑块等形态变化，同样的力度同样的范围刮至不再冒新痧；经常刮痧或不容易出痧者，以毛孔张开或皮肤发热为度，不强求出痧。

（2）全息刮痧法

1）刮拭手法：单手握板，将刮痧板放置掌心，用拇指和示指、中指夹住刮痧板，无名指、小指紧贴刮痧板边角，从三个角度固定刮痧板（图 8-1-3）。刮痧时利用指力和腕力调整刮痧板角度，使刮痧板与皮肤之间夹角约为 45°，以肘关节为轴心，前臂做有规律的移动。

2）刮拭速度：正常刮拭速度与人体心脏跳动频率相合，60~80 次 /min。

3）刮拭长度与宽度：以穴位为中心，每次刮拭长度 8~15cm，以刮拭长度大于穴区范围为原则。具体穴区刮拭长度要区别对待，小面积穴区或经脉，刮拭长度以毫米计算。

4）刮拭顺序：一般为先头面后手足，先腰背后胸腹，先上肢后下肢，先内侧后外侧，逐步按顺序刮痧。

5）刮拭力度：刮痧时用力要均匀，由轻到重，以患者能耐受为度，单一方向，不要来回刮。

6）刮拭时间：每个部位一般刮 20~30 次，局部刮痧一般 5~10min。

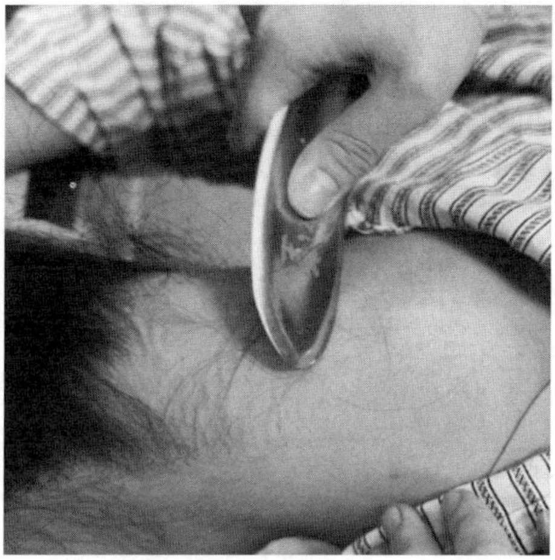

图 8-1-2　刮大椎穴

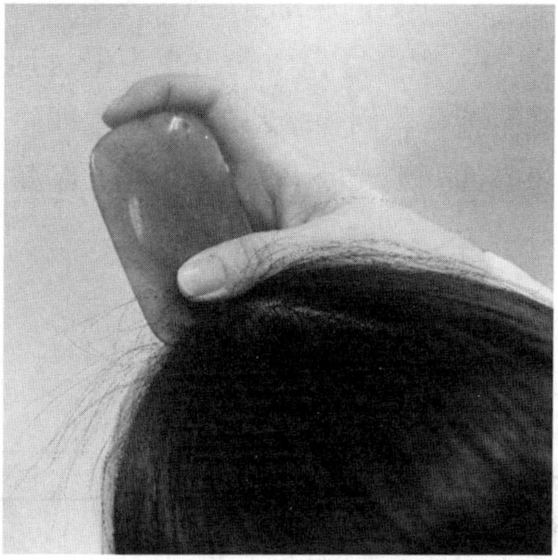

图 8-1-3　全息刮痧法持板方法

7）出痧：一般刮至皮肤出现红紫为度，或出现粟粒状、丘疹样斑点，或条索状斑块等形态变化，并伴有局部热感或轻微疼痛。对一些不易出痧或出痧较小的患者，不可强求出痧。

6. 观察及询问　观察病情及局部皮肤颜色变化，询问患者有无不适，调节手法力度。

7. 健康宣教　嘱患者刮痧结束后，可饮用一杯温水，不宜即刻食用生冷食物。出痧后 30min 内不宜洗冷水澡；冬季应避免感受风寒；夏季避免风扇、空调直吹刮痧部位。

8. 整理　刮痧完毕，清洁局部皮肤，协助患者穿衣，安置舒适体位，整理床单位。

9. 记录　记录刮痧时间、部位、出痧效果及患者反应，并签名。

（五）注意事项

1. 操作前应了解病情，特别注意下列疾病者不宜进行刮痧：严重心血管疾病、肝肾功能不全、出血倾向疾病、感染性疾病、极度虚弱、皮肤疖肿包块、皮肤过敏。

2. 空腹及饱食后不宜进行刮痧。

3. 急性扭挫伤、皮肤出现肿胀破溃者不宜进行刮痧。

4. 刮痧不配合者，如醉酒、精神分裂症、抽搐者不宜进行刮痧。

5. 孕妇的腹部、腰骶部不宜进行刮痧。

6. 刮痧过程中若出现头晕、目眩、心慌、出冷汗、面色苍白、恶心欲吐，甚至神昏仆倒等晕刮现象，应立即停止刮痧，取平卧位，立刻通知医生，给予患者温开水或糖水饮用，并注意保温。

（六）操作流程

刮痧技术操作流程见图 8-1-4。

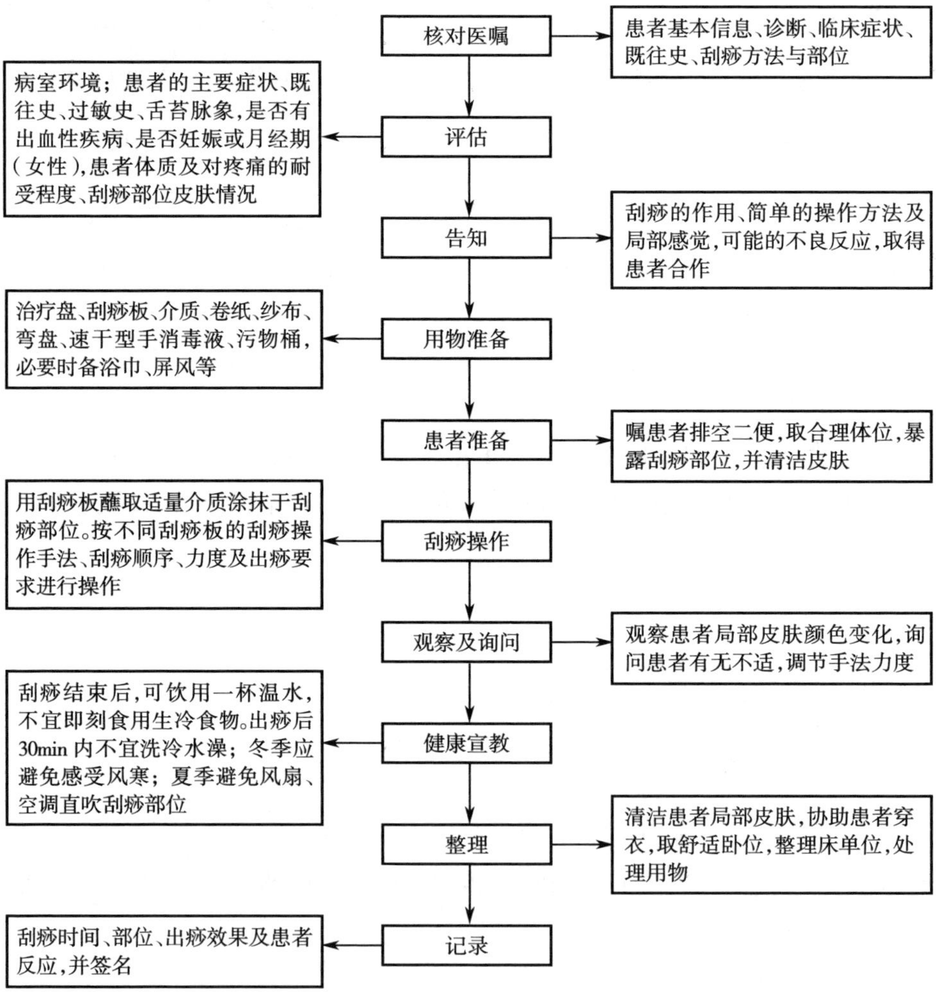

图 8-1-4 刮痧技术操作流程

（七）评分标准

刮痧技术评分标准见表 8-1-1。

表 8-1-1 刮痧技术评分标准

项目		要求	分值	扣分	说明
核对医嘱（5 分）		患者基本信息、诊断、临床症状、既往史、刮痧方法、部位	5		
评估（5 分）		病室环境：温湿度适宜，病室整洁、光线明亮	2		
		患者的主要症状、既往史、过敏史、舌苔脉象，是否有出血性疾病，是否妊娠或月经期（女性），患者体质及对疼痛的耐受程度、刮痧部位皮肤情况	3		
告知（5 分）		刮痧的作用、简单的操作方法及局部感觉，可能的不良反应，取得患者合作	5		
操作前准备（15 分）	护士	洗手，戴口罩	2		
	物品	治疗盘、刮痧板（牛角类、玉石类、虎符铜砭等刮板或匙）、介质（刮痧油、水、药液等）、卷纸、纱布、弯盘、速干型手消毒液、污物桶，必要时备浴巾、屏风等	6		
	患者	取合理体位，暴露刮痧部位	4		
	环境	关门窗，拉屏风，调节室温	3		
操作流程（50 分）	再次核对	患者身份、刮痧手法及部位	5		
	取穴	取穴方法正确，定位准确	5		
	清洁	进行皮肤清洁	4		
	介质	用刮痧板蘸取适量介质涂抹于刮痧部位	4		
	手法	刮痧操作手法符合要求	5		

续表

项目		要求	分值	扣分	说明
	顺序	刮痧顺序符合要求	5		
	力度	刮痧力度符合要求	5		
	时间	时间合理	5		
	观察及询问	观察局部皮肤颜色变化，询问有无不适，调节手法力度	5		
	健康宣教	刮痧结束后，可饮用一杯温水，不宜即刻食用生冷食物。出痧后30min内不宜洗冷水澡；冬季应避免感受风寒；夏季避免风扇、空调直吹刮痧部位	7		
操作后（10分）	整理	协助穿衣，取舒适体位，整理床单位	2		
	处置	处理用物，洗手	3		
	记录	记录刮痧时间、部位，出痧效果及患者反应，并签名	5		
评价（10分）	技能	整体操作流畅、熟练	4		
	理论	对于提问回答全面、正确	6		
合计			100		

第二节　杵针技术

一、概述

杵针技术是以一种特制的工具（七曜混元杵、五星三台杵、金刚杵、奎星笔）（图8-2-1），通过一定的手法，刺激人体体表腧穴的非侵入性中医外治技术。其作用于经络、脏腑，以调和阴阳，扶正祛邪，疏通经络，行气活血，从而达到治病强身，康复保健的目的。

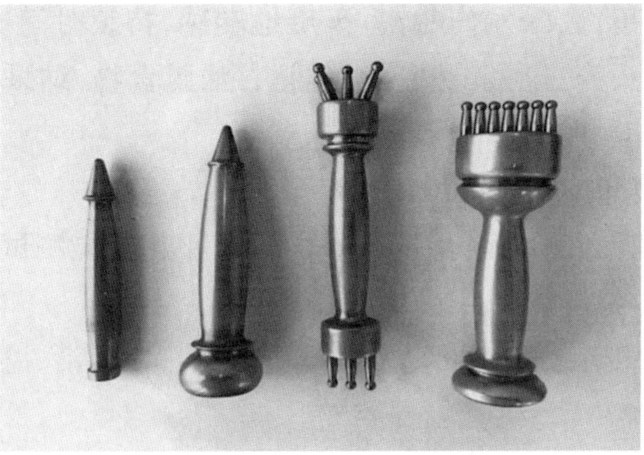

图 8-2-1 杵针

杵针技术的辨证思想与中医学理论相同，其独特之处在于：治疗不用药物，但也不排斥配合药物；虽属针灸疗法，而不用金属针具、砭石刺入穴下，故无破皮伤肌之苦，无创痕感染之忧；取穴精当，以原络、俞募、河车、八阵穴、八廓穴为主，天应为导，易于学习掌握；有利无弊，有病治病，无病强身。适用于各种急慢性疾病的治疗与康复，预防和缓解亚健康状态。

二、案例介绍

（一）病史简介

患者，男，45 岁，因“反复头晕、耳鸣 1 个月余”于 2024 年 4 月 15 日扶行入院。

患者 2024 年 3 月因工作繁忙、思虑过度，出现头晕、耳鸣，伴有听力下降、恶心呕吐等症状。在当地医院诊断为“梅尼埃病”，给予药物治疗后症状有所缓解，但反复发作。本次就诊时症见：头重如裹，眩晕伴天旋地转感，持续 10min~2h，听力下降，伴恶心呕吐，舌淡胖，苔白腻，脉滑。

中医诊断：耳眩晕。

西医诊断：梅尼埃病。

（二）护理评估

望：患者面色苍白，肥胖，舌淡胖，边有齿痕，苔白腻。

闻：无咳嗽、无异味。

问：头重如裹，眩晕发作时，呈天旋地转感，持续时间 10min~2h 不等，伴恶心呕吐，无头痛。平素易疲倦，喜肥甘油腻食物，纳呆，眠差，易醒，大便溏。

切：脉滑，腹部按之柔软，无压痛。

专科评估：听力测试显示患者听力下降，平衡功能测试异常，符合梅尼埃病表现。

心理评估：患者因眩晕反复发作严重影响日常生活，感到焦虑和恐惧，担心病情恶化。

三、中医临床护理思维与杵针技术方案

梅尼埃病（Meniere's disease，MD）作为耳鼻咽喉科临床诊疗中常见的耳源性眩晕疾病，以反复发作的眩晕及常伴有患耳的听力下降、耳鸣、耳闷胀感为主要临床表现，其病理特征为多因素导致的膜迷路积水，具体发病机制尚未明晰。西医治疗以口服倍他司汀等改善血液循环的药物、利尿剂，类固醇行鼓室注射或正压疗法为主，少部分难治性 MD 需要手术治疗。

MD 的主要临床表现为反复发作性眩晕，多数同时伴波动性低频听力下降、耳鸣和耳闷胀感，属中医“眩晕”病范畴。其病名最早见于《黄帝内经》“眩”“眩冒”“掉眩”“脑转耳鸣，胫酸眩冒”等。《简明医彀》曰：“夫眩运之始，必因火克肺金，金衰不能制木，故木旺而生风。肝木既旺，复能生火。风火二气属阳，阳主动，性同上升，两动相搏，则为旋转，犹焰得风。”《证治汇补》曰：“肥白人湿痰滞于上，阴火起于下，痰挟虚火，上冲头目，邪正相煽，故忽然眼黑生花。”“中气不运，水停心下，心火畏水，不敢下行，扰乱于上，头目眩晕，怔忡心悸，或吐涎沫。”“人身阴阳，相抱而不离。故阳欲上脱，阴下吸之，若淫梦过度，肾家不能纳气归原，使诸气逆奔而上，此眩晕出于肾虚也。”“脾为中州，升腾心肺之阳，堤防肾肝之阴。若劳役过度，汗多亡阳，元气下陷，清阳不升者，此眩晕出于中气不足也。”综上，中医认为风火、痰饮、虚弱致眩晕是本病的病机，病位在头部，与肝、脾、肾相关。

（一）案例辨证分析

表里：患者体胖，易疲倦，头重如裹，纳呆，大便溏泄，属里证。

寒热：舌淡胖，苔白腻，脉滑，属寒证。

虚实：患者平素体胖，易疲倦，大便溏，舌淡胖，边有齿印，喜肥甘油腻食物，属虚证。

阴阳：面色苍白，大便溏，舌淡胖，属阴证。

病位：病在脾、胃，与足太阴脾经、足阳明胃经密切相关。

证型：痰浊中阻证。

护治原则：燥湿健脾，涤痰止眩。

（二）杵针技术方案

1. 治疗思路　患者因工作繁忙、思虑过度，平素喜食肥甘厚味，损伤脾胃，致脾失健运，不能运化水湿，内生痰饮。痰浊阻遏中焦，故见恶心呕吐；痰浊留则气机升降不利，清阳不升，浊阴不降，清窍为之蒙蔽，发为眩晕和头重如裹；脾气虚弱，运化失常，气血生化不足，耳窍得不到足够的气血滋养，从而出现耳鸣和听力下降；脾气亏虚则血液生成匮乏，心血不足，心神失养继而出现不寐。患者舌淡胖，苔白腻，脉滑，均提示患者痰浊中阻。故治疗上以燥湿健脾、涤痰止眩为主。重点处理足太阴脾经、足阳明胃经，宜选择具有和中化湿功效的中医护理技术。

杵针技术兼具针灸及按摩双重功效，并有效补充了常规针刺疗法的不足之处，是对传统针灸的创新和发扬。该疗法无须刺入皮肤肌肉，于患者无疼痛破皮伤肌之苦，无创痕感染之忧，兼针刺与按摩之长，治疗效果好，患者易于接受。痰浊中阻取至阳八阵、河车路、中脘八阵、丰隆以健运脾胃，化痰浊；百会八阵以平肝治眩晕；内关以和胃降逆而止呕吐；解溪以降胃气，化痰浊而治眩晕。如此则脾胃健运，痰湿运化，眩晕自止。头重如裹加头维；食欲不振加足三里。

2. 治疗方案

（1）用奎星笔的杵尖分别在百会八阵行开阖手法（图 8-2-2），用金刚杵的杵尖在至阳八阵和中脘八阵行开阖手法，共 2 次。

（2）用五星三台杵的杵尖在百会（泥丸）八阵、至阳八阵、中脘八阵及河车路脑椎段、河车路大椎至命门段上行点叩手法（图 8-2-3），共 21 次。

（3）采用七曜混元杵针尖部在头部河车路脑椎段，由脑户到大椎穴和大椎两旁与两眼内眦、外眦及瞳仁之间的距离相等的左右三条线进行分理手法，循环 7 次。

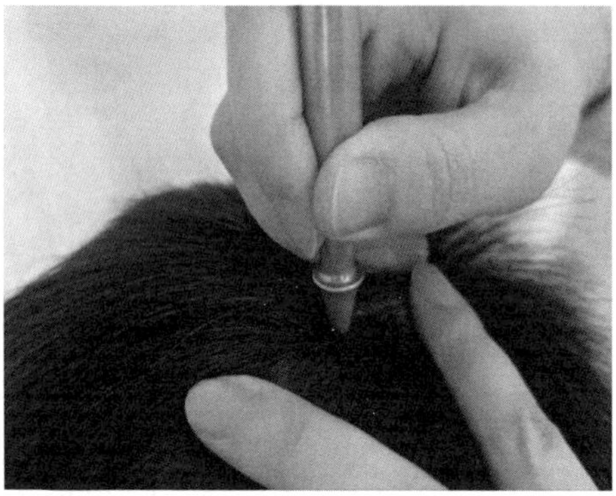

图 8-2-2　百会八阵行开阖手法

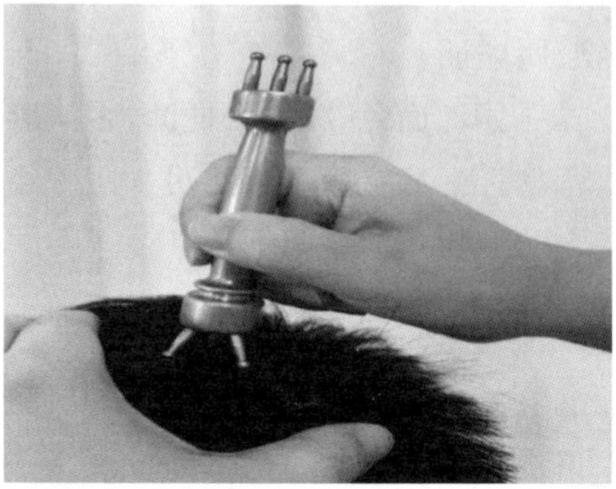

图 8-2-3　百会八阵行点扣手法

（4）采用七曜混元杵针尖部在河车路大椎至命门段进行分理手法（图 8-2-4），定位：从大椎至命门穴和从大椎至命门穴的脊柱两旁的 3 条线，即脊柱（督脉线）旁开五分的第 1 条线，脊柱（督脉线）旁开一寸五分的第 2 条线（该线与足太阳膀胱经在背部的第 1 条线相同），脊柱（督脉线）旁开三寸的第 3 条线。循环 7 次。

（5）用奎星笔的杵柄在百会八阵行运转手法，用金钢杵的杵柄在至阳八阵、中脘八阵和河车路脑椎段行运转手法（图 8-2-5），依次内八阵、中八阵、外八阵，循环 7 次。

（6）用奎星笔的笔尖在丰隆、内关、解溪、足三里穴各行点叩手法，共 21 次，行开阖手法，共 2 次。

用平补平泻法，每日治疗 1 次，每次治疗约 30min，连续 7 次。

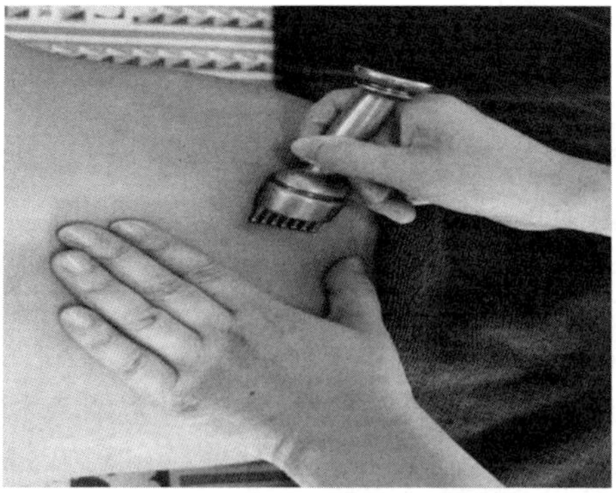

图 8-2-4　河车路行分理手法

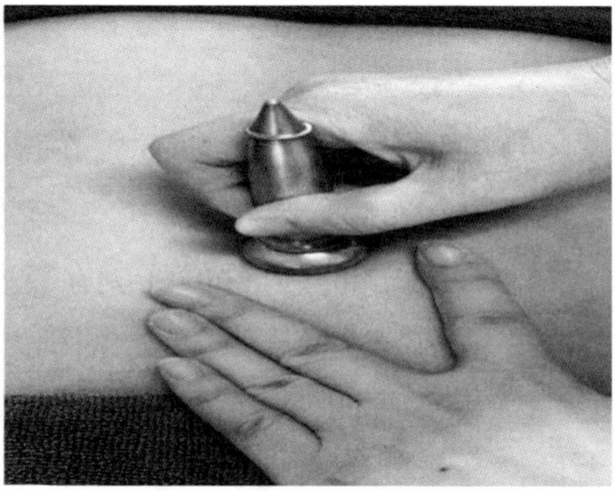

图 8-2-5　至阳八阵行运转手法

（三）疾病转归

1周后患者眩晕暂无发作，无恶心呕吐，头重如裹感减轻，耳聋耳鸣较前好转，大便软。

四、杵针技术操作

（一）评估

1. 评估病室环境，保证温湿度适宜，病室整洁、光线明亮。

2. 评估患者情况，包括主要症状、既往史、过敏史、舌苔脉象，有无出血性疾病，女性是否妊娠或月经期，体质，行杵部位皮肤情况，对疼痛的耐受程度。

（二）告知

1. 告知患者杵针的作用、操作方法及配合要求。

2. 告知患者行杵部位出现杵针感应后，除具有与针刺治疗类似的酸、麻、胀、重等针感外，还会出现皮肤潮红和局部的温热感觉，以及特有的全身轻松、舒适、愉悦感。

3. 告知患者如局部皮肤出现青紫，一般不必处理，可以自行消退。

（三）用物准备

治疗盘、治疗巾、杵针、纱布、75%乙醇溶液、速干型手消毒液、污物桶，必要时备屏风、大毛巾等。

（四）操作步骤

1. 核对医嘱，评估患者，做好解释。

2. 备齐用物，携至床旁。协助患者取合理、舒适体位、充分暴露治疗部位，注意保暖。

3. 再次核对，遵医嘱和辨证情况，确定行杵方法及穴位或部位。

4. 选择正确的穴位或部位，清洁皮肤。正确运用手法，行杵的高度、角度、轻重、徐疾符合要求，动作灵活，时间合理（治疗时间一般为30min

左右）。

5. 观察及询问　观察患者局部皮肤颜色变化，询问患者有无不适，调节手法力度。

6. 健康宣教　行杵结束后，嘱患者不要抓挠皮肤、洗澡、吹风等，并做好饮食、起居等宣教。

7. 整理　协助患者取舒适体位，整理床单位及衣物。

8. 记录　记录操作时间、部位、效果及患者的反应。

（五）注意事项

杵针治疗不刺入皮肤、肌肉之内，故一般无针刺技术之晕针、滞针、弯针、断针及刺伤内脏、血肿、气胸等异常情况的发生。但在临床施行杵针技术时要注意以下事项。

1. 患者过于饥饿、疲劳，不宜立即施行杵针技术。

2. 治疗前出示杵针工具，说明杵针治疗无痛、无创伤，以消除患者精神紧张。

3. 行杵者应静心息虑，行杵时应留神行杵，使杵力均匀，行杵有度。

4. 妇女怀孕 3 个月以上者，腹、腰、骶部位禁杵。

5. 小儿囟门未合者禁杵。

6. 皮肤有感染疮疖、溃疡、瘢痕或有肿瘤的部位禁杵。

7. 杵针治疗时要防止损伤肌肤，挫伤脏器，如胸胁、腰、背、头枕部等行杵时用力不宜过重，以免挫伤肺、脾、肾、髓海等脏器。在行杵时，可根据患者的杵针感应，及时调节行杵的轻重缓急。

8. 乳根、食窦、头面部诸穴，均不宜用杵针重刺。对头面五官及四肢面积小的腧穴，只宜用行奎星笔（或金刚杵）点叩、开阖手法，一般不做运转、分理手法。

9. 杵针手法过重，引起患者局部皮肤青紫时，一般不必处理，可以自行消退。

（六）操作流程

杵针技术操作流程见图 8-2-6。

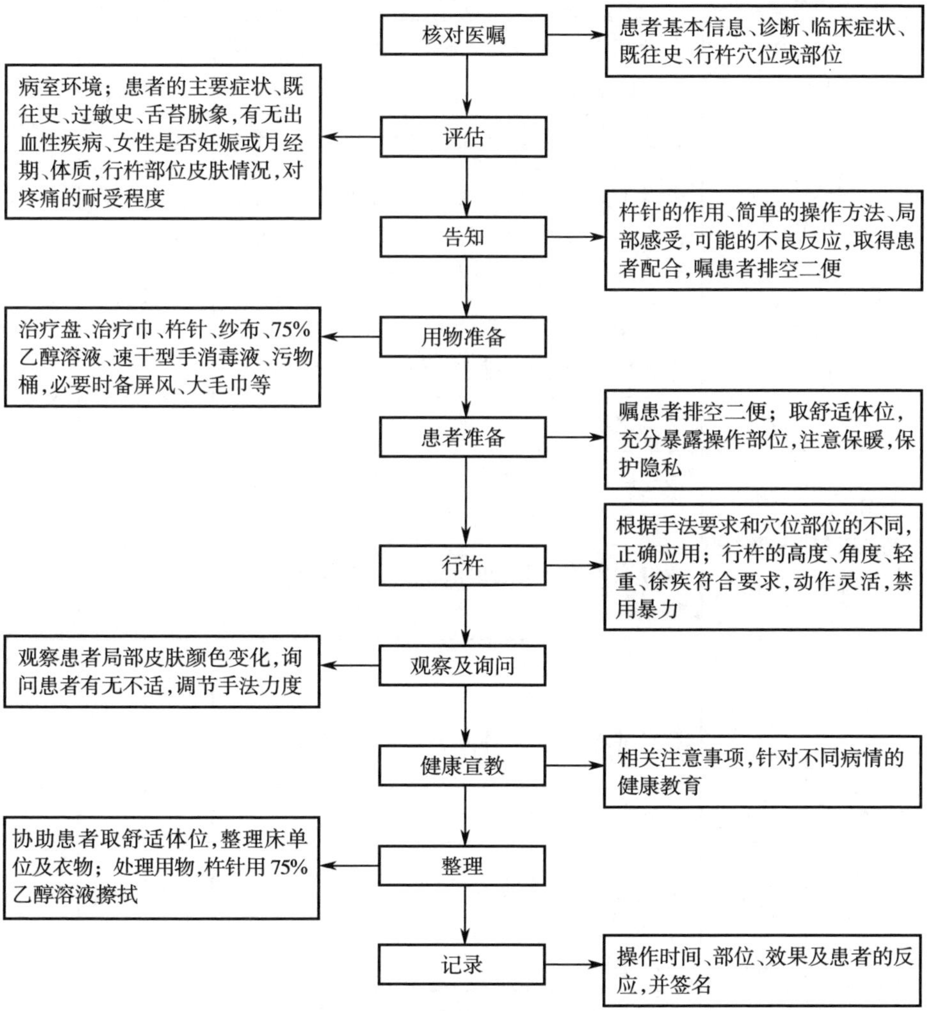

图 8-2-6　杵针技术操作流程

（七）评分标准

杵针技术评分标准见表 8-2-1。

表 8-2-1 杵针技术评分标准

项目		要求	分值	扣分	说明
核对医嘱（5分）		患者基本信息、诊断、临床症状、既往史、行杵穴位或部位	5		
评估（5分）		病室环境：温湿度适宜，病室整洁、光线明亮	2		
		患者主要症状、既往史、舌苔脉象、有无出血性疾病、女性是否妊娠或月经期，体质、局部皮肤情况、对疼痛的耐受程度	3		
告知（6分）		杵针作用、简单的操作方法、局部感受，取得患者配合，嘱患者排空二便	6		
操作前准备（14分）	护士	洗手，戴口罩	3		
	物品	治疗盘、治疗巾、杵针、纱布、75%乙醇溶液、速干型手消毒液、污物桶，必要时备屏风、大毛巾	5		
	患者	取舒适体位，暴露操作部位，注意保暖，保护隐私	3		
	环境	病室整洁、光线明亮	3		
操作流程（50分）	再次核对	患者基本信息、行杵方法及穴位或部位	5		
	定位	明确腧穴部位	5		
	皮肤准备	清洁行杵穴位或部位皮肤	5		
	持杵	方法正确	5		
	行杵	根据手法要求和穴位部位的不同，正确应用；行杵的高度、角度、轻重、徐疾符合要求，动作灵活，禁用暴力	15		
	时间	行杵时间合理（治疗时间一般为30min左右）	5		
	观察及询问	观察患者局部皮肤颜色变化，询问患者有无不适，调节手法力度	5		
	健康宣教	告知相关注意事项，针对不同病情进行健康教育	5		

续表

项目		要求	分值	扣分	说明
操作后（10分）	整理	协助患者着衣、取舒适体位、整理床单位	2		
	处置	用物按要求处理，杵针用75%乙醇溶液擦拭	3		
	记录	记录行杵时间、穴位、皮肤情况及患者反应，并签名	5		
评价（10分）	技能	操作正确、熟练，运用手法正确，用力均匀，询问患者感受	4		
	理论	对于提问回答全面、正确	6		
总分			100		

第三节　棍针拨筋技术

一、概述

棍针拨筋技术是一种集拨筋、刮痧和艾灸等多种方法于一体的复合疗法。该技术采用特殊设计的工具（图8-3-1~图8-3-4），通过作用于人体软组织损害性压痛点，间接松解附着在骨骼周围的肌肉、筋膜、韧带、脂肪垫等炎性结缔组织，从而阻断无菌性炎症的化学性刺激向大脑的传导，使肌痉挛随之放松，以达到“祛痛致松、以松治痛”的作用。

棍针拨筋技术适应证广泛，适用于头、颈、肩、臂、背、腰、骶、臀、腿、关节等部位的痛症及其相关性疾病。①头部疾患，如高血压、血压偏低、头晕、偏头痛、颈椎病、面神经疾病等；②腰背部疾患，如坐骨神经痛、多年的体态变形、腰背痛等；③四肢部疾患，如偏瘫病、肘膝关节炎、肢体酸麻、肌无力、肩周炎等；④胸腹部疾患，如胸膈痛、腹肌痛、胃下垂、久年胃病、尿频等。

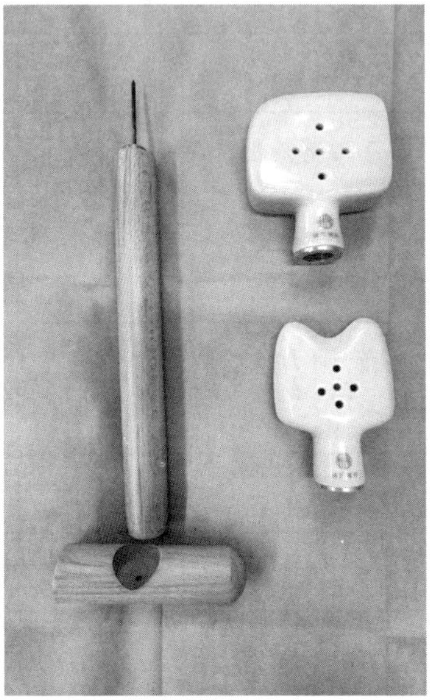

图 **8-3-1**　棍针及组件

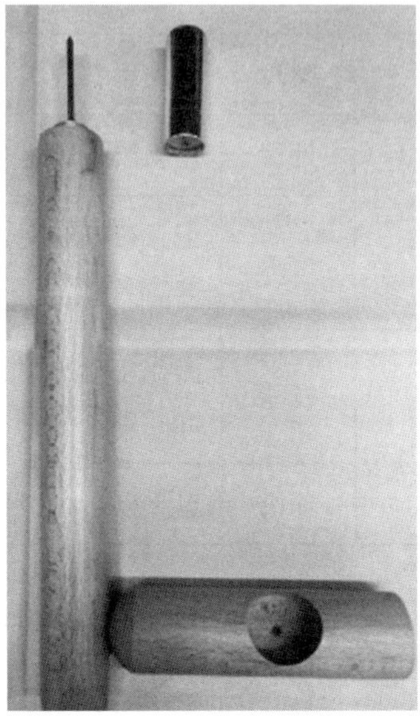

图 **8-3-2**　手柄及针

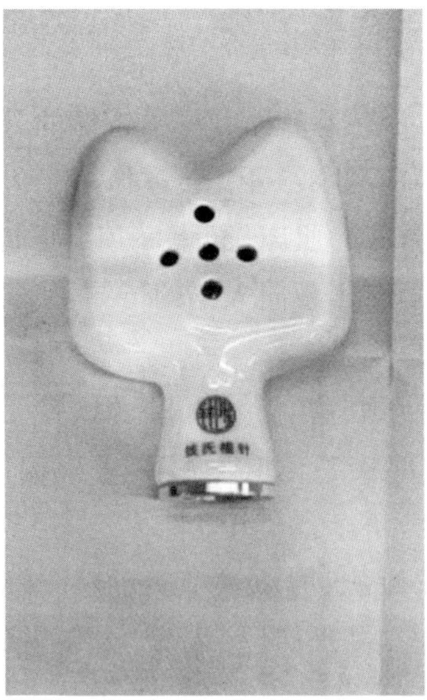

图 **8-3-3**　“**U**”形铲头

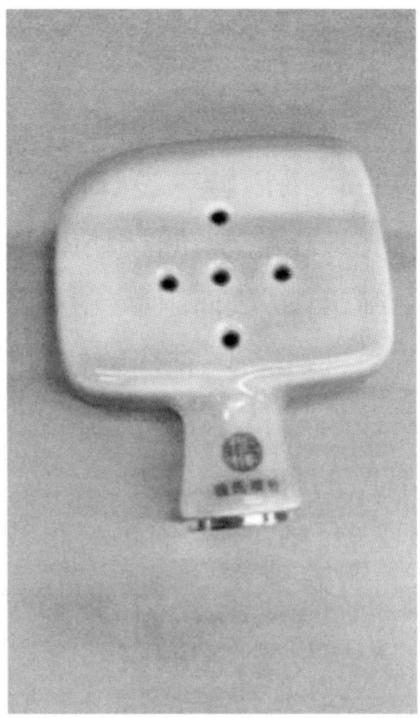

图 **8-3-4**　平铲头

二、案例介绍

（一）病史简介

患者，女，72岁，因“腰部酸痛伴双下肢牵扯痛5个月”于2024年6月21日步行入院。

患者于2024年1月雨天受凉后出现腰部酸痛伴双下肢牵扯痛，时有双小腿胀痛，久行后稍感乏力，未进行系统治疗，后行推拿治疗，症状无明显改善。同年6月21日至门诊就诊，诊断为“腰椎间盘突出症”。就诊时症见：患者神清，精神可，自诉腰部酸痛伴双下肢牵扯痛，疼痛隐隐，喜揉喜按，时有双小腿胀痛，痛处固定，久走后自觉稍乏力，疼痛遇寒加重，得热则痛减，双下肢感觉正常，胃纳可，眠差，小便正常，便溏。舌淡暗，边有齿痕，苔白腻，脉细滑。

中医诊断：痹病。

西医诊断：腰椎间盘突出症。

（二）护理评估

望：面色苍白，腰部活动受限，舌淡暗，边有齿痕，苔白腻。

闻：无咳嗽、无异味。

问：因雨天受凉后出现腰部疼痛，现腰部酸痛，以腰椎两侧为主，疼痛隐隐，喜揉喜按，得热痛减；伴双下肢牵扯痛，时有双小腿胀痛麻木，痛有定处，久行后自觉下肢稍乏力，胃纳可，眠差，小便正常，便溏。

切：双侧腰部肌肉紧张，压痛明显，腰椎棘突间压痛（+），肾区叩击痛（-），双下肢感觉、肌力正常。脉细滑。

专科评估：左下肢直腿抬高试验15°，右下肢直腿抬高试验45°。VAS疼痛评分为4分。

三、中医临床护理思维与棍针拨筋技术方案

腰椎间盘突出症以下肢放射痛、坐骨神经痛和腰痛为主要临床表现，多采用消炎止痛、营养神经和脱水等方法进行对症治疗，效果良好，但复发率较高。现代医学家宣蛰人在《软组织外科学》中指出椎管外广泛的软组织

损害及无菌性炎症的产生是椎间盘突出致全身慢性疼痛的主要原因。

中医将腰椎间盘突出症归属“痹证”“筋痹”,《诸病源候论·腰背病诸候》:“肾气不足,受风邪之所为也。劳伤则肾虚,虚则受于风冷,风冷与真气交争,故腰脚疼。”《素问·刺腰痛篇》中说“衡络之脉令人腰痛,不可以俯仰,仰则恐仆,得之举重伤腰”,又云:“肉里之脉令人腰痛,不可以咳,咳则筋缩急”。《医学心悟》也说“腰痛拘急,牵引腿足”。综上所述,本病可由外伤、慢性劳损及风寒湿邪侵入等引起,疼痛部位为足太阳膀胱经及督脉循行之处,其发病与膀胱经及督脉息息相关。针对发病因素,温经散寒、舒筋通络、活血止痛为该病的中医治疗原则。

(一)案例辨证分析

表里:患者无恶寒发热、鼻塞流涕等表证表现,症见腰部酸痛,腰部活动受限,眠差、便溏,为里证。

寒热:患者腰部及下肢牵扯痛,得热痛减,舌淡暗,边有齿痕,苔白腻,脉细滑,属寒证。

虚实:患者感受寒湿之邪气乘虚入足太阳膀胱经;且年老体弱,病程绵长,疼痛隐隐,喜揉喜按,经筋失于濡养;舌淡暗,边有齿痕,苔白腻,脉细滑,属虚实夹杂。

阴阳:患者腰部得热痛减、舌淡苔白腻,寒证显著;便溏、苔白腻、脉滑是湿浊内困的症状;年老、隐痛喜按、舌淡齿痕是阳气亏虚之象;寒证、湿证、虚证,故为阴证。

病位:病位在腰府,与肝肾密切相关,涉及足太阳膀胱经、督脉。

证型:寒湿痹阻证。

护治原则:温经散寒,活血通络止痛。

(二)棍针拨筋技术方案

1. 治疗思路 患者发病节气在冬至,在雨天受凉后出现腰部疼痛,疼痛沿脊柱两侧、臀部向下肢后侧放射,伴有膀胱经和督脉循行部位的疼痛和麻木,疼痛隐隐,喜揉喜按,得温痛减,舌淡,边有齿痕,苔白腻,脉细滑,便溏,均为寒湿之象,寒湿之邪气乘虚入足太阳膀胱经及相邻的督脉,致气血痹阻、经筋功能失调是本病的病机。故温经散寒,活血通络止痛,重点处理足太阳膀胱经及督脉，宜选用温中祛寒、活血化瘀、舒筋通络作用的中医护理技术。

棍针拨筋技术具有温中散寒、活血化瘀、舒筋通络和调整阴阳的作用，故为本案例选用技术。棍针拨筋技术集拨筋、刮痧和艾灸法于一体，可采用挑拨法、刨动法、刮法、点穴法等不同的手法，在软组织外科学无菌性炎症理论指导下，用不同手法以松解附着在骨骼周围的肌肉、筋膜、韧带、脂肪垫等炎性结缔组织，逐一松解对应炎性结缔组织区域，以达到“祛痛致松、以松治痛”的作用；并借艾灸的温寒化湿作用，起到祛病除邪、温经散寒、活血通络止痛功效。

2. 治疗方案　根据治疗部位不同，选用与治疗部位相适应的铲头，沿病症局部相邻肌群或循膀胱经、督脉走行连续推拨，采用挑拨法、刨动法、刮法、点穴法等手法依次推拨。每个部位治疗不超 3min，1 次 /d，7 次为一个疗程。

（1）按肌群治疗顺序：取润滑油涂抹治疗部位，选取髌下脂肪垫—股内收肌群（耻骨肌、短收肌、长收肌、大收肌、股薄肌）—髂翼外三肌（阔筋膜张肌、臀中肌、臀小肌）—骶棘肌髂后上棘内上缘—髂翼部位（腹内斜肌、腹外斜肌、腹横肌）—坐骨大切迹—臀大肌—臀中肌和臀小肌交界处—第12肋骨下缘（腰方肌）—腰椎椎板、小关节（多裂肌、回旋肌）—腘绳肌（半腱肌、半膜肌、股二头肌）—股方肌—闭孔内肌—腓肠肌—比目鱼肌—胫骨后肌—趾长屈肌—胫骨前肌—腓骨长肌—趾长伸肌。

（2）按经络循行治疗顺序：取润滑油涂抹治疗部位，选取足太阳膀胱经上的穴位，大杼—肺俞—心俞—膈俞—肝俞—脾俞—胃俞—三焦俞—肾俞—气海俞—大肠俞—关元俞—小肠俞—膀胱俞—中膂俞—白环俞—上髎—次髎—中髎—下髎；督脉上的穴位，长强—腰阳关—命门—悬枢—脊中—灵台—神道—身柱—大椎等穴。

（三）疾病转归

当日治疗后，患者腰肌紧张较前松弛，疼痛较前缓解，VAS 评分为 2 分。治疗一周后患者腰部酸痛伴双下肢牵扯痛，久行后双下肢乏力均有明显改善，VAS 评分 0 分，睡眠状态改善、大便正常，学会了痹证的调养方法。

四、棍针拨筋技术操作

（一）评估

1. 评估病室环境，保证温湿度适宜，病室整洁、光线明亮。

2. 评估患者情况，包括主要症状、临床表现、既往史、过敏史、舌苔脉象、女性是否妊娠或月经期，患者心理状态、对疼痛的耐受度，患者体质及棍针拨筋处皮肤情况。

（二）告知

1. 告知患者棍针拨筋技术的操作目的及过程，不宜在过度饥饿、疲劳、精神过度紧张时进行该操作。操作部位出现酸胀痛感、瘀斑等属正常现象。

2. 告知患者注意事项，做好解释，取得患者配合。

（三）用物准备

治疗盘、棍针工具、专用艾条、打火机、大毛巾 3 块、中纱块 2 块、润滑油（优选跌打万花油）、速干型手消毒液、污物桶，必要时备屏风。

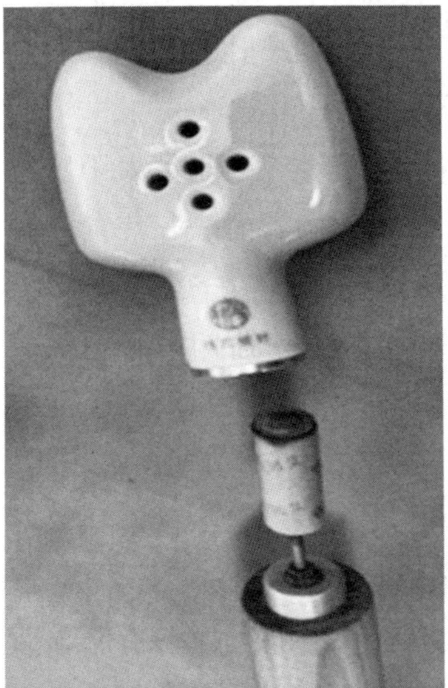

图 8-3-5 组装艾条

（四）操作步骤

1. 核对医嘱，评估患者，遵医嘱确定操作的部位，协助患者排空二便，做好解释。

2. 备齐用物，携至床旁，根据推拨的部位选择铲头，检查有无缺损，轻插艾条至棍针上，点火后将铲头旋紧（图 8-3-5）。

3. 向患者做好解释工作，协助患者取合理体位，暴露治疗部位，注意保护隐私及保暖，局部抹上润滑油。

4. 检查铲头温度是否过高，实施推拨。

5. 基本操作手法

（1）挑拨法：针对条索状较粗的病筋，在病筋周围来回挑拨。

（2）刨动法：针对较细成片的病筋，用棍针粗端来回刨动。

（3）刮法：针对病位结节在不平坦的部位，如四肢、颈部。

（4）点穴法：针对痛点（阿是穴）进行局部点穴。

6. 局部操作流程

（1）用棍针的“U”形铲沿颈椎开始，顺脊柱逐个进行推拨，直到尾椎（图 8-3-6）。若脊柱表面光滑为正常，若脊柱表面分布有许多竖直方向凸出的细筋，患者主诉推拨时有明显的疼痛，说明局部存在筋结，需重点推拨。

（2）用棍针的“U”形铲从颈肩部开始，顺脊柱两侧肌肉向下推拨到腰部。

（3）用棍针的平铲粗锥端在背阔肌上，特别注意要在每根肋骨上逐个进行推拨（图 8-3-7）。在肋骨表面上若有不光滑的筋结，需重点推拨。

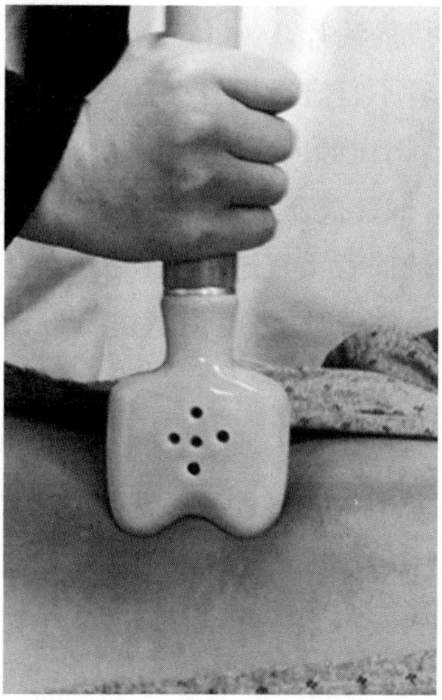

图 8-3-6　“U”形铲头治疗

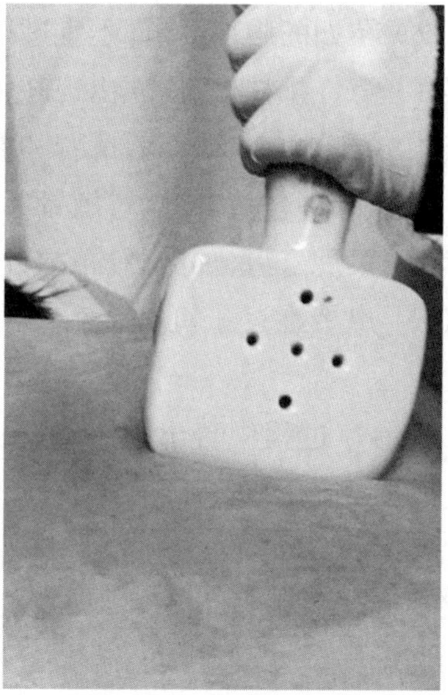

图 8-3-7　平铲头治疗

（4）用平铲粗锥端从骶骨开始，沿髂骨进行推拨。若发现有肿胀的、发痛的筋结，需重点推拨。

（5）用“U”形铲在腰眼周围进行推拨。若在腰眼部位能拨到凸起的筋结，需重点推拨。

（6）使患者身体平卧，用平铲粗锥端在前锯肌、腹外斜肌和臀中肌处进行推拨,寻找筋结,需重点推拨。

（7）对于腰痛引起的腿痛,肌肉可能有萎缩,可用棍针平铲推拨大腿各筋,使腿部肌肉功能恢复。

7. 观察及询问　观察患者局部皮肤及面部表情,及时询问患者感受。

8. 健康宣教　治疗后注意保暖,避免吹风受凉,适量饮温开水,促进津液循环,4~6h 后方可湿水。

9. 整理　清洁皮肤,协助患者着衣,取舒适体位,整理用物。

10. 记录　记录棍针拨筋时间、部位及皮肤情况,并签名。

（五）注意事项

1. 禁忌证

（1）骨折、骨结核、骨肿瘤者禁用。

（2）孕妇的腹部、腰部不宜进行棍针拨筋治疗。

（3）急性扭挫伤、皮肤出现肿胀破溃者不宜进行棍针拨筋治疗。

（4）严重心血管疾病、肝肾功能不全、出血倾向疾病、感染性疾病、极度虚弱、皮肤疖肿包块、皮肤过敏者不宜进行棍针拨筋治疗。

（5）不配合者,如醉酒、精神分裂症、抽搐者不宜进行棍针拨筋治疗。

（6）患者在过于饥饿、疲劳、精神过度紧张时,不宜立即进行棍针拨筋治疗。

2. 治疗过程中若出现头晕、目眩、心慌、出冷汗、面色苍白、恶心欲吐,甚至神昏仆倒等现象,应立即停止治疗,取平卧位,立刻通知医生,配合处理。

3. 棍针拨筋技术讲究强刺激,用力稍大效果较好,但应以患者能承受的力度为度。

4. 对于每一部位的推拨时间不宜过长,否则会使筋膜发生水肿,一般 1~2min 即可。

5. 病情较重者,1 次 /d 为宜,或 1 次 /2d,第一次推拨后筋结和表皮会有些肿胀,可休息 1d。

6. 治疗后注意保暖,避免吹风受凉,4~6h 后方可湿水。

7. 做好消毒隔离,一人一具,用毕消毒。

（六）操作流程

棍针拨筋技术操作流程见图 8-3-8。

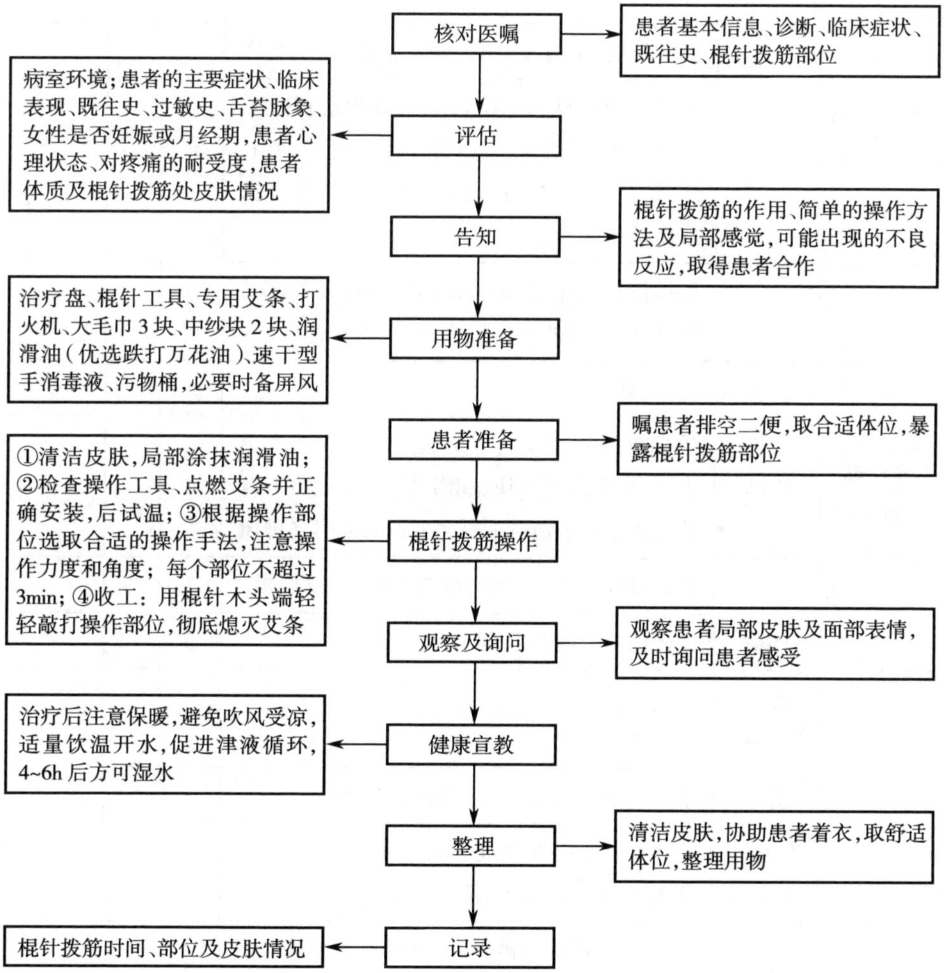

图 8-3-8　棍针拨筋技术操作流程

（七）评分标准

棍针拨筋技术评分标准见表 8-3-1。

表 8-3-1　棍针拨筋技术评分标准

项目		要求	分值	扣分	说明
核对医嘱（5 分）		患者基本信息、诊断、临床症状、既往史，棍针拨筋部位等	5		
评估（5 分）		病室环境：温湿度适宜，病室整洁、光线明亮	2		
		患者主要症状、临床表现、既往史、过敏史、舌苔脉象、女性是否妊娠或月经期，患者心理状态、对疼痛的耐受度，患者体质及棍针拨筋处皮肤情况	3		
告知（5 分）		棍针拨筋的作用、简单的操作方法及局部感觉，可能出现的不良反应，取得患者合作	5		
操作前准备（15 分）	护士	洗手，戴口罩	3		
	物品	治疗盘、棍针工具、专用艾条、打火机、大毛巾 3 块、中纱块 2 块、润滑油（优选跌打万花油）、速干型手消毒液、污物桶，必要时备屏风	6		
	患者	取合理体位，充分暴露拨筋部位，注意保暖	3		
	环境	关闭门窗，拉屏风，调节室温	3		
操作流程（50 分）	再次核对	患者身份、拨筋部位、手法	2		
	清洁	清洁拨筋部位皮肤，局部涂抹润滑油	3		
	准备操作工具	检查棍针工具是否能正常使用并清洁，点燃艾条正确安装，后试温	5		
	腰背部拨筋	用“U”形铲从颈椎开始，顺脊柱逐个进行推拨，直到尾椎	5		
		用“U”形铲从颈肩部开始，顺脊柱两侧肌肉向下推拨到腰部	5		
		用“U”形铲在腰眼周围进行推拨	4		
		用平铲粗锥端在背阔肌上，特别注意要在每根肋骨上逐个进行推拨	5		

续表

项目		要求	分值	扣分	说明
	腰背部拨筋	用平铲粗锥端从骶骨开始，沿髂骨进行推拨	5		
		使患者身体平卧，用平铲粗锥端在前锯肌、腹外斜肌和臀中肌处进行推拨	4		
		用棍针平铲推拨大腿各筋	2		
	时间	每个部位不超过 3min，以 1~2min 为宜	2		
	观察及询问	观察患者局部皮肤及病情变化，询问患者痛感，或有无不适	4		
	健康宣教	治疗后注意保暖，避免直吹风，多饮温水，4~6h 后方可洗澡	4		
操作后（10 分）	整理	撤下治疗巾、纱布清洁局部皮肤。协助穿衣，取舒适体位，整理床单位	5		
	处置	正确处理用物，开窗通风，洗手	2		
	记录	记录棍针拨筋时间、部位、皮肤情况及患者反应，并签名	3		
评价（10 分）	技能	整体操作流畅、熟练	4		
	理论	对于提问回答全面、正确	6		
合计			100		

第四节　火熨技术

一、概述

火熨技术（图 8-4-1）是将特制药酒涂抹在治疗部位，在火熨布上点燃药酒产生可控明火热力，并在治疗部位上方快速拍压熄灭，借助火熨之热力，透药性于内，达到通经活络、散寒解表、活血化瘀、扶助正气作用的一种操作技术。

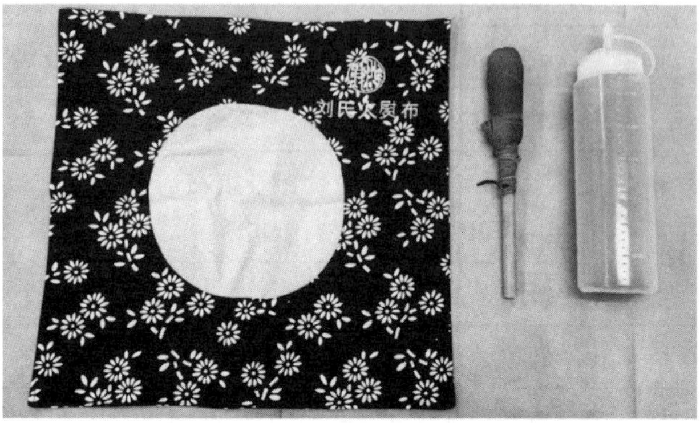

图 8-4-1　火熨用物及组件

火熨技术适用于寒湿痹证，如肩痹、畏寒肢冷、关节疼痛等；头痛失眠，如肝气不舒引发头痛失眠等；慢性疲劳综合征，如四肢乏力、肌肉酸痛、活动迟缓等；妇科疾病，如月经不调、痛经等。

二、案例介绍

（一）病史简介

患者，女，56 岁，职业：渔民。因“双膝关节肿痛 1 个月余”于 2024 年 4 月 26 日初诊。

患者于 2024 年 3 月底，出现双膝关节疼痛，伴肿胀，未行系统治疗，后疼痛加重，致无法行走，自行服用止痛药后症状缓解不明显，遂至我院风湿病科门诊治疗。就诊时症见：神志清楚，形体肥胖，行走不利，双膝关节肿痛，以左侧为主，双手及双膝关节膨大变形，自诉膝关节局部冷痛，雨天时疼痛明显。查体：患者脊柱骨盆形态正常，双膝关节肤色白，肤温凉。四肢肌力、肌张力、膝腱反射减退，双下肢活动受限，HSS 膝关节评分为：左膝 39 分，右膝 54 分。VAS 疼痛评分 8 分。双下肢感觉、肌力正常，舌淡暗有齿印，苔薄白腻，脉浮紧。

既往史：有高血压病史 10 年，规律服药，血压控制可；类风湿性关节炎病史 5 年，未系统治疗。

中医诊断：痹病。

西医诊断：类风湿性关节炎急性发作。

（二）护理评估

望：患者痛苦表情，外露皮肤偏黑，皮肤油腻，形体肥胖，行走不利，全身多个关节膨大变形，以双手、双膝、双足关节为甚，关节周围皮肤无红肿。舌淡暗有齿印，苔薄白腻。

闻：患者语音流畅洪亮，无咳嗽、无异味。

问：患者既往有类风湿性关节炎病史，未规律服药，3 月底晨起赶海后出现膝关节疼痛，未系统治疗；至 4 月底出现行走困难，服用止痛药无效后来院诊治。诉腰膝酸软，膝关节晨僵，膝关节局部冷痛，雨季疼痛明显，喜温、喜按，大便溏，尿频数，纳眠可。

切：双膝关节肤温凉，膝关节周围可触及多个无痛性结节，结节质地较硬，大小不等，推之不动，脉浮紧。

专科评估：双下肢活动受限，膝关节膨大变形，膝腱反射减退，HSS 膝关节评分为左膝 39 分，右膝 54 分，VAS 疼痛评分 8 分。

三、中医临床护理思维与火熨技术方案

痹病泛指机体正气不足，卫外不固，风、寒、湿、热等邪气乘虚而入，致气血凝滞、经络痹阻，引起相关系统疾病的总称。中医对于痹证的认识，早在《黄帝内经》已有记载，“病在骨，骨重不可举，骨髓酸痛，寒气至，名曰骨痹”。历代文献对痹证有众多论述，其中叶天士《临证指南医案》对痹证的认识较为全面，认为其发生的内因是气血营卫亏虚，外因是风寒湿，主要病机则是气血经络瘀滞不通，气滞可致血瘀，血瘀加重气滞，不通则痛。临床肢体经络痹，以肌肉、筋骨、关节发生疼痛、麻木、重着、屈伸不利，甚至关节肿大灼热为主要临床表现。

本病为邪气痹阻经络，气血运行不畅所致，故祛邪活络、缓急止痛为本病的治疗原则。因邪气杂至，祛风、散寒、除湿、清热、化痰、化瘀通络等治法应相互兼顾；然邪气有偏胜，祛邪通络又各有重点。正气不足是本病的重要原因，久病耗伤正气而虚实夹杂者，应扶正祛邪，且扶正有助祛邪。风邪在骨，则人体阵阵隐痛、骨骼变形而游走不定；风雨相兼，则易生湿邪，湿困筋骨致关节肿痛，风寒湿邪相夹则生痹，多有经络阻滞之症。寒邪偏胜者，应佐助阳之品，使其阳气旺盛，则散寒通络；湿邪胜者，佐以健脾益气之品，使

其脾旺能胜湿。风、寒、湿邪多累及肝、脾、肾三脏所属经络，亦是治疗调节的重点。

（一）案例辨证分析

表里：患者赶海后出现膝关节疼痛，为风寒湿邪侵袭膝关节经络，脉浮紧，有一分脉浮即有一分表证，属表证。

寒热：雨季疼痛明显，喜温、喜按，大便溏，尿频数，舌淡暗有齿印，苔薄白腻，属寒证。

虚实：患者女性，56 岁，腰膝酸软，膝关节晨僵，膝关节局部冷痛，下肢疼痛明显，喜温、喜按，大便溏，舌淡暗有齿印，属虚证。

阴阳：膝关节局部冷痛，喜温、喜按，大便溏，舌淡暗有齿印，属阴证。

病位：双膝关节。

证型：寒湿阻络证。

护治原则：温经散寒通络，祛风除湿。

（二）火熨技术方案

1. 治疗思路　患者发病节气在春分，因晨起赶海感受风寒湿之邪后出现膝关节疼痛。发病地处沿海，患者久居在潮湿地区、长时间工作在水中，生活工作环境潮湿、寒冷，故发病时为风寒湿邪客体。而患者素体肥胖，水湿内停，脾气虚弱，运化失司，正如《素问·痹论》所说："风寒湿三气杂至，合而为痹也。"根据患者的临床表现为痛痹（寒痹），舌淡暗有齿印，苔薄白腻，脉浮紧，为风寒湿之象。总之，风寒湿之邪侵入机体，痹阻关节肌肉筋络，导致气血闭阻不通，筋脉关节失于濡养，产生本病，宜选择具有温经散寒通络，祛风除湿功效的中医护理技术。

火熨既借用明火燃烧的温热之力，又应用了药酒的行气活血之力，将药酒祛风除湿、活血通络的药性通过明火热力透于内，达到通经活络、散寒解表，活血化瘀、温阳固肾、扶助正气功效，故为本案例选用技术。治疗选用穴位以足太阴、厥阴、少阴的足三阴经穴为主，局部膝关节选用三阴交、漏谷、地机、阴陵泉、血海、筑宾、阴谷、膝关、曲泉；腹部作用于三阴经走行处，重点调节肝、脾、肾三脏，扶正祛邪、健脾祛湿，可选用腹结、大横、腹哀、大赫、气穴、四满、中注、肓俞、商曲、章门、期门。

2. 治疗方案

（1）膝关节局部火熨治疗：选用小号火熨布，膝关节皮肤涂抹跌打万花油并开穴，放置预热后的火熨布，均匀喷洒药酒后点火，配合患者的感受移动火熨布的基础上，配合火熨棒点穴，热力渗透后及时灭火，并进行按压局部，治疗时间为20~30min，反复操作至局部皮肤微微泛红即可停止。1次/d，7次为一个疗程。选穴及火熨路线如下：①三阴交—漏谷—地机—阴陵泉—血海；②筑宾—阴谷；③膝关—曲泉。

（2）腹部火熨治疗：选用中号火熨布，时间为20~30min，1次/d，7次为一个疗程，反复操作至局部皮肤微微泛红即可停止。选穴及火熨路线如下：①腹结—大横—腹哀；②大赫—气穴—四满—中注—肓俞—商曲；③章门—期门。

（3）健康指导：指导患者注意双膝双足保暖，避免劳累；进食温中散寒，除湿通络之品，忌食海鲜；嘱患者畅情志，安心配合治疗。

（三）疾病转归

首次治疗20min后患者双膝关节疼痛明显减轻，VAS评分为4分，关节活动度较前增大。治疗1周后双膝关节疼痛明显减轻，VAS评分为2分，肿胀较前缓解。

四、火熨技术操作

（一）评估

1. 评估病室环境，保证温度适宜，无易燃易爆物品。

2. 评估患者情况，包括主要症状、临床表现、既往史、过敏史、舌苔脉象及女性妊娠史，治疗部位的皮肤情况，对火熨技术操作的接受程度，对热的敏感和耐受程度，心理状态。

（二）告知

1. 告知患者火熨技术的目的及作用、简单的操作方法。

2. 告知患者操作中因需点燃药酒，会出现明火，无须紧张。

3. 告知患者火熨棒蘸取药酒后因燃烧程度不同，温度呈倒“V”形变化，可随时与操作者沟通以防烫伤；出现皮肤微红为正常现象，若出现皮肤瘙痒、丘疹、水疱等情况，勿擅自触碰或抓挠局部皮肤。

4. 告知患者操作时间为20~30min，特殊疾病会酌情延长操作时间。

（三）用物准备

治疗盘、遵医嘱配制的药酒（药方可根据患者证型选择）、火熨棒［提前3~5min浸泡至药酒中（图8-4-2）］、火熨布（操作区湿水，非操作区严禁湿水）、点火器、大毛巾、介质（甘油、跌打万花油或石蜡油等）、灭火盅装水、灭火筒、烫伤膏、速干型手消毒液、污物桶。

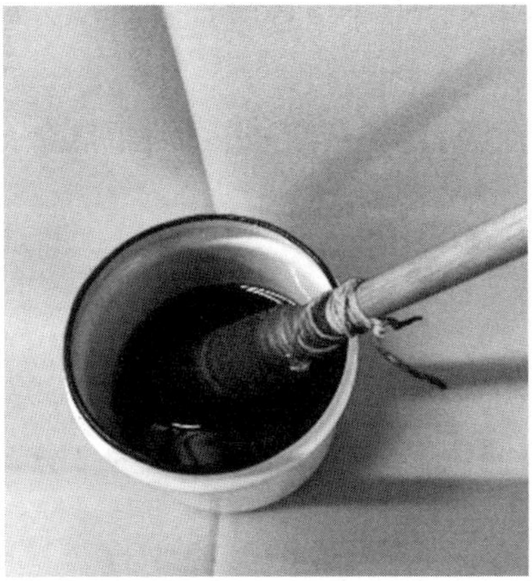

图8-4-2 药酒浸泡火熨棒

（四）操作步骤

1. 核对医嘱，评估患者，协助患者排空二便，做好解释。

2. 备齐用物，携至床旁。根据操作部位，协助患者取适宜的体位，充分暴露患处，周围用大毛巾做好保暖及防火措施，必要时屏风遮挡患者，注意保护隐私。

3. 治疗部位涂抹介质，必要时配合穴位点按开穴。

4. 在火熨布中间湿水区喷药酒，在患者身旁空地处点燃火熨棒，并放置于火熨布中间药酒区预热（图8-4-3）。

5. 将预热好的火熨布平铺在患者治疗部位上，喷洒药酒并点火，一手持火熨棒，一手持火熨布，配合不同的手法移动火熨棒及火熨布。运棒手法包括拍法、滚法；运布手法包括拍法、按法、揉法、压法（图8-4-4）。

6. 操作中可根据病情深浅及部位配合掌压，一般按压3~9掌，力度不可太猛，热效力透过肌肤即可。火熨过程中不能在局部停留，以免造成烫伤，操作时间20~30min，过程中随时听取患者反馈，治疗结束后，火熨布包裹火熨棒灭火。

7. 观察及询问　随时观察，询问患者感觉，以热效力透入体内，略感温热为度。

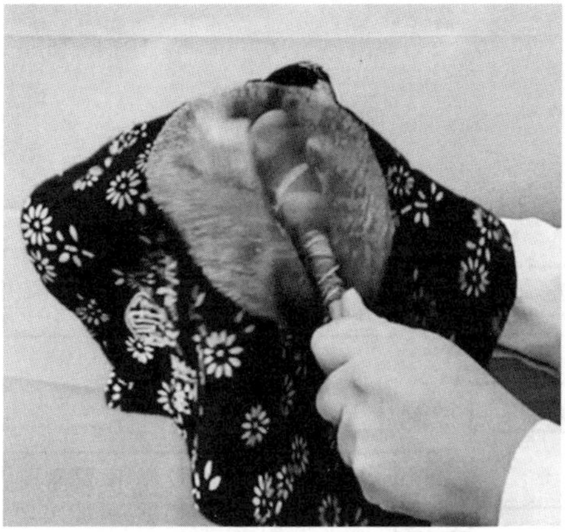
图 8-4-3 预热火熨布

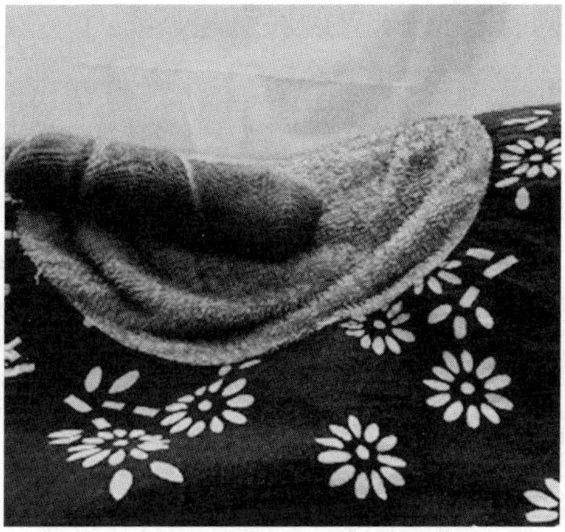
图 8-4-4 火熨治疗

8. 健康宣教 治疗后注意保暖，避免受凉，4h 内勿当风或洗澡，治疗后可适饮淡盐水一杯。

9. 整理 清洁皮肤，协助患者着衣，取舒适卧位。

10. 记录 记录治疗的时间、部位及患者的反应，并签名。

（五）注意事项

1. 患有急性疾病、接触性过敏、不明原因内出血、糖尿病神经病变者，孕妇腰骶部和腹部慎用；严重外伤未缝合伤口局部、传染性疾病、情绪激动、精神病患者，醉酒者、吸毒人员禁用。

2. 操作部位有毛发时，应用小毛巾包裹裸露的毛发，以免操作中误燃患者毛发。

3. 击掌操作强度由轻到重，施术过程中不可用暴力。

4. 操作时切忌停留在一处，以防因火力峻猛引起局部烫伤。

5. 若突发药酒盅或治疗台因药酒滴落后燃烧，直接使用大毛巾覆盖灭火或灭火器灭火，无须慌张。

6. 嘱患者避免受凉，治疗后 4h 内勿当风及洗澡。若出现口干、舌燥等上火症状，可适饮淡盐水一杯。

7. 治疗后，局部出现小水疱，无须处理，可自行吸收；如水疱较大，用无菌注射器抽出疱液，并以无菌纱布覆盖。

8. 操作完毕后，火熨布做好消毒，火熨棒另置容器，切勿放回药酒盅内，以防火未灭彻底引起火灾。

（六）操作流程

火熨技术操作流程见图 8-4-5。

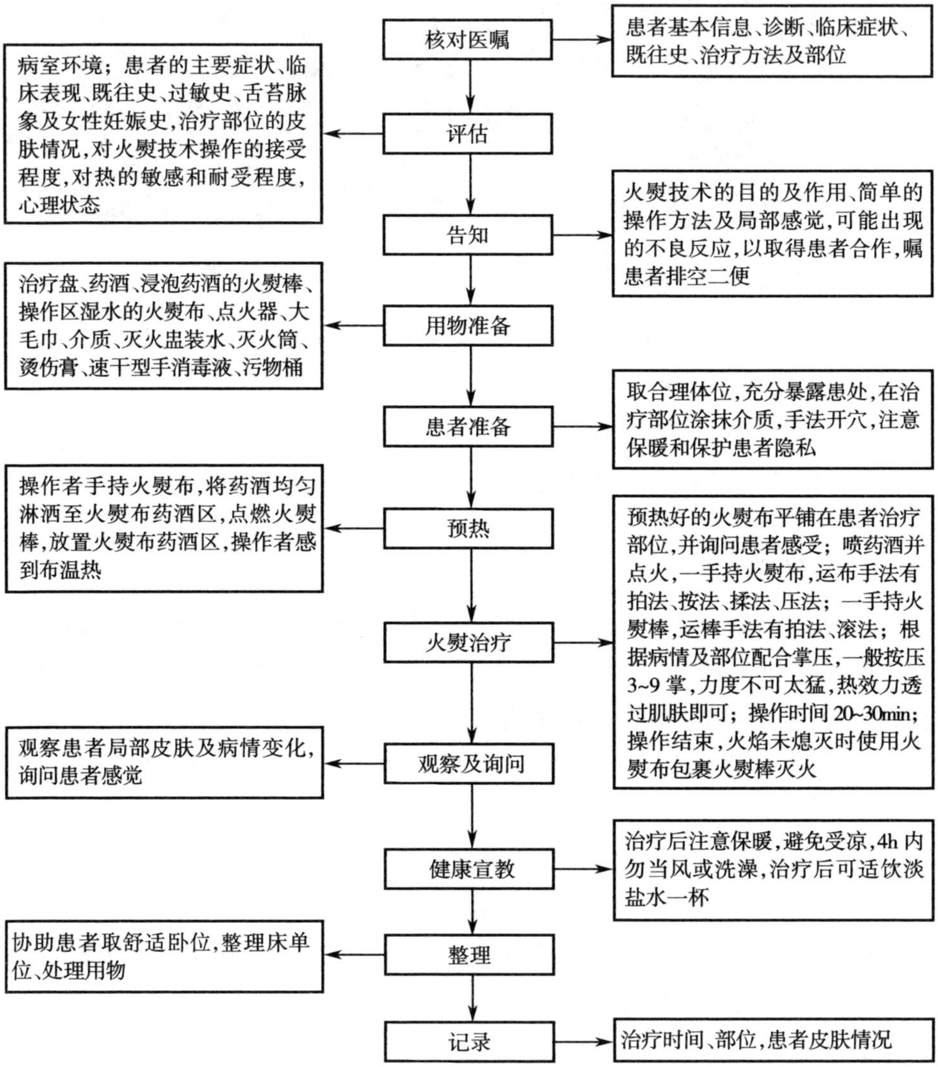

图 8-4-5　火熨技术操作流程

（七）评分标准

火熨技术评分标准见表 8-4-1。

表 8-4-1　火熨技术评分标准

<table>
<tr><th colspan="2">项目</th><th>要求</th><th>分值</th><th>扣分</th><th>说明</th></tr>
<tr><td colspan="2">核对医嘱
（5 分）</td><td>患者基本信息、诊断、临床症状、既往史、治疗方法、部位等</td><td>5</td><td></td><td></td></tr>
<tr><td colspan="2" rowspan="2">评估
（5 分）</td><td>病室环境：温湿度适宜，病室整洁、光线明亮</td><td>2</td><td></td><td></td></tr>
<tr><td>患者主要症状、临床表现、既往史、过敏史、舌苔脉象及女性妊娠史，治疗部位的皮肤情况，对火熨技术操作的接受程度，对热的敏感和耐受程度，心理状态</td><td>3</td><td></td><td></td></tr>
<tr><td colspan="2">告知
（5 分）</td><td>火熨技术的目的及作用、简单的操作方法及局部感觉，可能出现的不良反应，以取得患者合作，嘱患者排空二便</td><td>5</td><td></td><td></td></tr>
<tr><td rowspan="4">操作前准备
（17 分）</td><td>护士</td><td>洗手，戴口罩</td><td>3</td><td></td><td></td></tr>
<tr><td>物品</td><td>治疗盘、药酒盅（注意密封，防止药酒挥发）、火熨棒（提前 3~5min 浸泡至药酒中）、火熨布（根据操作部位选择大、中、小布；仅在点火操作区湿水）、点火器、大毛巾、介质、灭火盅装水、灭火筒、烫伤膏、速干型手消毒液、污物桶</td><td>8</td><td></td><td></td></tr>
<tr><td>患者</td><td>取合理体位，暴露治疗部位</td><td>4</td><td></td><td></td></tr>
<tr><td>环境</td><td>关门窗，拉屏风，调节室温</td><td>2</td><td></td><td></td></tr>
<tr><td rowspan="3">操作流程
（47 分）</td><td>再次核对</td><td>患者身份、治疗方法及部位</td><td>5</td><td></td><td></td></tr>
<tr><td>涂抹介质</td><td>治疗部位涂抹介质，手法开穴</td><td>2</td><td></td><td></td></tr>
<tr><td>预热</td><td>操作者手持火熨布，将药酒均匀淋洒至火熨布操作区，点燃火熨棒及火熨布，操作者感到布温热后，将预热后的火熨布放置治疗部位，并询问患者感受</td><td>5</td><td></td><td></td></tr>
</table>

续表

项目		要求	分值	扣分	说明
	火熨操作	将已预热火熨布摊平于患者操作部位，手持火熨棒在火熨布上游动，定时移动火熨布，配合不同的操作手法熨热治疗部位，至局部皮肤微微泛红即可。操作时间20~30min，过程中随时听取患者反馈	15		
	力度	力度适中，根据患者感受调整运布、运棒力度	5		
	灭火	操作结束，火焰未熄灭时使用火熨布包裹火熨棒灭火，火熨棒单独放置于空不锈钢盅	5		
	观察及询问	观察患者局部皮肤，询问有无不适，清洁皮肤	5		
	健康宣教	治疗结束后注意保暖，避免风寒，4h内勿冲凉或游泳	5		
操作后（11分）	整理	协助穿衣，取舒适体位，整理床单位	2		
	处置	处理用物（火熨布浸泡消毒后晒干备用），洗手	5		
	记录	记录治疗时间、部位，治疗效果及患者反应，并签名	4		
评价（10分）	技能	整体操作流畅、熟练	5		
	理论	对于提问回答全面、正确	5		
合计			100		

第五节　脐疗技术

一、概述

脐疗是利用各种治疗手段作用于脐部，借助经络调整人体脏腑气血功能，用以防治疾病的一种方法。神阙穴位于脐中央，为经络之总枢，经气之汇聚，内通任、督、冲、带四脉而统全身经络，联系五脏六腑。当身体气血阴阳发生病理改变，通过刺激神阙穴可调整任、督、冲、带四脉的功能，达到“阴平阳秘，精神乃治”的目的。脐疗根据治疗方法的不同，一般分为药物脐疗和非药物脐疗两种。药物脐疗法是指通过将药物加工制成一定剂型，敷置于脐部，以治疗疾病的一种外治方法，属于皮肤给药途径。非药物脐疗法则是指通过灸脐、熨脐或脐部拔罐等非药物方法施治于脐部，以治疗疾病的一种外治方法。

脐疗适用于各种虚证、痛证、瘀证。①阳气虚脱诸症：虚脱、晕厥、休克、中风昏迷等急救情况。②妇科冲任失调诸症：妇女月经不调、痛经、崩漏、带下及胎产诸疾。③脾胃气机失调诸症：腹痛、腹泻、呕吐及腹胀等消化道疾患。④寒湿痹阻致脉络不和诸症：关节、肌肉疼痛麻木等运动系统疾患。⑤三焦不利，水湿诸症：水肿、腹水、小便不通及湿热蕴结之黄疸诸疾。⑥身体虚弱诸症：中老年人保健及虚劳疾患。

脐疗按施治方式，可分为以下类别。①贴敷法：填法、敷法、覆法、涂法、滴法、熨法、罨法、贴法、掺法。②灸疗法：悬起灸、隔物灸、蒸脐法、熨灸、日光灸、温灸器灸、天灸。③拔罐法：闪火法、架火法。④火疗法（亦名脐火法）。⑤按摩法：揉脐法、摩脐法、按脐法。⑥意守法。⑦针刺法。

二、案例介绍

（一）病史简介

患者，男，45 岁，因“肝恶性肿瘤”于 2024 年 11 月 25 日步行入院。

患者因“腹痛”于 2024 年 10 月在外院初诊，2024 年 10 月 12 日查腹部 CT 提示：肝左内叶—右叶占位，大小 133mm × 92mm × 115mm，病灶周围见多个结节状低密度影，腹膜后见稍大淋巴结。查甲胎蛋白 60.50ng/ml，CA19-9 36.04U/ml，HBV-DNA 893 IU/ml，确诊为“肝癌”，后于我院就诊。2024 年 10 月 22 日行经导管肝动脉栓塞 + 肝动脉插管 + 肝动脉造影 + 肝局部灌注化疗，2024 年 10 月 25 日行靶向免疫联合治疗。本次就诊时症见：患者神清，精神倦怠，身目黄染明显，全腹痛，腹压增高时明显，无腹胀腹泻，无头晕头痛等不适，胃纳差，睡眠差，多梦，小便量少色黄，大便正常，舌红、少津少苔，脉弦。近 1 个月体重下降 6kg。

中医诊断：肝癌、鼓胀。

西医诊断：肝恶性肿瘤、腹水。

（二）护理评估

望：患者神清，精神倦怠，身目黄染，形体中等，腹膨隆，四肢正常，舌质红、少津少苔。

闻：无咳嗽，无异味。

问：全腹痛，上腹部尤甚，腹压增高时疼痛加重，纳呆，每餐进食一小半碗粥。眠差，多梦，夜间睡眠间断，睡眠时间总共约 5h。平素畏热喜凉、易汗出及口渴。小便量少色黄，大便正常。高血压史 3 年余，最高血压达 160~170/80~100mmHg，不规律服用硝苯地平缓释片控制血压；2 型糖尿病病史 2 年余，平素不规律服用格列齐特缓释片（60mg qd）控制血糖；效果均可。2024 年 10 月 10 日于外院麻醉胃肠镜下行胃底息肉钳除术及结肠良性肿瘤切除术，2024 年 10 月 22 日行经导管肝动脉栓塞 + 肝动脉插管 + 肝动脉造影 + 肝局部灌注化疗。

切：腹部叩诊呈移动性浊音，脉弦。

专科评估：腹部鼓胀处腹围 106.3cm，上腹部胀痛，过去 24h NRS 疼痛评分最高 5 分，最低 3 分，平均为 4 分。卡氏功能状况量表评分 100 分（正常，无症状及体征）；ECOG-PS 评分 1 分（剧烈体力活动受限，但可以自由走动，能够完成轻体力活动）。腹壁无曲张静脉，腹部柔软，无压痛及反跳痛，腹部无包块。

辅助检查：平卧位腹部彩超示腹腔见游离液性暗区，透声性良好，积液距皮肤约 33cm，积液最大前后径约 64mm。

三、中医临床护理思维与脐疗技术方案

癌因性腹水是指恶性肿瘤进展至腹腔或全身转移时，引起的腹腔脏、壁腹膜发生病变，所导致的腹膜腔积液。以腹大胀满，绷急如鼓，皮色苍黄，脉络显露为主要临床特征，具有量大、顽固、反复出现的特点，是中晚期癌症患者常见的并发症，中医归入“鼓胀”“水证”等范畴。预后差，西医治疗多采用腹水引流、控制水钠摄入、输注白蛋白、深部热疗联合腹腔灌注化疗等方法治疗，上述治疗方式常伴随诸如肠梗阻、脓毒症和感染等不良并发症，故

癌因性腹水的治疗护理效果不理想。

《灵枢·水胀》提到“鼓胀何如？岐伯曰：腹胀，身皆大，大与肤胀等也，色苍黄，腹筋起，此其候也”。《景岳全书·杂证谟》认为“单腹胀者，名为鼓胀……肢体无恙，胀惟在腹，故又名为单腹胀”。《医门法律·胀病论》认为“胀病亦不外水裹、气结、血凝”。中医认为由酒食不节、情志失常、虫毒感染、他病续发等病因导致肝脾俱伤、气血凝滞、脉络阻滞、升降失常，终至肝、脾、肾三脏俱病，气血水壅结腹中为本病病因病机，与肝、脾、肾三脏功能失调密切相关。

（一）案例辨证分析

表里：病程较长，腹水在腹腔之中，与肝、脾、肾最为相关，属里证。

寒热：患者平素畏热喜凉，渴不欲饮，舌质红、少津少苔，故为热证。

虚实：患者久病，面色黄染，胃纳差，肢体乏力，脉弦，本质为虚，但目前腹部鼓胀，大量饮邪停聚，局部为标实，故为本虚标实之证。

阴阳：患者神清，倦怠，身目黄染，渴不欲饮，舌质红、少津少苔，为阳证。

病位：病在肝，与脾、肾密切相关。

证型：肝肾阴虚，瘀热水停证。

护治原则：滋养肝肾，通络利水。

（二）脐疗技术方案

1. 治疗思路　患者发病节气在冬至，平素情志不调，肝失疏泄，气滞血瘀，瘀血阻络，气血不行，癌毒乘虚内生，瘀毒内蕴，郁久化热，热毒壅滞而成积块，留滞于肝，故见肝内肿物。气血瘀，不通则痛，故见上腹部胀痛不适。瘀热壅塞三焦水道，加之肝病传脾，水湿不化积为腹水，见腹部鼓胀，移动性浊音阳性。舌红、少津少苔，脉弦为肝肾阴虚之象，故治疗上应滋养肝肾，通络利水，宜选择攻补兼施的中医护理技术。

温灸器隔药脐灸术集药物作用、穴位刺激、艾灸于一体，药物采用林丽珠教授经验方——峻下逐水方（内含醋甘遂、牵牛子、商陆、醋香附、大黄、芒硝），用攻伐之术促进腹水排泄；脐部神阙穴可起到“决死生、处百病、调虚实、调神机”的作用。西医学研究表明：脐下无皮下脂肪组织，表皮角质最薄，皮肤直接与腹壁、腹膜相连，脐下腹膜又有丰富的静脉网，脐部和腹壁浅静脉、胸腹壁静脉相系，其深部和腹壁上、下静脉相连，脐周围的静脉网与门静脉联络，注入肝内。脐上药物加上艾灸作用，使药物结合艾灸热力传至脐内，有利于药物离子的渗透、吸收和扩散，起到调经络、温气血、祛湿邪的作用，故温灸器隔药脐灸术为本案例选用技术。

2. 治疗方案 温灸器隔药脐灸：将峻下逐水方用少许蜂蜜配水调成合适湿度的药膏，选用单孔雷火灸具进行施灸，每次灸疗 2h，灸后留药 4h，祛除药膏后彻底清洁脐部残余药物。在癌因性腹水的常规治疗护理方案的基础上，视腹水的量、增长速度定每日治疗次数，一般 1~2 次 /d，10d 为一个疗程。

（三）疾病转归

1 周后患者腹水量减少，腹部鼓胀处腹围 104cm，上腹部胀痛较前减轻，最重 NRS 疼痛评分 3 分，最轻 0 分。卡氏功能状况量表评分 100 分（正常，无症状及体征）；ECOG-PS 评分 1 分（剧烈体力活动受限，但可以自由走动，能够完成轻体力活动）。腹壁无曲张静脉，腹部柔软，无压痛、反跳痛，腹部无包块。查平卧位腹部彩超：腹腔见游离液性暗区，积液最大前后径约 60mm，透声性良好。

四、脐疗技术（温灸器隔药脐灸）操作

（一）评估

1. 评估病室环境，保证温湿度适宜，病室整洁、光线明亮。

2. 评估患者情况，包括主要症状、临床表现、既往史、过敏史、舌苔脉象及是否妊娠，有无出血病史或出血倾向、哮喘病史，对热、气味的耐受程度，治疗部位的皮肤情况。

（二）告知

1. 告知患者脐疗的作用、简单的操作方法及局部感觉。

2. 告知患者施灸过程中如果出现头昏、眼花、恶心、心慌出汗等不适现象，及时告知医护人员。

3. 告知患者施灸后如出现轻微咽喉干燥、大便秘结、失眠等现象，无须

特殊处理。

4. 告知患者个别患者艾灸后局部皮肤可能出现小水疱，无须处理，可自行吸收。如水疱较大，遵医嘱处理。

（三）用物准备

治疗盘、艾条、面粉、药粉、75% 乙醇棉签、纱布、镊子、弯盘、穴位贴、温灸器（艾灸盒）、速干型手消毒液、污物桶等，必要时备屏风、毛毯等。

（四）操作步骤

1. 制作面圈　以自来水或井水调小麦面粉（重量比例为 1∶1），面质软硬及面圈大小适中，制成圆圈状（外圈直径约 3.5cm，内圈直径依据患者脐孔直径，厚约 2cm）。

2. 脐药的制备　根据病情配制中药处方，打粉装瓶密封备用。使用时，取适量脐药粉，加入少许蜂蜜配合水调成膏状。

3. 备齐物品，携至床旁，做好解释，核对医嘱。

4. 定神阙穴并清理皮肤 以 75% 乙醇棉签常规消毒脐孔及周围 3cm 皮肤，将面圈置于脐周。

5. 填药膏　将患者神阙填满脐药膏，高度基本平面圈（图 8-5-1）。

6. 施灸　在面圈外围，放上温灸器，将点燃的艾条置入温灸器内施灸（图 8-5-2），外包裹浴巾，一壮灸燃完后放置第二壮，连灸 2h（图 8-5-3）。

7. 封脐　待艾条完全燃尽后，一起移去面圈及艾灰，用穴位贴固定脐药于脐部 4h。

8. 观察及询问　观察患者局部皮肤及病情变化，询问患者有无不适，防止艾灰脱落。

9. 健康宣教　施灸后 4h 内治疗部位注意保暖、避免风寒，饮食宜清淡。

10. 整理　清理局部皮肤，协助患者着衣，整理床单位，清理物品。

11. 撤药　灸后 4h 撤除脐药，并清洁神阙局部皮肤。

12. 记录　记录治疗时间、部位，患者皮肤情况，并签名。

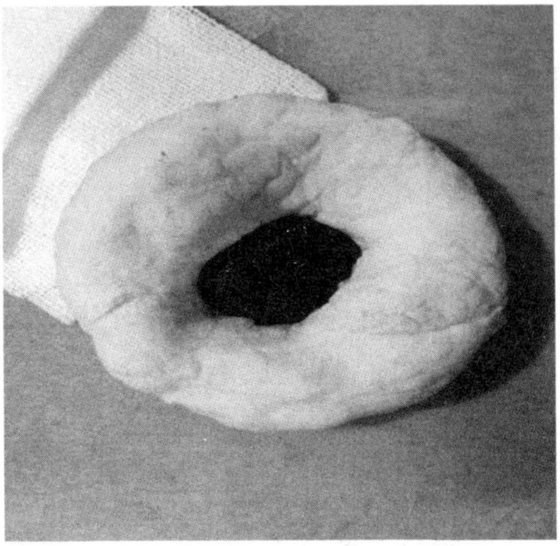

图 8-5-1　放置面圈与脐药

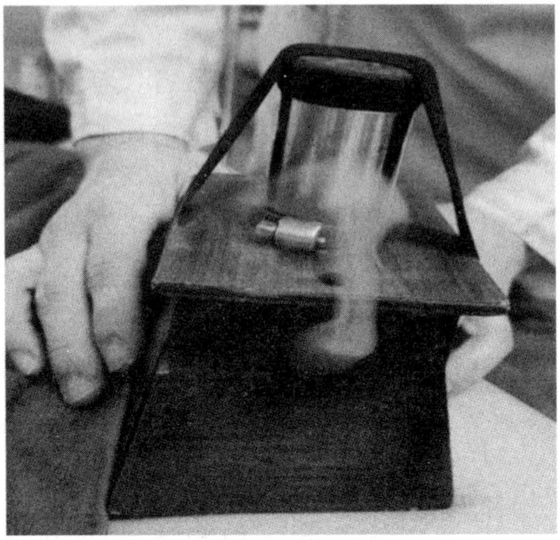

图 8-5-2　放置温灸器并施灸

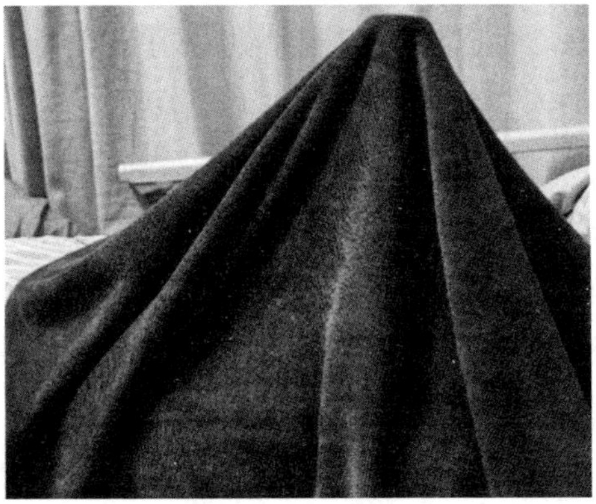

图 8-5-3　裹毛巾

（五）注意事项

1. 应用本法患者一般取仰卧位，充分暴露脐部。

2. 操作前检查环境通风通气，施灸位置不在风口处。

3. 一般空腹、过饱和过度疲劳时，不可施灸，以防“晕灸”。一旦发生晕灸，立即停止施灸，采取头低足高位，补充水分，休息片刻。

4. 施灸期间慎食生冷、寒凉、辛辣之物，忌食海鲜、牛肉和鸡肉等。

5. 治疗过程中随时询问患者感觉，灸后皮肤出现潮红，尽量不出水疱，潮红皮肤给予涂氧化锌油，以保护皮肤。

6. 施灸后2h内治疗部位注意保暖、避免风寒，饮食宜清淡。

7. 孕妇腹部不宜施灸。

（六）操作流程

脐疗技术（温灸器隔药脐灸）操作流程见图8-5-4。

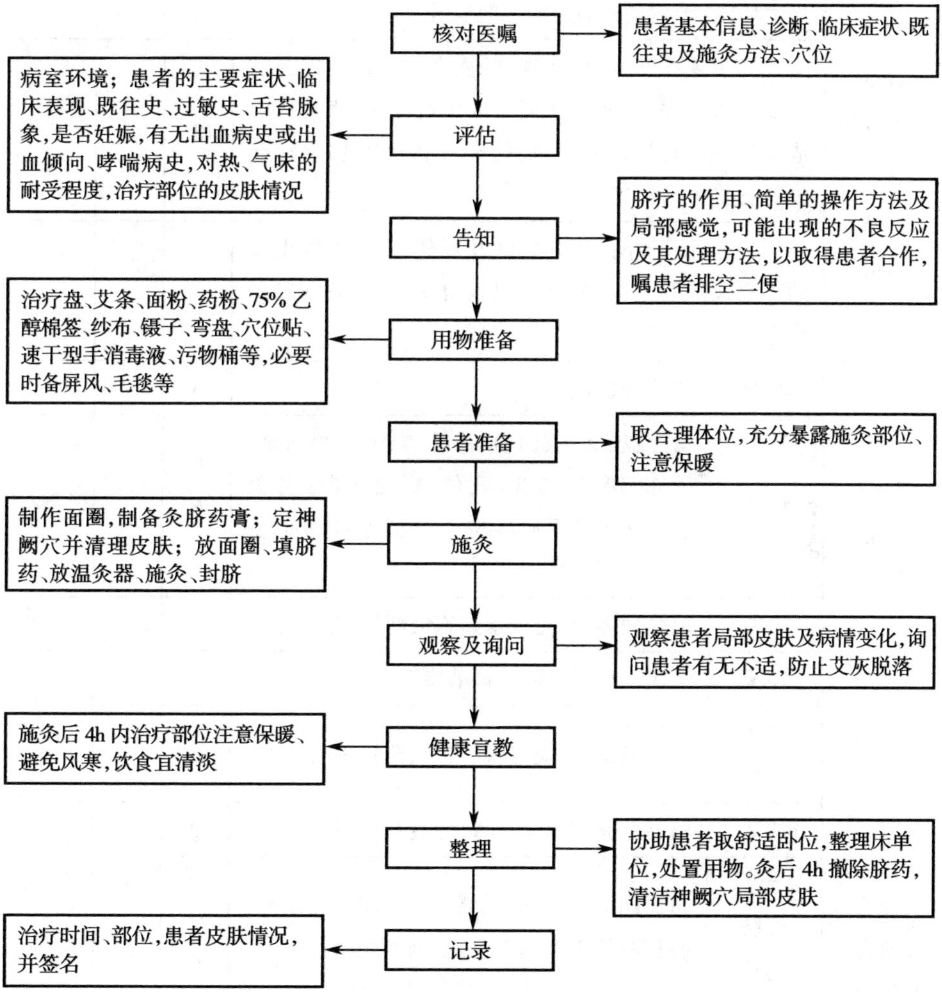

图8-5-4 脐疗技术（温灸器隔药脐灸）操作流程

（七）评分标准

脐疗技术（温灸器隔药脐灸）评分标准见表8-5-1。

表 8-5-1　脐疗技术（温灸器隔药脐灸）评分标准

项目		要求	分值	扣分	说明
核对医嘱（5分）		患者基本信息、诊断、临床症状、既往史及施灸方法、穴位等	5		
评估（5分）		病室环境：温湿度适宜，病室整洁、光线明亮	2		
		患者的主要症状、临床表现、既往史、过敏史、舌苔脉象及是否妊娠，有无出血病史或出血倾向、哮喘病史或艾绒、胶布过敏史，对热、气味的耐受程度，治疗部位的皮肤情况	3		
告知（5分）		脐疗的作用、简单的操作方法及局部感觉，可能出现的不良反应及其处理方法，以取得患者合作，嘱患者排空二便	5		
操作前准备（15分）	护士	洗手，戴口罩	3		
	物品	治疗盘、艾条、面粉、药粉、75%乙醇棉签、纱布、镊子、弯盘、穴位贴、温灸器（艾灸盒）、速干型手消毒液、污物桶等，必要时备屏风、毛毯等	6		
	患者	取合理体位，充分暴露施灸部位，注意保暖	3		
	环境	关闭门窗，拉屏风，调节室温	3		
操作流程（50分）	再次核对	患者身份、施灸方法、穴位、药粉种类	5		
	清洁	清洁肚脐部位皮肤，将弯盘置于旁边	2		
	放面圈、置脐药粉	将面圈放于脐部，内圈直径对应脐孔横径，脐药粉放于神阙穴上，填满面圈内径	5		
	施灸	点燃艾条放于温灸器内，以患者感觉温热为度，灰烬过多时及时清理，调整艾条的高度	13		
	续接艾条	待艾条燃尽时续接一根艾条，续接方法规范	6		

续表

项目	要求		分值	扣分	说明
	方法	施灸方法符合要求	5		
	时间	灸至局部有温热感，施灸 2h	5		
	观察及询问	观察患者局部皮肤及病情变化，询问患者有无不适	5		
	健康宣教	施灸后 4h 内治疗部位注意保暖、避免风寒，饮食宜清淡	4		
操作后（10 分）	整理	艾条燃尽，取下温灸器及面圈，用穴位贴固定脐药粉，留置 4h，协助穿衣，取舒适体位，整理床单位	5		
	处置	正确处理用物，开窗通风，洗手	2		
	记录	记录治疗时间、部位，皮肤情况及患者反应，并签名	3		
评价（10 分）	技能	整体操作流畅、熟练	4		
	理论	对于提问回答全面、正确	6		
总分			100		

第六节　放血技术

一、概述

放血技术是一种传统的中医治疗方法，又称“刺络疗法”。该技术是以三棱针（图 8-6-1）、梅花针、毫针等针具，通过轻、浅、快、准手法，刺破人体某些穴位、病变部位、病理反应点或浅表小静脉，放出小量血液，来疏通经络中壅滞的气血、调理虚实，从而达到调整阴阳、疏通经络、调

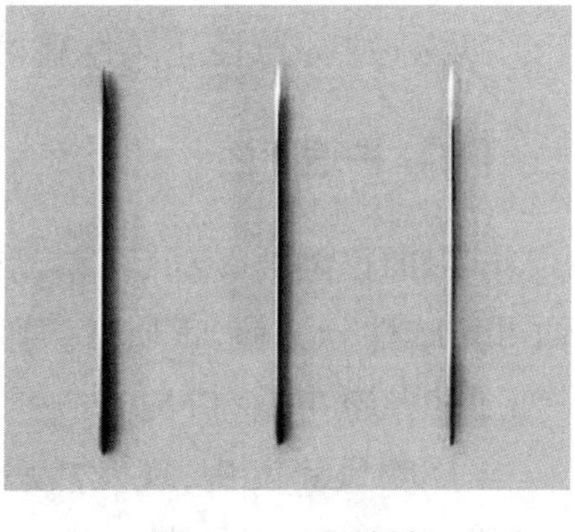

图 8-6-1　三棱针

和气血、扶正祛邪之功效。

放血适用于热毒、气滞、血瘀所致的内科、外科、妇科、儿科、皮肤科、五官科等多种病证。①内科疾病：头痛、面瘫、中风后遗症、三叉神经痛、发热、高血压、痛风等。②外科疾病：坐骨神经痛、肩周炎、痔疮、软组织损伤、关节炎、骨折后功能障碍等。③妇科疾病：乳腺炎、痛经、闭经、带下症、功能失调性子宫出血、乳汁不足、产后尿潴留等。④儿科疾病：疳积、百日咳、夜啼、小儿皮疹等。⑤皮肤科疾病：带状疱疹、痤疮、湿疹、荨麻疹、神经性皮炎等。⑥五官科疾病：急性结膜炎、青光眼、急性扁桃体炎、喉痹、咽喉痛、口疮、耳鸣等。

二、案例介绍

（一）病史简介

患者，男，34 岁，因“发热、咽痛伴吞咽困难 5d”于 2024 年 7 月 27 日步行入院。

患者于 2024 年 7 月 22 日因吹风后出现恶寒、发热，自测体温最高达到 39.3℃，伴吞咽时咽痛、头痛、咳黄稠痰。自行服用解热镇痛药后，体温稍降，但咽痛逐渐加重，伴吞咽困难，遂来院就诊。门诊拟“急乳蛾（急性扁桃体炎）”收入院，入院时症见：神志清楚，精神疲倦，自诉发热恶寒，咽部有灼热疼痛感，疼痛放射至耳部，伴吞咽困难，咳嗽、咳少量黄痰。口干口渴，食欲减退，小便黄，大便干结，眠差，无明显呼吸困难、喘息或声音嘶哑。咽部充血明显，双侧扁桃体Ⅱ度肿大，表面可见黄白色脓性分泌物和伪膜。舌质红，苔黄厚，脉数。

中医诊断：急乳蛾。

西医诊断：急性化脓性扁桃体炎。

（二）护理评估

望：面色潮红，皮肤完整，形态自如，咽部充血明显，双侧扁桃体肿大，表面可见脓性分泌物，舌质红，苔黄厚。

闻：咳嗽声重、口臭。

问：吹风后发病，现发热恶寒，咽部有灼热疼痛感，疼痛放射至耳部，伴吞咽困难，咳嗽、咳少量黄痰，口干口渴，大便干结，食欲减退，眠差。平素怕风，易汗出。

切：颌下淋巴结肿大，脉数。

专科评估：双侧扁桃体占据口咽腔40%，超出腭咽弓但未达中线，为Ⅱ度肿大，表面可见黄白色脓性分泌物和伪膜，符合急性化脓性扁桃体炎表现。

三、中医临床护理思维与放血技术方案

急性化脓性扁桃体炎是口咽扁桃体组织的急性化脓性炎症，儿童及青壮年多见。该病发展迅速，多表现为咽喉痛、发热、咳嗽、咳痰以及不同程度的全身不适症状，严重者炎症扩散可致咽侧壁肿胀、急性喉水肿等，引发气道梗阻。其常见感染菌种为乙型溶血性链球菌、金黄色葡萄球菌和肺炎链球菌等，临床主要使用抗生素来应对其并发症和继发感染。

本病属中医"急乳蛾"范畴。中医定义乳蛾为，以咽痛或咽部感不适，喉核红肿、表面可有黄白色脓点为主要特征的咽部疾病。因喉核肿胀突出于喉关两侧，形似乳头，或如蚕蛾，故名乳蛾。乳蛾的发病既有外因之外邪侵袭，也有内因之脏腑功能失调，其中，发病急骤者，称急乳蛾，多与风热之邪乘虚外袭，火热毒搏结核而致，多为实热证。发病缓慢，病程日久者，称慢乳蛾，多与脏腑失调，邪毒久滞喉核而致，多为虚中有实，虚实夹杂。中医认为风热外袭、肺胃热盛、肺肾阴虚、脾胃虚弱、痰瘀互结，致邪毒结聚于喉核、火热灼腐喉核、喉核失养是本病的病机，病位在喉核，与肺、胃、脾、肾脏腑功能失调密切相关。

（一）案例辨证分析

表里：发热5d、畏寒，口臭，食欲减退，邪热入胃，属里证。

寒热：咽部有灼热疼痛感，充血明显，双侧扁桃体表面可见黄白色脓性分泌物和伪膜，口干口渴、咳黄痰，大便干结，舌质红，苔黄厚，脉数，属热证。

虚实：咽部有灼热疼痛感，疼痛放射至耳部，拒按，脉数，属实证。

阴阳：发热、口干、咽部充血明显、大便干结，舌质红，苔黄厚，属阳证。

病位：病在肺胃，与手太阴肺经、手阳明大肠经、足阳明胃经密切相关。

证型：肺胃热盛证。

护治原则：泻热解毒，利咽消肿。

（二）放血技术方案

1. 治疗思路　患者发病节气在大暑，在肺经素有蕴热之时，复感风热邪毒，有明确的感受外邪病史。肺失清肃，内外邪热壅结，不得宣降，循经上攻，蒸灼咽喉，故发病初期恶寒发热，咽痛、咳嗽、咳黄痰为风热外袭肺经之证，该患者经治外邪不解，入里化火，引动脾胃蕴热，热盛化火，上攻咽喉，故咽部有灼热疼痛感，疼痛放射至耳部，拒按，口干口渴，口臭，舌质红，苔黄厚，此为肺胃热盛之证。手太阴肺经起于中焦，下络大肠，还循胃口，上贯膈膜，入属肺脏，再从肺系（指肺与咽喉相联系部位），患者发热、咽喉疼痛、咳嗽咳痰与之相关；手阳明大肠经别出而行的正经，从手上行至侧胸、乳之间别行出于肩髃穴，入于柱骨，而后向下走入大肠，向上联属于肺脏，再向上沿喉咙出缺盆，患者咽喉疼痛、大便干结与之相关；足阳明胃经经脉别出而行的正经，上行髀关，其内行者，进入腹里，入属胃腑，散行至脾脏，上通于心，上行沿咽部出口，患者咽喉疼痛、口臭、食欲减退与之相关。故治疗上应泻热解毒、利咽消肿，重点处理手太阴肺经、手阳明大肠经、足阳明胃经，宜选用具有清热止痛功效的中医护理技术。

《针灸大成》曰："人之气血凝滞而不通，犹水之凝滞而不通也。水之不通，决之使流于湖海，气血不通，针之使周于经脉"。针刺放血可以疏通经络中壅滞的气血，泄热祛邪，止痛消肿，故为本案例选用技术。《灵枢·根结》指出井穴的主要作用是泻络，所谓"盛络皆当取之"，点刺井穴放血可导引火热下泻，风热外疏；亦可使郁热随血而出，热得以宣泄，郁得以化解。故放血疗法取局部穴位，以手太阴肺经、手阳明大肠经、足阳明胃经井穴为主，选用少商、商阳、厉兑，以清泻肺胃之热；又取耳穴放血，因《灵枢》曰"耳者，宗脉之所聚也"，点刺耳尖、扁桃体耳穴可清泻脏腑之邪热，达到清热解毒、消肿止痛之功效。

2. 治疗方案

（1）井穴放血治疗：点刺法，1 次 /d，3 次为一个疗程。具体操作方法：选用小号三棱针，在点刺穴位上下用左手拇、示指向针刺处推按，使血液积聚于针刺部位，75% 乙醇溶液常规消毒后，以左手拇、示两指捏紧被刺部位，右手拇、示两指持三棱针针柄，中指指腹紧靠针身下端，快速点刺，用左手拇、示指挤压针孔，各穴均放血 3~5 滴，术毕用消毒干棉签按压止血。放血顺序如下：少商—商阳—厉兑（图 8-6-2）。

（2）耳穴放血治疗：点刺法，1 次 /d，3 次为一个疗程。具体操作方法：用手轻轻按揉耳郭使其充血，75% 乙醇溶液常规消毒后，用三棱针点刺耳尖处及扁桃体耳穴，各穴均放血 3~5 滴，术毕用消毒干棉球按压止血。放血顺序如下：耳尖—扁桃体（图 8-6-3）。

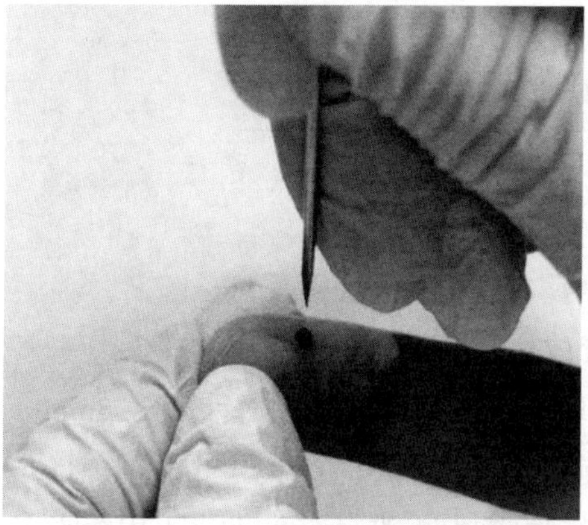

图 8-6-2　井穴（商阳）放血

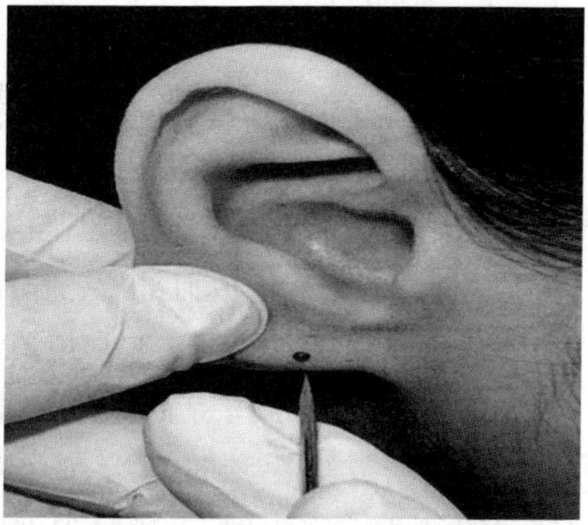

图 8-6-3　耳穴（扁桃体）放血

（三）疾病转归

3d 后患者无发热，咽喉疼痛、口臭、口干口渴、大便干结症状明显改善，无吞咽困难，焦虑情绪明显减轻，学会了急乳蛾的调养方法。

四、放血技术操作

（一）评估

1. 评估病室环境，保证温湿度适宜，病室整洁、光线明亮。

2. 评估患者情况，包括主要临床表现、既往史、过敏史、舌苔脉象、心理状况，是否妊娠或月经期、有无出血病史或出血倾向，对疼痛的耐受程度，放血部位皮肤情况。

（二）告知

1. 告知患者放血的作用、简单的操作方法和局部感受。

2. 告知患者放血过程中不宜随便改变体位以免刺伤其他组织、血管。

（三）用物准备

消毒的三棱针（或毫针、皮肤针、粗圆针、梅花针、小眉刀）、75% 乙醇溶液、无菌棉签、棉球、弯盘、手套、速干型手消毒液、污物桶、锐器盒等。

（四）操作步骤

1. 核对医嘱，评估患者，做好解释。
2. 备齐用物，携至床旁。
3. 关闭门窗，用隔帘或屏风遮挡。
4. 遵照医嘱确定放血部位，充分暴露放血部位，注意保暖。
5. 选择 75% 乙醇溶液按常规消毒放血部位，直径 >5cm。
6. 右手拇指、示指持住针柄，中指端紧靠针身下端，留出针尖 3~5mm。
7. 根据放血手法进行穿刺：点刺（迅速刺入，立即出针），挑刺（以 15°~30° 刺入一定深度，上挑针尖，刺破腧穴或挑破组织），叩刺（用梅花针利用手腕力量均匀弹刺、叩打），散刺（沿病灶周围由病变外缘环形向中心点刺出血，可刺 10~20 针以上），割点（小眉刀或手术刀切割皮肤、黏膜或小动脉），针罐（针刺后加拔火罐），火针刺血（粗针烧红刺入）。根据部位、病情、体质、季节选择放血量。
8. 术毕用无菌棉签 / 棉球按压止血。
9. 观察及询问　观察患者，注意有无晕针等情况发生，询问患者有无不适。
10. 健康宣教　告知患者放血部位避免沾水，预防感染，多饮温开水，饮食宜清淡。
11. 整理　整理床单位，协助患取舒适卧位，清理用物。
12. 记录　记录治疗时间，部位，患者治疗过程中的特殊情况，并签名。

（五）注意事项

1. 操作手法宜轻、稳、准、快，不可用力过猛，防止刺入过深，损害其他组织，更不可伤及动脉。
2. 严格消毒，预防感染。
3. 对体弱、贫血、低血压者及怀孕和产后妇女等，均要慎重使用。凡是凝血机制不好的患者和血管瘤患者，禁用此法。

4. 放血技术刺激较强，治疗过程中须注意患者有无晕针等情况发生。

5. 1~2 次 /d，1~3 次为 1 疗程，出血量多者，每周 1~2 次。

（六）操作流程

放血技术操作流程见图 8-6-4。

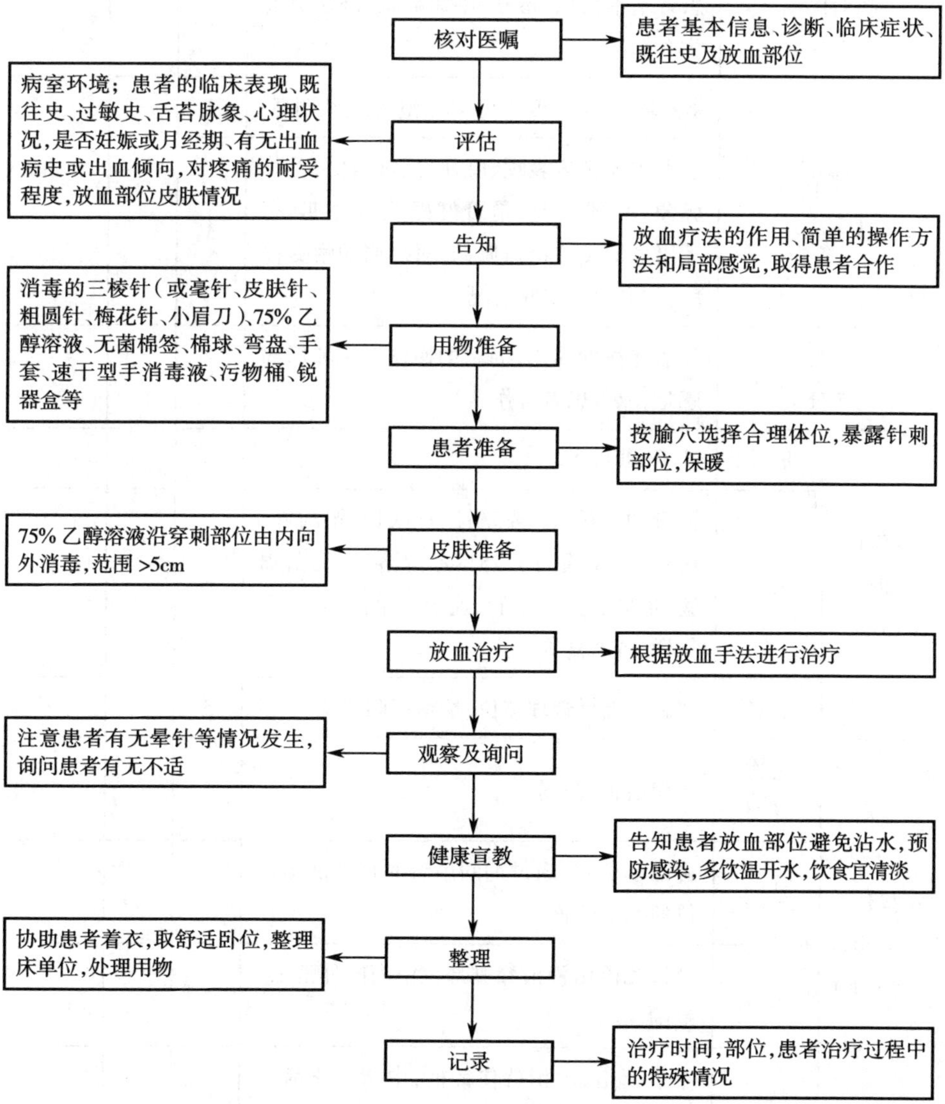

图 8-6-4 放血技术操作流程

（七）评分标准

放血技术评分标准见表 8-6-1。

表 8-6-1 放血技术评分标准

项目		要求	分值	扣分	说明
核对医嘱（5 分）		患者基本信息、诊断、临床症状、既往史及放血部位	5		
评估（5 分）		病室环境：温湿度适宜，病室整洁、光线明亮	2		
		患者主要临床表现、既往史、过敏史、舌苔脉象、心理状况，是否妊娠或月经期、有无出血病史或出血倾向，对疼痛的耐受程度，放血部位皮肤情况	3		
告知（5 分）		放血疗法的作用、简单的操作方法和局部感觉，取得患者合作	5		
操作前准备（15 分）	护士	洗手，戴口罩	4		
	物品	消毒的三棱针（或毫针、皮肤针、粗圆针、梅花针、小眉刀）、75% 乙醇溶液、无菌棉签、棉球、弯盘、手套、速干型手消毒液、污物桶、锐器盒等	6		
	患者	按腧穴选择合理体位，暴露穿刺部位	5		
操作流程（50 分）	再次核对	患者信息、医嘱	5		
	选穴	遵医嘱选穴，通过询问患者的感受确定穴位的准确位置	5		
	消毒	75% 乙醇溶液沿穿刺部位由内向外消毒，范围 >5cm	5		
	持针	右手拇指、示指持住针柄，中指端紧靠针身下端，留出针尖 3~5mm	10		

续表

项目		要求	分值	扣分	说明
	刺入	根据放血手法进行穿刺：点刺（迅速刺入，立即出针），挑刺（以 15°~30° 刺入一定深度，上挑针尖，刺破腧穴或挑破组织），叩刺（用梅花针利用手腕力量均匀弹刺、叩打），散刺（沿病灶周围由病变外缘环形向中心点刺出血，可刺 10~20 针以上），割点（小眉刀或手术刀切割皮肤、黏膜或小动脉），针罐（针刺后加拔火罐），火针刺血（粗针烧红刺入）	10		
	放血	根据部位、病情、体质、季节选择放血量	5		
	观察及询问	注意患者有无晕针等情况发生，询问患者有无不适	5		
	健康宣教	告知患者放血部位避免沾水，预防感染，多饮温开水，饮食宜清淡	5		
操作后（10 分）	整理	协助患者着衣，取舒适卧位，整理床单位	2		
	处置	处理用物，洗手	3		
	记录	记录治疗时间、部位，患者治疗过程中的特殊情况，并签名	5		
评价（10 分）	技能	整体操作流畅、熟练，严格执行无菌操作原则	5		
	理论	对于提问回答全面、正确	5		
合计			100		

第七节　自血技术

一、概述

自血（又称自血穴位注射、经络注血技术），是抽取患者少量静脉血，再注入其自体穴位的一种独特方法。该技术通过针刺刺激、穴位、自体血液免疫调节的多重作用，发挥祛瘀生新、通经活络、调和阴阳、调整脏腑功能的功效。

自血主要应用于以下疾病。①皮肤科疾病：痤疮、荨麻疹、湿疹、银屑病、黄褐斑等。②呼吸系统疾病：支气管哮喘、咳嗽变异性哮喘、支气管扩张、变应性鼻炎、慢性支气管炎、慢性咳嗽、慢性阻塞性肺疾病等。③运动系统疾病：颈椎病、腰椎病、肱骨外上髁炎、腰腿疼痛等。④消化系统疾病：慢性乙型肝炎、肠易激综合征、慢性胃炎等。⑤其他：系统性红斑狼疮、类风湿性关节炎、高脂血症、中风偏瘫、痛经、神经衰弱等。

二、案例介绍

（一）病史简介

患者，男，35 岁，因“反复咳嗽气促 20 余年”，于 2024 年 6 月 20 日就诊。

患者 15 岁起出现咳嗽气促，反复发作，诊断为支气管哮喘。严重时持续喘息，呼吸困难，多次在门诊和住院治疗，平时口服西药，间断使用布地奈德气雾剂，仍反复发作。自诉在 2022 年 12 月感染新型冠状病毒后发作频率增加，发作后遗留咳嗽气喘，影响正常生活。实验室检查、肺部影像检查和肺功能检查未见明显异常。对花粉、灰尘过敏。患者 2024 年 6 月 16 日因吹空调受凉后，出现打喷嚏、流涕，无恶寒发热，诱发哮喘，以咳嗽咳痰为主要表现。就诊时症见：精神可，稍有喘息气短，咳嗽，咳黄白色黏痰，量少，稍有胸闷不适，无恶寒发热，纳可，眠一般，二便调。舌淡红，边有齿痕，苔白滑，脉滑。

中医诊断：哮病。

西医诊断：支气管哮喘。

（二）护理评估

望：面色潮红，形态自如，舌淡红，边有齿痕，苔白滑。

闻：喘息气短，咳嗽，咳黄白色黏痰，量少，无异味。

问：喘息气短，情绪激动、平卧时加重，使用布地奈德气雾剂后缓解，偶有胸闷不适。发作时睡眠一般，胃纳可，二便调。患有支气管哮喘多年，近 2 年发作次数增多，经治疗后可缓解症状，但哮喘发作后遗留咳嗽持续时间较长，严重影响正常生活，患者对治疗效果缺乏信心，已出现消极的情绪。

切：脉滑，脘腹无异常。

专科评估：双肺呼吸音粗，可闻及痰鸣音和轻度哮鸣音，无反常呼吸，心脏查体未见异常。未吸氧状态下指脉氧饱和度 94%。肺功能检查为轻度通气障碍。

三、中医临床护理思维与自血技术方案

支气管哮喘是由多种细胞（包括气道的炎症细胞、结构细胞，如嗜酸性粒细胞、肥大细胞、T 淋巴细胞、中性粒细胞、平滑肌细胞、气道上皮细胞等）及其细胞组分共同参与的慢性气道炎症性疾病。临床表现为反复发作的喘息、气急，伴或不伴有胸闷或咳嗽等症状，同时伴有气道高反应性和可变的气流受限，症状常在夜间或清晨时发作或加重，多数患者可自行缓解或经治疗后缓解。随着病程延长可导致气道结构改变，即气道重塑。目前，重度哮喘治疗早期以无创机械通气为主，若无效则需早期进行有创机械通气治疗；轻度哮喘主要以氧疗、糖皮质激素和支气管扩张剂吸入、口服中西药等为治疗手段。

支气管哮喘在中医属于“哮病”的范畴。《素问·阴阳别论篇》中提到“起则熏肺，使人喘鸣”。《景岳全书》中记载“喘有夙根，遇寒即发，或遇劳作即发者，亦名哮喘”。哮病的主要病机是宿痰内伏于肺，如遇外邪、饮食、情志、劳倦等诱因，则痰随气升，气因痰阻，肺气升降不利，致气息喘促，长期反复发作，可致肺气日益耗散，并累及脾肾。故哮病的治疗，主要在于肺、脾、肾三脏的调理，同时兼顾身体抗病能力的提升。

（一）案例辨证分析

表里：患者哮喘 20 余年，哮有夙根，感受外邪后诱发，病位在肺，累及脾肾，故属于里证。

寒热：患者在立夏时节发病，吹空调后感受外邪，舌淡红，边有齿痕，苔白滑，脉滑，故属于寒热夹杂之证。

虚实：宿痰内伏于肺，感受外邪后引发喘息、气急、咳嗽等，日久肺气耗损、肾气虚弱；舌边有齿痕，苔滑，脉滑，主脾虚湿甚，故属于本虚标实之证。

病位：本病病位在肺，累及脾肾。

证型：肺脾气虚证。

护治原则：宣肺平喘，补益脾肾。

（二）自血技术方案

1. 治疗思路 患者长期居住于岭南地区，发病季节在立夏时节。患者哮喘多年，痰热夹湿内伏于肺，多种诱因导致哮喘反复发作，肺气日益耗散，肺的宣发肃降功能失调，表现为喘息、咳嗽、咳痰。久病肾气虚弱，肾为气之根的作用减弱，发作时喘促、气急明显。舌淡红，边有齿痕，苔白滑，脉滑，为脾虚湿困之象，体内水液输布、运化失调，水湿内停，上犯于肺，出现咳嗽咳痰。故本病在治疗时要注重祛湿、平喘、纳气，重点调理肺、脾、肾三脏机能。

自体血作为注射物，富含激素、各种细胞成分、抗体及补体等，注射进入穴位后，循经络穴位具有降低过敏程度、改善过敏体质等作用。本案例在自血注射穴位选择时，确定以主要功效为宣肺平喘的定喘、肺俞、风门为主穴；辅以健脾、祛痰效果佳的足阳明胃经穴位足三里、丰隆，同时选取抗过敏效果较好的曲池穴，另外选取脾俞、肾俞为配穴以健脾补肾，共同调理三脏气机。

2. 治疗方案

（1）共分 3 个疗程，每个疗程主穴、配穴具体如下。

第一个疗程：定喘、风门、肺俞、曲池、足三里。

第二个疗程：定喘、风门、肺俞、脾俞、丰隆。

第三个疗程：定喘、风门、肺俞、肾俞、曲池。

（2）每次抽出患者 2~3ml 静脉血，选择一对同名穴位（每次均为不同穴位，按照如上安排），在每一侧穴位注射 1~1.5ml 静脉血，隔天注射一次。每 5 次为一个疗程，第一疗程结束后 10d，以上述方式进行第二疗程。再间隔 10d，以同样的方法进行第三疗程。

（三）疾病转归

患者在进行第一个疗程治疗后，无喘息气短，咳嗽较前明显好转，无痰，增加了坚持治疗的信心。在结束第二和第三疗程后，患者自诉睡眠和体质有了明显改善，基本无咳嗽。同时患者掌握了支气管哮喘自我保健和调理的相关知识。

四、自血技术操作

（一）评估

1. 评估病室环境，保证温湿度适宜，病室整洁、光线明亮。

2. 评估患者情况，包括主要症状、既往史、过敏史、舌苔脉象，有无凝血功能障碍，是否妊娠，对疼痛的耐受程度，是否空腹，局部位皮肤及血管状况。

（二）告知

1. 告知患者自血技术的作用、简单的操作方法。

2. 告知患者注射局部可出现酸胀的感觉。

3. 告知患者隔日注射一次，连用 5 次为一疗程，休息 10d 后可行下一疗程。治疗周期为 3 个疗程起。

（三）用物准备

治疗盘、止血带、2ml 注射器、1ml 注射器、无菌棉签、弯盘、采血针、手套、安尔碘皮肤消毒剂、合适型号的无菌注射针头、输液贴、速干型手消毒液、污物桶、锐器盒。

（四）操作步骤

1. 核对医嘱，评估患者，做好解释。

2. 备齐用物，携至床旁。

3. 嘱患者排空二便，协助患者取坐位或卧位，充分暴露局部皮肤。

4. 取血　严格执行无菌操作原则，抽取静脉血 2~3ml，拔出针头（图 8-7-1）。

5. 取穴　根据医嘱确定治疗穴位，常规消毒皮肤。

6. 注射　迅速将装有静脉血的注射器按具体腧穴要求、角度刺入所选穴位，得气后回抽确认无回血或气泡，缓慢注入 1~1.5ml 自体静脉血。如注射时遇有阻力，可调整针头方向再行推注（图 8-7-2）。

7. 拔针　注射完成后，迅速将针拔出，用无菌棉签轻揉按约 1min，用输液贴贴住注射口。

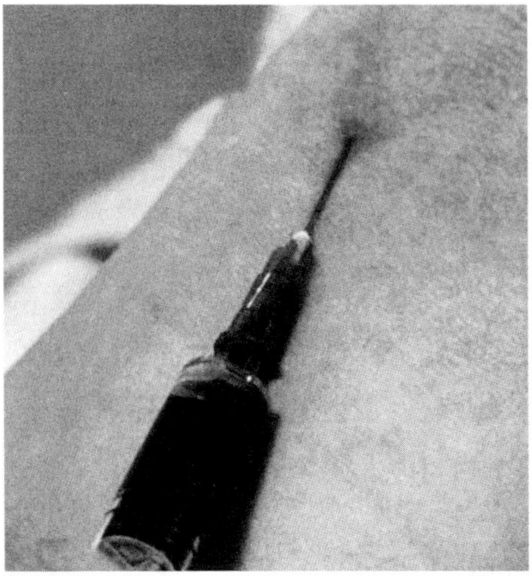

图 8-7-1 抽静脉血

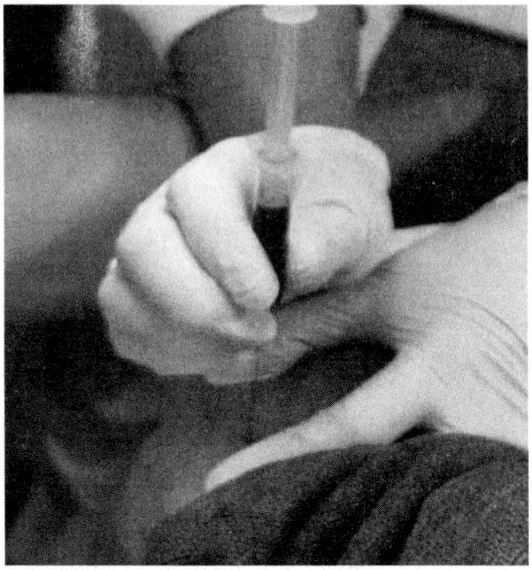

图 8-7-2 自血穴位注射

8. 观察及询问 观察患者局部皮肤，询问患者有无不适。

9. 健康宣教 嘱患者注射部位要保持干洁，避免沾水，预防感染，多饮温开水，饮食宜清淡。

10. 整理 协助患者取舒适卧位，整理床单位，处理用物。

11. 记录 记录治疗时间、血量、部位，患者皮肤情况，并签名。

（五）注意事项

1. 患者在极度疲劳、饥饿状态下不宜立即操作。

2. 皮肤感染、瘢痕或破损的部位不宜注射。

3. 孕妇、恶性肿瘤患者、出血性疾病患者及高度水肿者禁用。

4. 老人、儿童、体弱者宜选取卧位。

5. 严格执行三查七对及无菌操作规程。

6. 抽出血液应尽快进行注射，防止凝固，增大推注时阻力。

7. 进行背俞穴注射时，使用 1ml 注射器，针头透皮后斜刺向脊柱内侧方向，肺俞等胸背俞穴注射时回抽无气泡方可注入血液，以免发生气胸。曲池穴注射时，不宜太深，以免伤到神经。

8. 推注时固定好针头位置，如遇阻力，可边注射边转动针头方向，减小阻力。

（六）操作流程

自血技术操作流程见图 8-7-3。

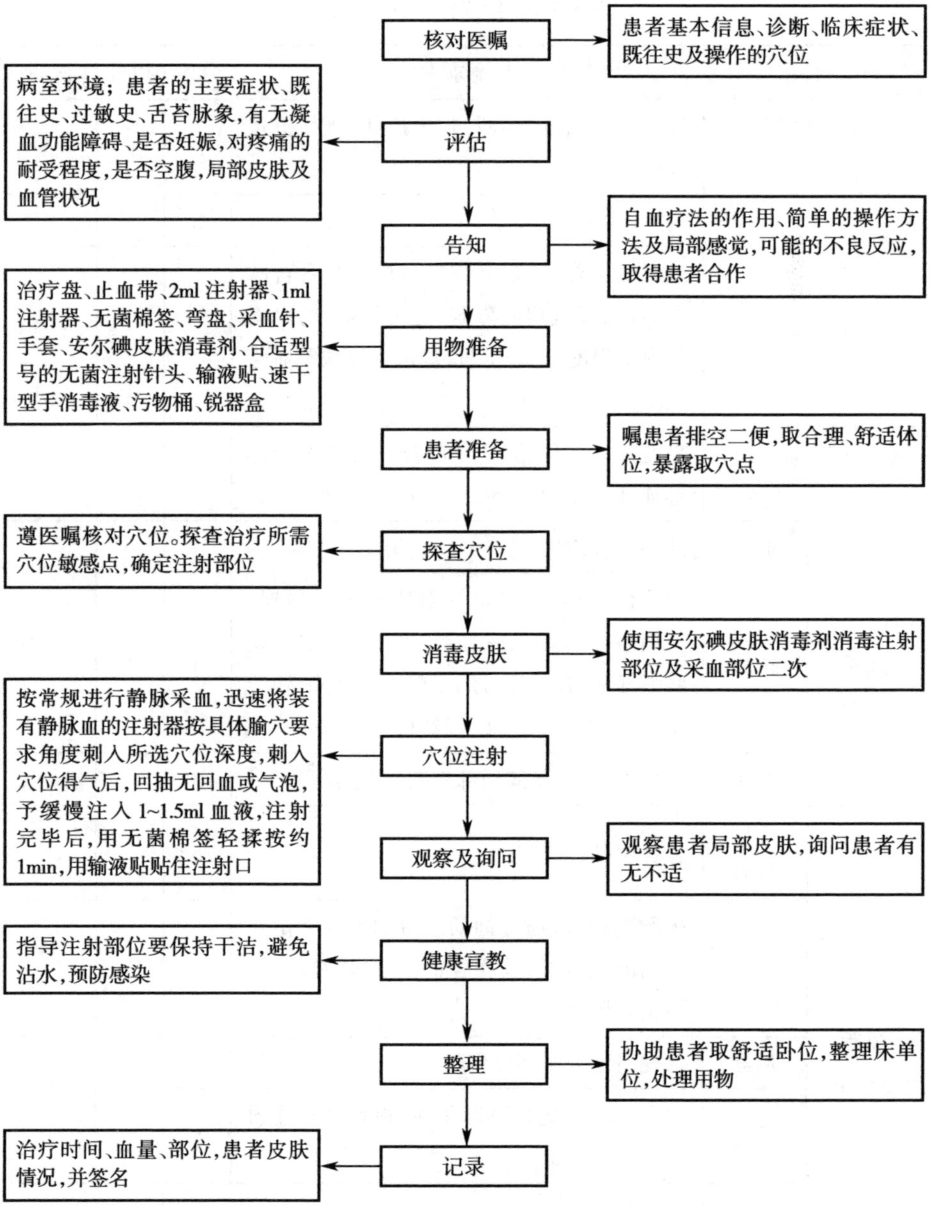

图 8-7-3　自血技术操作流程

（七）评分标准

自血技术评分标准见表 8-7-1。

表 8-7-1　自血技术评分标准

<table>
<tr><th colspan="2">项目</th><th>要求</th><th>分值</th><th>扣分</th><th>说明</th></tr>
<tr><td colspan="2">核对医嘱
（5 分）</td><td>患者基本信息、诊断、临床症状、既往史及操作的穴位</td><td>5</td><td></td><td></td></tr>
<tr><td colspan="2" rowspan="2">评估
（5 分）</td><td>病室环境：温湿度适宜，病室整洁、光线明亮</td><td>2</td><td></td><td></td></tr>
<tr><td>患者的主要症状、既往史、过敏史、舌苔脉象，有无凝血功能障碍、是否妊娠，对疼痛的耐受程度，是否空腹，局部位皮肤及血管状况</td><td>3</td><td></td><td></td></tr>
<tr><td colspan="2">告知
（5 分）</td><td>自血疗法的作用、简单的操作方法及局部感觉，可能的不良反应，取得患者合作</td><td>5</td><td></td><td></td></tr>
<tr><td rowspan="3">操作前准备
（10 分）</td><td>护士</td><td>洗手、戴口罩</td><td>2</td><td></td><td></td></tr>
<tr><td>物品</td><td>治疗盘、止血带、2ml 注射器、1ml 注射器、无菌棉签、弯盘、采血针、手套、安尔碘皮肤消毒剂、合适型号的无菌注射针头、输液贴、速干型手消毒液、污物桶、锐器盒</td><td>5</td><td></td><td></td></tr>
<tr><td>患者</td><td>取合适体位，暴露局部皮肤，注意保暖</td><td>3</td><td></td><td></td></tr>
<tr><td rowspan="5">操作流程
（55 分）</td><td>再次核对</td><td>患者信息、穴位</td><td>5</td><td></td><td></td></tr>
<tr><td>选穴定位</td><td>按医嘱定穴，通过询问患者的感受确定穴位的准确位置，选择合适的静脉，垫小枕，备止血带</td><td>5</td><td></td><td></td></tr>
<tr><td>消毒</td><td>常规消毒采血部位皮肤</td><td>3</td><td></td><td></td></tr>
<tr><td>采血</td><td>按采血规范进行静脉采血，血量根据注射穴位数量而定</td><td>5</td><td></td><td></td></tr>
<tr><td>采血完毕</td><td>松开止血带，无菌棉签局部按压</td><td>3</td><td></td><td></td></tr>
</table>

续表

项目		要求	分值	扣分	说明
	排气	更换合适型号的无菌注射针头，将注射器针尖斜面插入无菌棉签内排空气体	4		
	消毒	常规消毒注射部位皮肤	3		
	注射	再次核对患者、穴位，一手持注射器，另一只手绷紧皮肤，进针角度、深度及注射速度适宜，注射	7		
	拔针	迅速拔针，协助按压	4		
	注射	更换合适型号的无菌注射针头，同法排空气体，同法注射对侧穴位后拔针、按压	10		
	观察及询问	询问患者感受，有无不适，按揉注射部位，促进吸收。观察患者症状改善情况	3		
	健康宣教	指导注射部位要保持干洁避免湿水，预防感染	3		
操作后（10分）	整理	整理床单位，协助患者取舒适体位	5		
	处置	处理用物，脱手套、洗手	2		
	记录	记录注射时间、注射穴位、注射血量、皮肤情况，并签名	3		
评价（10分）	技能	整体操作流畅、熟练，严格执行无菌操作原则	5		
	理论	对于提问回答全面、正确	5		
合计			100		

参考文献

[1] 李经纬. 中医史[M]. 海口：海南出版社，2022.

[2] 孙秋华. 中医护理学[M]. 5版. 北京：人民卫生出版社，2022.

[3] 唐玲. 中医护理技术全解[M]. 北京：中国医药科技出版社，2021.

[4] 陈佩仪，陈偶英. 中医护理技能[M]. 北京：中国中医药出版社，2021.

[5] 徐桂华，胡慧. 中医护理学基础[M]. 4版. 北京：中国中医药出版社，2021.

[6] 唐玲，沈潜，陈宏. 中医传承：中医护理技术全解[M]. 北京：中国医药科技出版社，2021.

[7] 高树中，冀来喜. 针灸治疗学[M]. 5版. 北京：中国中医药出版社，2021.

[8] 梁繁荣，王华. 针灸学[M]. 5版. 北京：中国中医药出版社，2021.

[9] 陈佩仪. 中医护理学基础（中医特色）[M]. 2版. 北京：人民卫生出版社，2019.

[10] 徐桂华，胡慧. 中医护理学基础[M]. 10版. 北京：中国中医药出版社，2018.

[11] 郭敬，王玉慧，周姣媚，等. 中医护理技术应用创新现状与思考[J]. 北京中医药，2024，43（8）：848-851.

[12] 王身芳，林宇煌，王身林，等. 中医康复护理对脑卒中偏瘫患者肢体功能及生活质量的影响[J]. 护理学杂志，2024，39（14）：88-90.

[13] 黄奕敏，黄丽君，翁丹婷，等. 脑卒中肢体功能障碍患者恢复期中医康复护理的最佳证据总结[J]. 中华护理杂志，2024，59（7）：812-819.

[14] 蒋洁，刘娟，于燕艳，等. 灸法预处理减轻脑缺血再灌注模型大鼠氧化应激损伤的机制[J]. 中国组织工程研究，2024，28（16）：2488-2493.

[15] 薛慧琴，丁劲，陈若岚，等. 不同灸温对2期压力性损伤大鼠创面修复

的实验研究［J］. 护理学杂志，2024，39（8）：70-73.
［16］张子敬，黄敏丽，代鸿飞，等．合谷穴位埋线对大鼠分娩的镇痛作用及机制研究［J］. 中国病理生理杂志，2024，40（10）：1943-1949.
［17］岗卫娟，费宇彤，刘建平，等．提升针灸研究质量：现状、问题、思考和展望［J］. 中国针灸，2023，43（1）：3-7.
［18］张素秋，王晓红，樊艳美，等．传承与创新融合与发展——中医临床护理十年发展与思考［J］. 中国护理管理，2022，22（12）：1775-1779.
［19］林美珍，文希，贺海霞，等．中医医院新入职护士规范化培训实践体会［J］. 护理学报，2019，26（21）：71-73.
［20］田硕，白明，武晏屹，等．中药临床外治技术规范的现状及发展趋势［J］. 中国实验方剂学杂志，2019，25（4）：1-5.
［21］武晏屹，许二平，左艇，等．中药临床外用技术规范研制的思考［J］. 中医杂志，2020，61（3）：193-196.
［22］唐亚，林思睿，吴巧凤，等．皮内针的优势病种及运用前景分析［J］. 医学信息，2019，32（6）：32-34.
［23］全国针灸标准化技术委员会．针灸技术操作规范　第6部分　穴位注射：GB/T 21709.6—2008［S］. 北京：中国标准出版社，2008.
［24］李斌，李欣．揿针疗法［M］. 北京：中国医药科技出版社，2018.
［25］田颖，谢华灵，吴斌，等．类风湿关节炎治疗达标率的影响因素［J］. 护理研究，2024，38（3）：549-551.
［26］张仲景．金匮要略［M］. 北京：人民卫生出版社，2005.
［27］苏晓宁，刘秀芬．揿针治疗类风湿性关节炎临床观察［J］. 山西中医，2024，40（9）：30-31.
［28］王吉耀，葛均波，邹和建．实用内科学［M］. 16版．北京：人民卫生出版社，2022.
［29］李小寒，尚少梅．基础护理学［M］. 7版．北京：人民卫生出版社，2022.
［30］中华中医药学会眼科分会．儿童青少年近视防控中医适宜技术临床实践指南（上）［J］. 中国中医眼科杂志，2022，32（6）：421-428.
［31］中华中医药学会眼科分会．儿童青少年近视防控中医适宜技术临床实践指南（下）［J］. 中国中医眼科杂志，2022，32（7）：505-512.

[32] 姜泉. 实用中医风湿免疫病学[M]. 北京：中国中医药出版社，2022.

[33] LUO HF, DU P, QIN WY, et al. Intradermal acupuncture in the treatment of rheumatoid arthritis with liver and kidney deficiency syndrome-a sham-controlled, randomized, clinical trial[J]. Complement Ther Med, 2024, 82：103037.

[34] 王锦苹，刘诗颖，郭薇，等. 揿针治疗脑卒中后吞咽障碍效果的 Meta 分析[J]. 循证护理，2023，9(23)：4224-4229.

[35] 李波，涂元宝，金秀娟，等. 针刺联合桑寄生汤治疗类风湿关节炎的疗效观察及对促炎细胞因子水平的影响[J]. 上海针灸杂志，2024，43(4)：422-427.

[36] 张幸芝. 使用独活寄生汤结合针灸疗法治疗类风湿关节炎的效果及作用机制[J]. 智慧健康，2024，10(7)：146-149.

[37] 王婷，王亚静，肖翔. 中药定向透药联合穴位贴敷对类风湿关节炎患者疼痛及关节功能的影响[J]. 现代诊断与治疗，2024，35(3)：346-348.

[38] 张秀荣，崔欣美，赵海燕，等. 调度通脉针灸法辅助甲氨蝶呤及对乙酰氨基酚治疗类风湿性关节炎患者的疗效观察[J]. 世界中西医结合杂志，2024，19(1)：120-124.

[39] 刘彦龙. 独活寄生汤结合针刺治疗类风湿性关节炎临床观察[J]. 光明中医，2021，36(15)：2497-2499.

[40] 厚晓昀，董海英，徐世红. 自拟秦艽除湿汤联合针灸治疗湿热痹阻型风湿性关节炎患者疗效观察[J]. 辽宁中医杂志，2023，50(12)：182-185.